用手解決身心疲勞、肌膚鬆弛問題

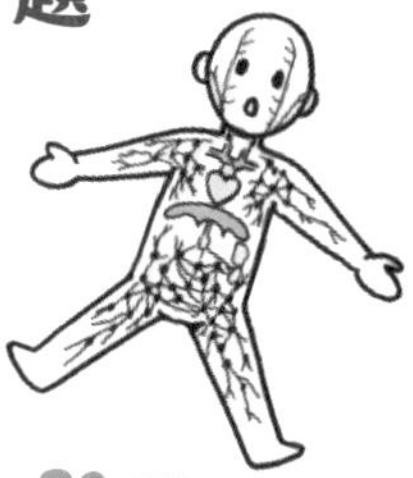

一個人放鬆按摩術

HITORI HOGUSHI

MINA SAKITA

崎田ミナ

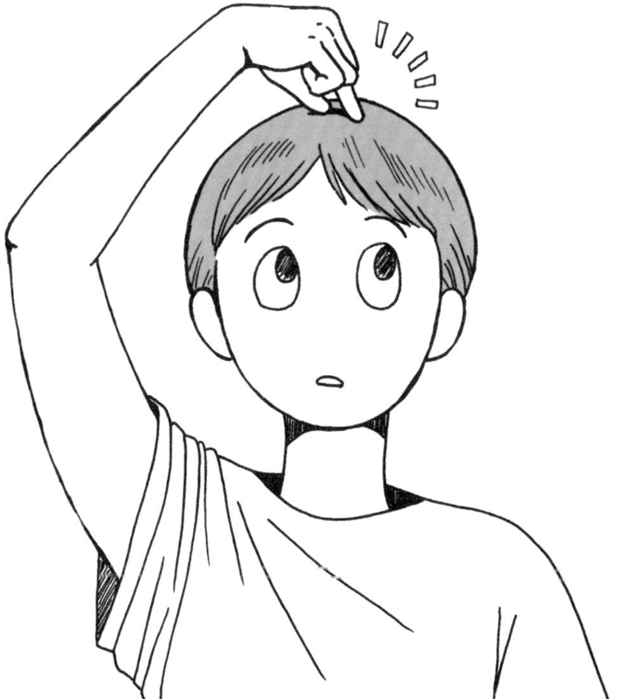

前言

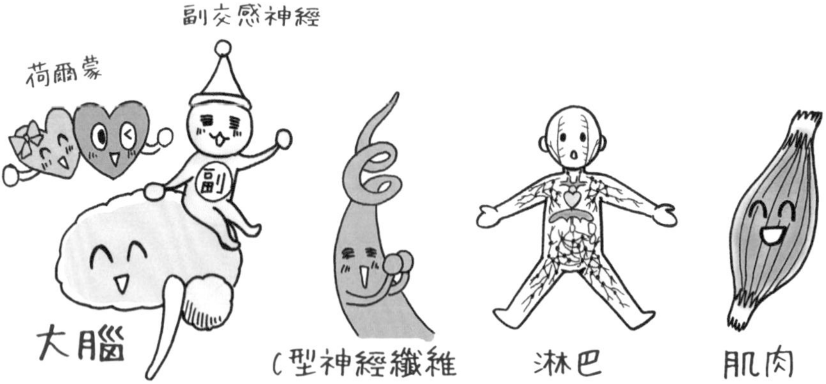

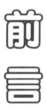

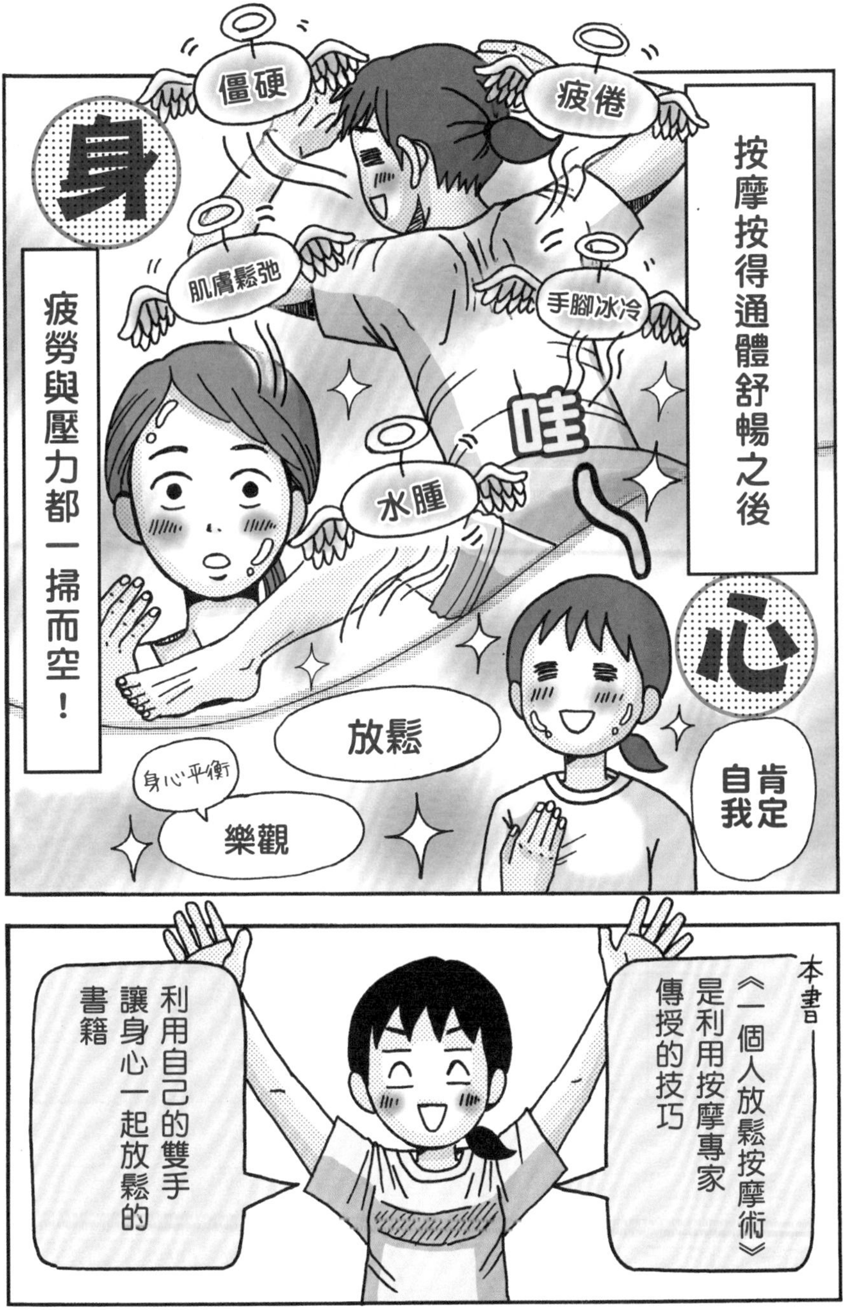
按摩按得通體舒暢之後
疲倦
僵硬
手腳冰冷
肌膚鬆弛
水腫
身
哇～
心
疲勞與壓力都一掃而空！
肯定自我
放鬆
身心平衡
樂觀
本書《一個人放鬆按摩術》是利用按摩專家傳授的技巧
利用自己的雙手讓身心一起放鬆的書籍

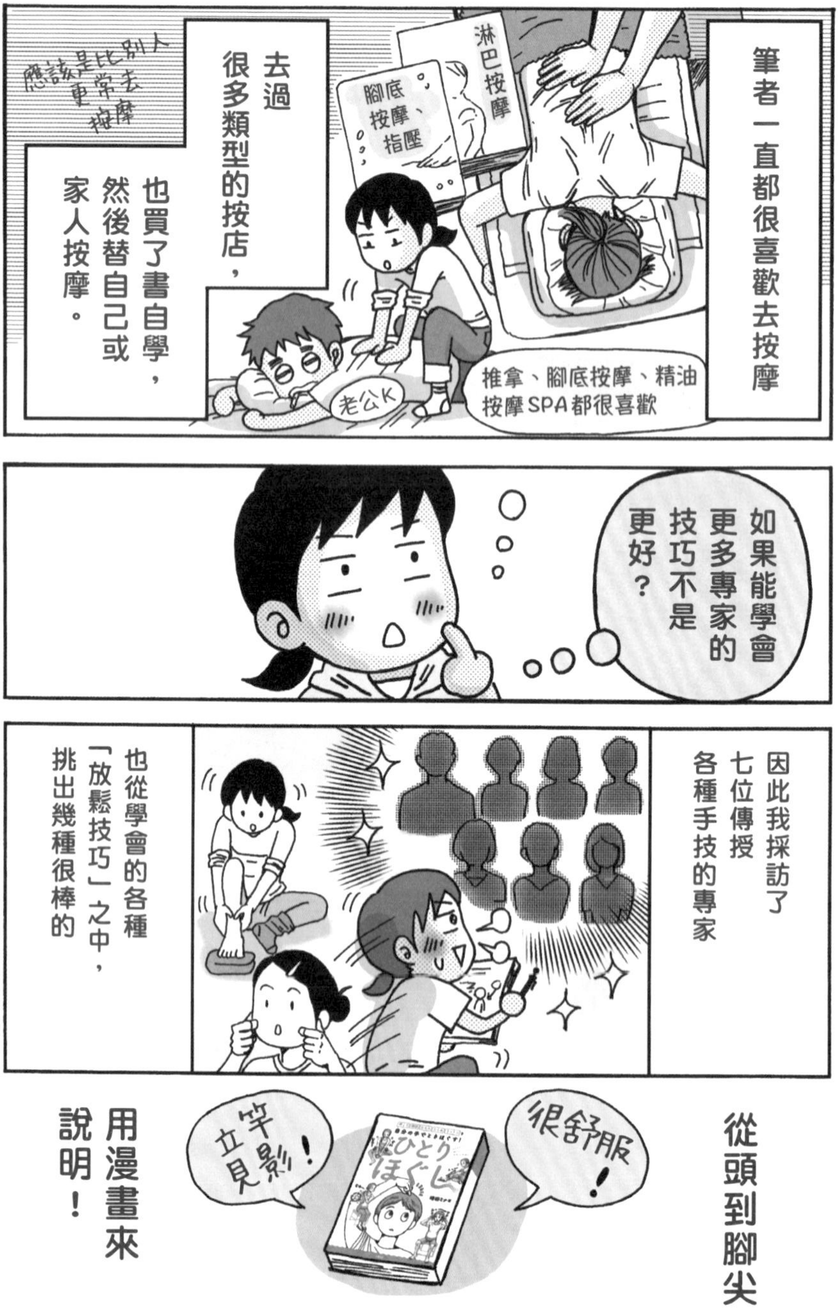

筆者一直都很喜歡去按摩
淋巴按摩
腳底按摩、指壓
推拿、腳底按摩、精油按摩SPA都很喜歡
去過很多類型的按店，
也買了書自學，然後替自己或家人按摩。
老公K
應該是比別人更常去按摩
如果能學會更多專家的技巧不是更好？
因此我採訪了七位傳授各種手技的專家
也從學會的各種「放鬆技巧」之中，挑出幾種很棒的
從頭到腳尖
很舒服！
立竿見影！
用漫畫來說明！

自己替自己按摩的方法有很多種！

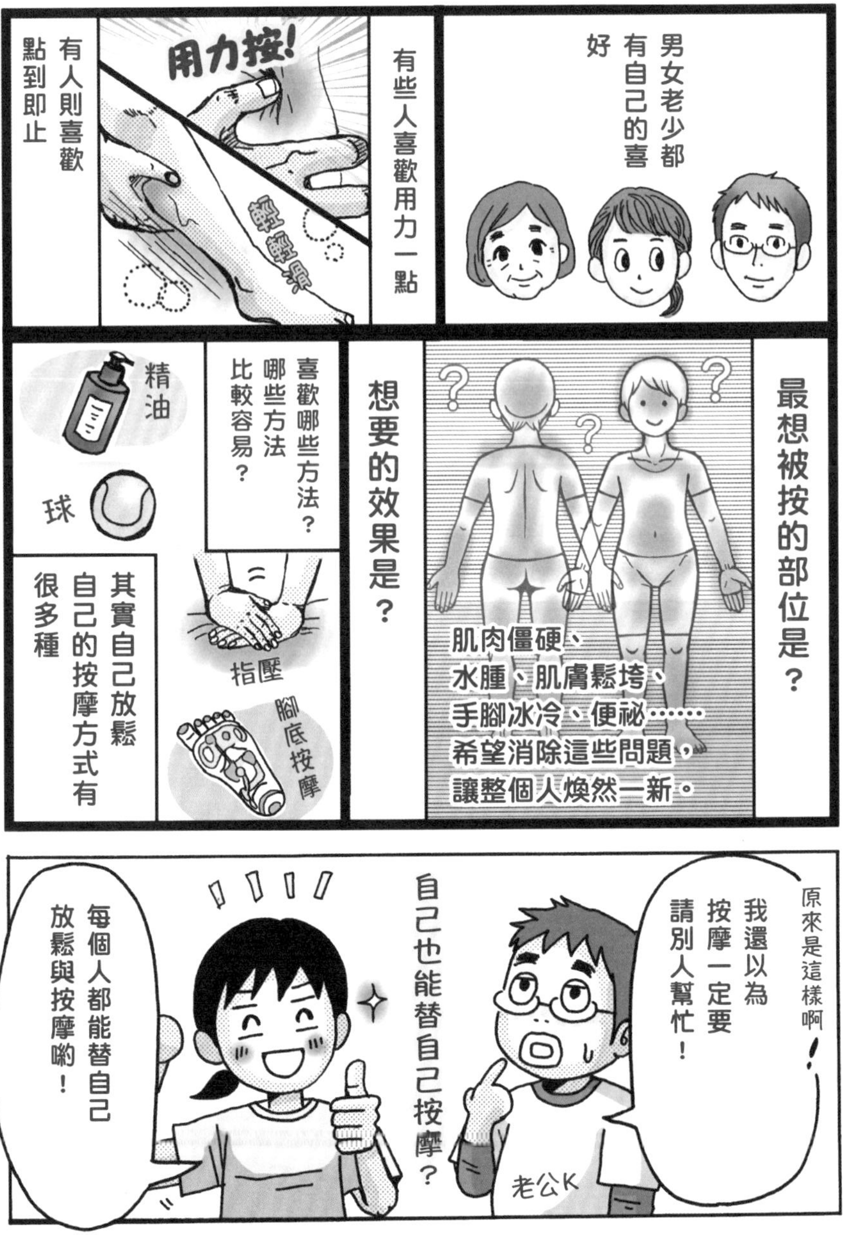
男女老少都有自己的喜好
有些人喜歡用力一點
用力按！
輕輕滑
有人則喜歡點到即止
最想被按的部位是？
肌肉僵硬、水腫、肌膚鬆垮、手腳冰冷、便祕……希望消除這些問題，讓整個人煥然一新。
想要的效果是？
喜歡哪些方法？哪些方法比較容易？
精油
球
指壓
腳底按摩
其實自己放鬆自己的按摩方式有很多種
原來是這樣啊！
我還以為按摩一定要請別人幫忙！
老公K
自己也能替自己按摩？
每個人都能替自己放鬆與按摩喲！

了解自己的身體，就能有效放鬆身體

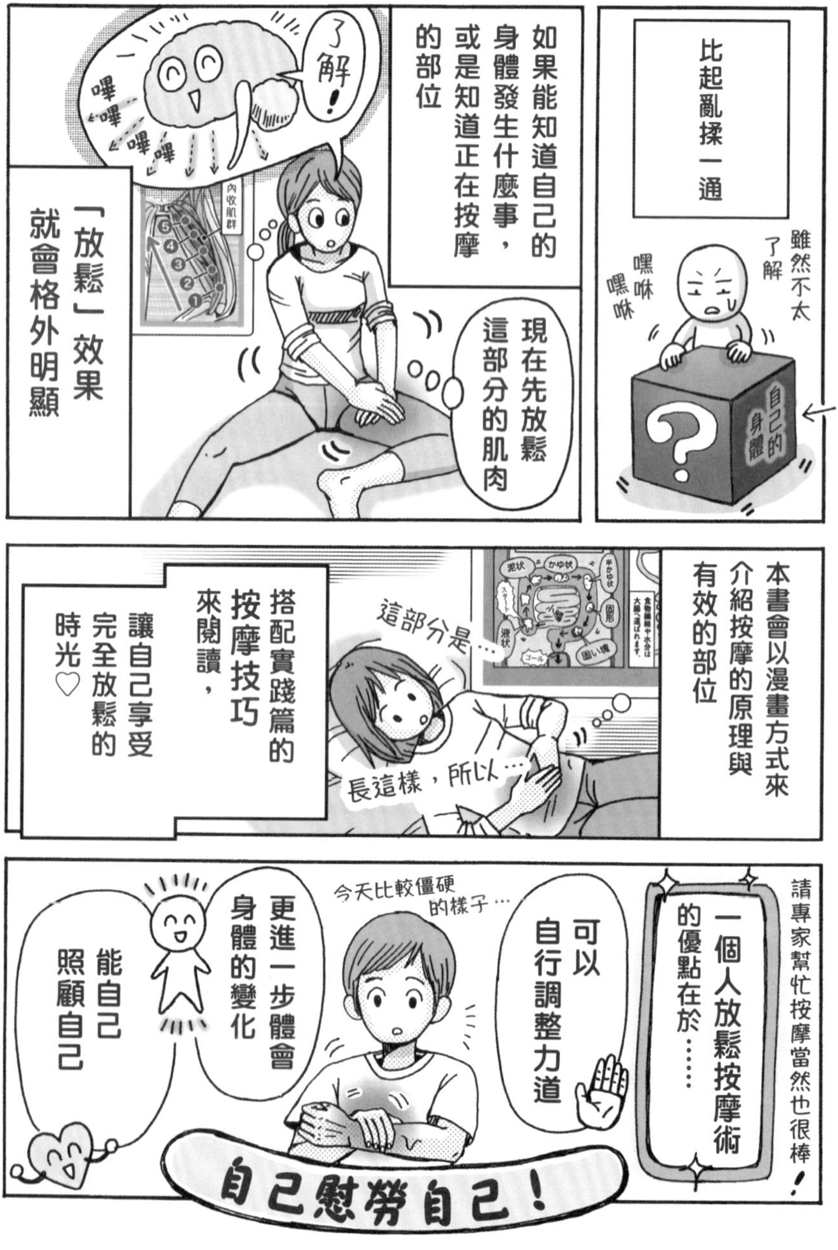
比起亂揉一通
雖然不太了解
嘿咻嘿咻
自己的身體
黑箱狀態
如果能知道自己的身體發生什麼事，或是知道正在按摩的部位
了解！
嗶嗶嗶嗶
內收肌群
現在先放鬆這部分的肌肉
「放鬆」效果就會格外明顯
本書會以漫畫方式來介紹按摩的原理與有效的部位
這部分是…
長這樣，所以…
搭配實踐篇的按摩技巧來閱讀，
讓自己享受完全放鬆的時光♡
請專家幫忙按摩當然也很棒！
一個人放鬆按摩術的優點在於……
可以自行調整力道
今天比較僵硬的樣子…
更進一步體會身體的變化
能自己照顧自己
自己慰勞自己！

「身體」與「按摩術」都有無限的可能性！

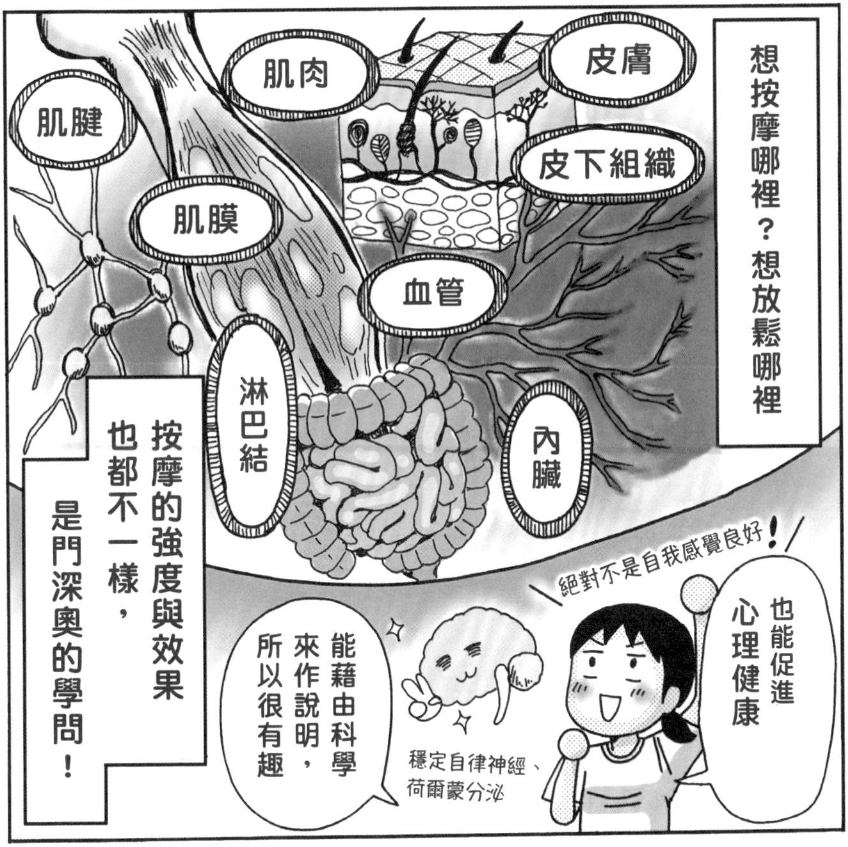
想按摩哪裡？想放鬆哪裡
肌肉
皮膚
肌腱
皮下組織
肌膜
血管
淋巴結
內臟
按摩的強度與效果也都不一樣，是門深奧的學問！
絕對不是自我感覺良好！
也能促進心理健康
能藉由科學來作說明，所以很有趣
穩定自律神經、荷爾蒙分泌

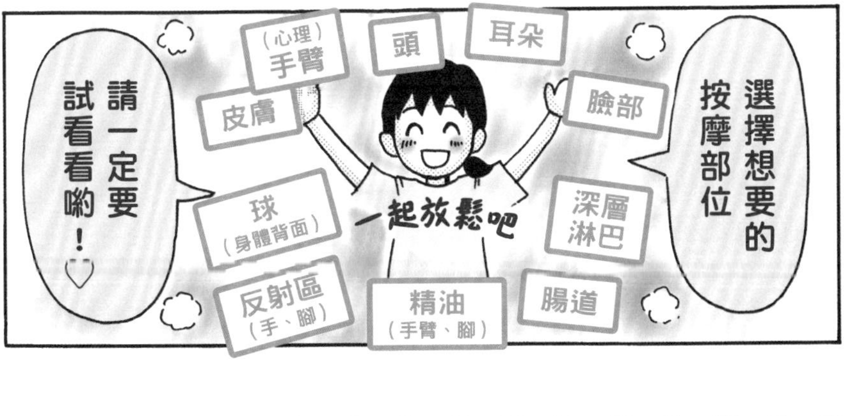
選擇想要的按摩部位
（心理）手臂
頭
耳朵
皮膚
臉部
一起放鬆吧
球（身體背面）
深層淋巴
反射區（手、腳）
精油（手臂、腳）
腸道
請一定要試看看喲！

肩膀僵硬　便祕　肌膚鬆垮　水腫　憂鬱

自己放鬆自己

一個人放鬆按摩術

目錄

依照技巧分類 用雙手自行放鬆與調理！

一個人放鬆按摩術的調理MAP

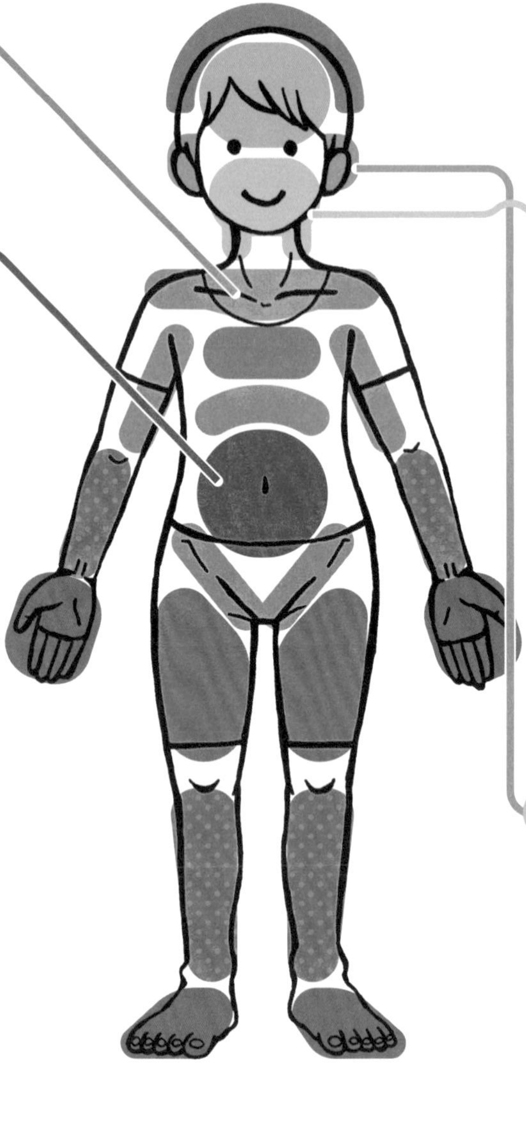

心理健康

第1章
放鬆手臂按摩
P14~21

第10章
輕觸按摩
P138~148

沉靜心情、放鬆、
提升自信、改善失眠

第2章
調理肌肉頭部放鬆
P22~37

拉抬鬆垮的臉部，
讓雙眼變得明亮
頭髮變得有光澤
緩解嘴部肌肉、
脖子僵硬與眼睛的疲勞

第3章
按摩耳朵
P38~41

頭痛、頭昏、耳鳴、
緩解脖子僵硬

第4章
指針（指壓）放鬆臉部
P42~51

拉抬鬆垮的臉部
讓法令紋變淡
消除臉部水腫

第5章

疏通深層淋巴

P52~69

消除臉部、掰掰袖的水腫
緩解肩頸僵硬
不再喘不過氣
消除腹部與下半身的
水腫與冰冷

第6章

放鬆腸道

P70~83

改善便祕
消除腹部水腫、手腳
冰冷與活化腸胃機制

第7章

利用網球調理肌肉放鬆背部

P84~95

放鬆背部與肩膀僵硬，
緩解腰痛、
腳部冰冷與大腿水腫

第8章

精油放鬆

P96~115

消除腳部疲勞、水腫、
冰冷的問題，
緩解手臂疲勞、重度疲倦、
手腕與腳踝的疲勞

第9章

按摩腳底與手部的反射區

P116~137

解決便祕的問題
消除壓力、找出不適部位
緩解內臟不適與手腳疲勞

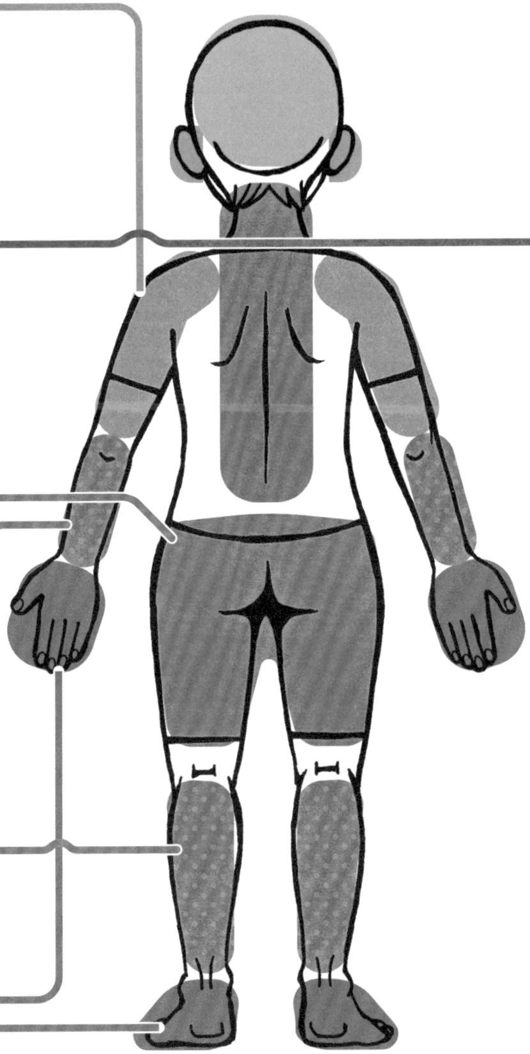

第1章

心情放鬆

放鬆神經的手臂按摩

光是摩擦手臂
心情就得以沉靜的按摩祕訣

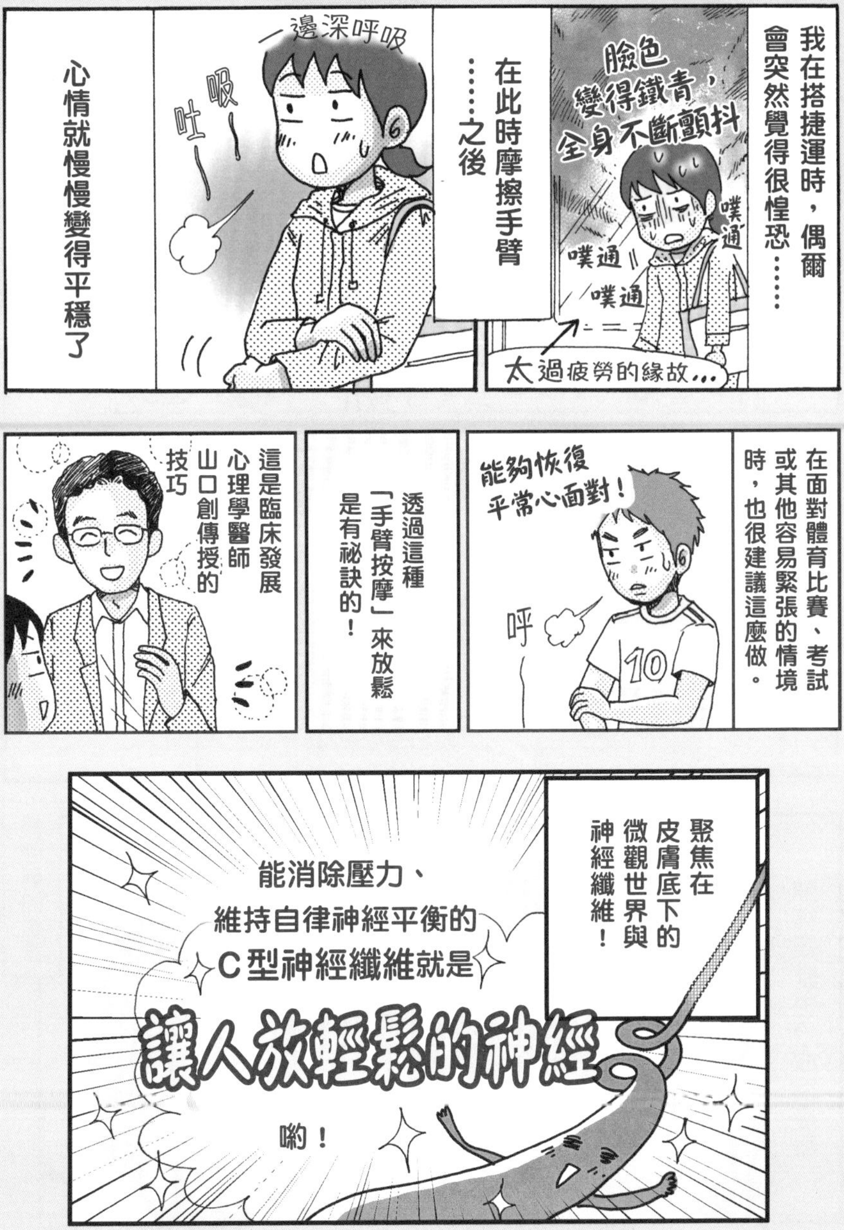
我在搭捷運時，偶爾會突然覺得很惶恐……
臉色變得鐵青，全身不斷顫抖
噗通
噗通
噗通
太過疲勞的緣故…
在此時摩擦手臂……之後
一邊深呼吸
吸ー
吐ー
心情就慢慢變得平穩了
在面對體育比賽、考試或其他容易緊張的情境時，也很建議這麼做。
能夠恢復平常心面對！
呼
透過這種「手臂按摩」來放鬆是有祕訣的！
這是臨床發展心理學醫師山口創傳授的技巧
聚焦在皮膚底下的微觀世界與神經纖維！
能消除壓力、維持自律神經平衡的C型神經纖維就是
讓人放輕鬆的神經
喲！

※山口先生的個人簡歷將於150頁說明

觸感是很厲害的感覺喲！可從皮膚對大腦施加刺激

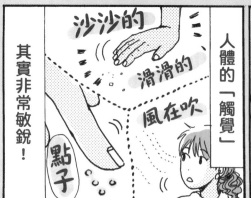

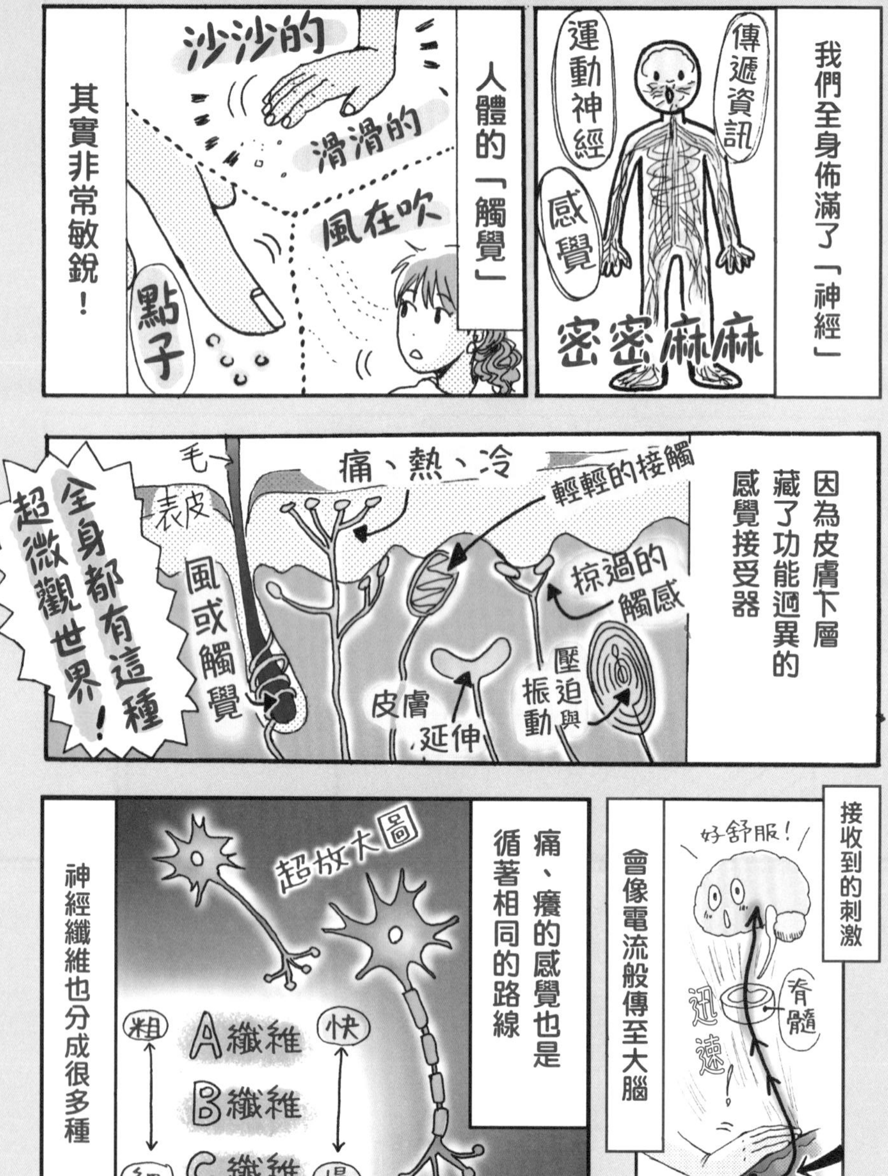
我們全身佈滿了「神經」
傳遞資訊
運動神經
感覺
密密麻麻
人體的「觸覺」
沙沙的
滑滑的
風在吹
點子
其實非常敏銳！
因為皮膚下層藏了功能迥異的感覺接受器
痛、熱、冷
輕輕的接觸
掠過的觸感
壓迫與振動
皮膚延伸
風或觸覺
毛
表皮
全身都有這種超微觀世界！
接收到的刺激
會像電流般傳至大腦
好舒服！
脊髓
迅速！
觸摸
皮膚
痛、癢的感覺也是循著相同的路線
超放大圖
快
A纖維
B纖維
C纖維
慢
粗
細
神經纖維也分成很多種

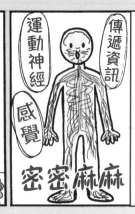

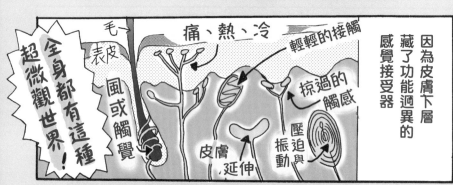

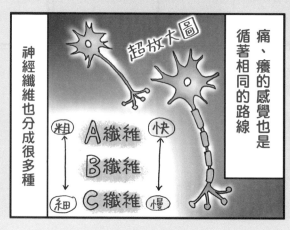

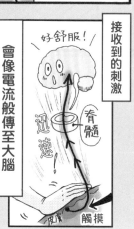

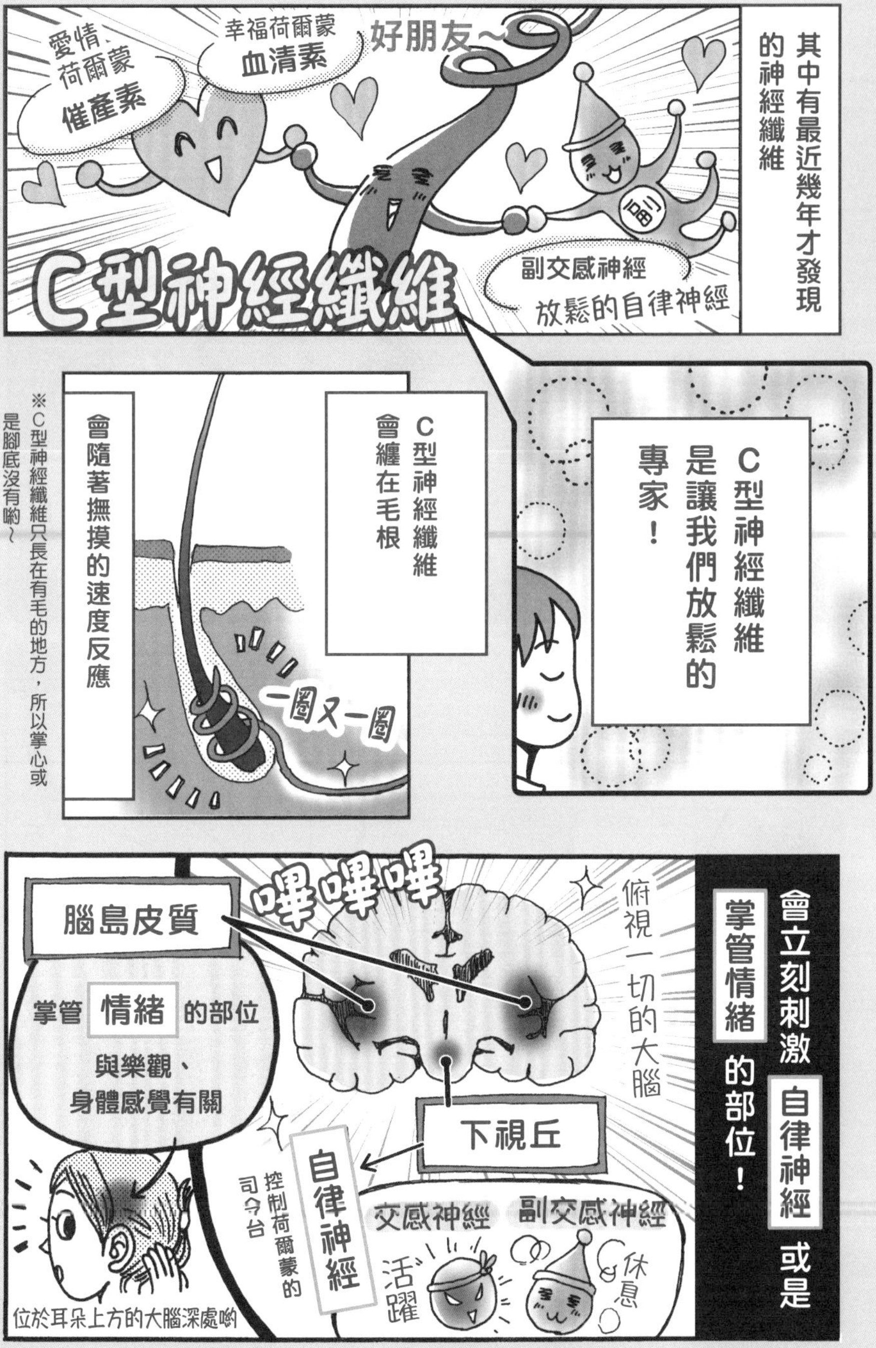
其中有最近幾年才發現的神經纖維
好朋友～
幸福荷爾蒙
血清素
愛情、荷爾蒙
催產素
副
副交感神經
放鬆的自律神經
C型神經纖維
C型神經纖維是讓我們放鬆的專家！
C型神經纖維會纏在毛根
會隨著撫摸的速度反應
一圈又一圈
※C型神經纖維只長在有毛的地方，所以掌心或是腳底沒有喲～
會立刻刺激自律神經或是掌管情緒的部位！
俯視一切的大腦
嗶嗶嗶
腦島皮質
掌管情緒的部位
與樂觀、身體感覺有關
位於耳朵上方的大腦深處喲
下視丘
自律神經
控制荷爾蒙的司令台
交感神經
副交感神經
活躍
休息

PRACTICE

在想放鬆心情的時候

刺激C型神經纖維 放鬆神經的手臂按摩

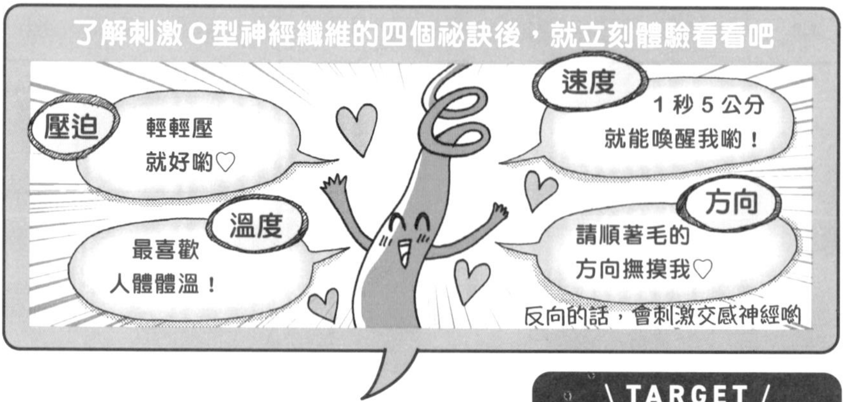
了解刺激C型神經纖維的四個祕訣後，就立刻體驗看看吧
壓迫
輕輕壓
就好喲♡
速度
1秒5公分
就能喚醒我喲！
溫度
最喜歡
人體體溫！
方向
請順著毛的
方向撫摸我♡
反向的話，會刺激交感神經喲

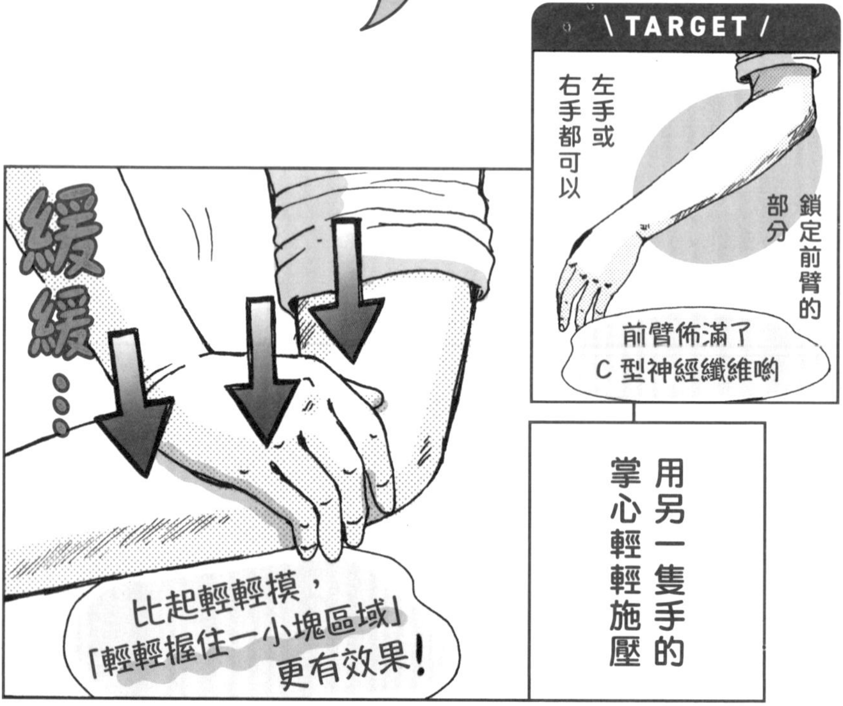
\ TARGET /
左手或
右手都可以
鎖定前臂的
部分
前臂佈滿了
C型神經纖維喲
用另一隻手的
掌心輕輕施壓
緩緩…
比起輕輕摸，
「輕輕握住一小塊區域」
更有效果！

※C型神經纖維只對緩緩地觸摸有反應

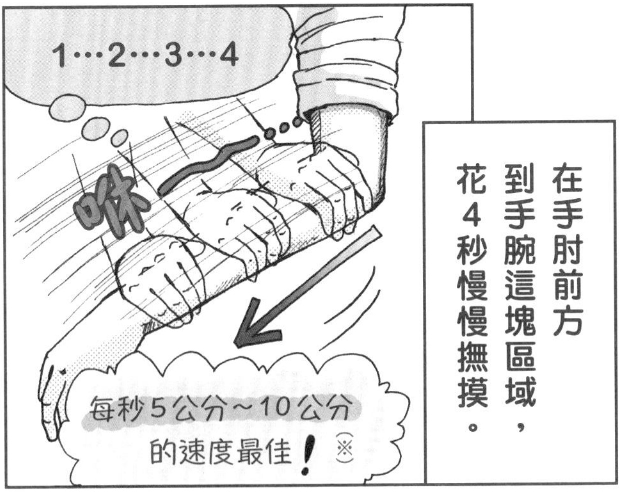
在手肘前方到手腕這塊區域，花4秒慢慢撫摸。
1…2…3…4
咻~
每秒5公分～10公分的速度最佳！※

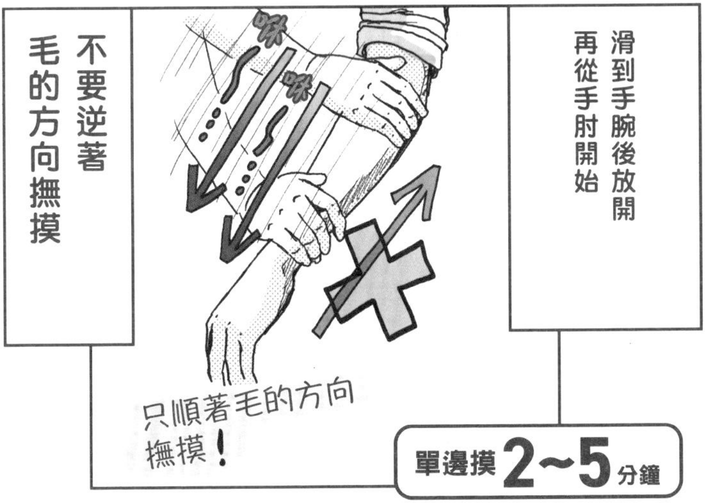
滑到手腕後放開再從手肘開始
不要逆著毛的方向撫摸
咻~
咻~
只順著毛的方向撫摸！
單邊摸2~5分鐘

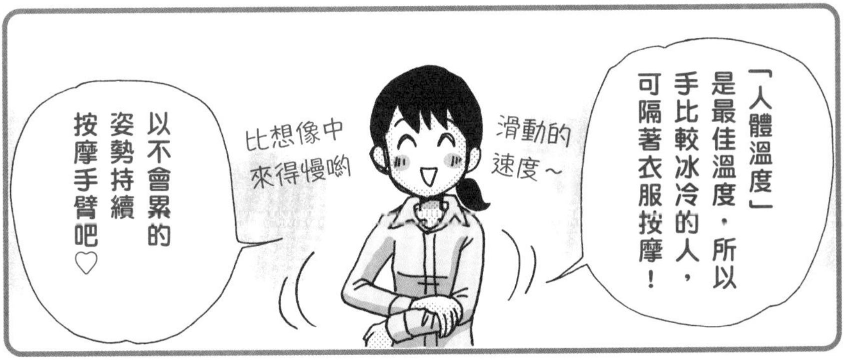
「人體溫度」是最佳溫度，所以手比較冰冷的人，可隔著衣服按摩！
滑動的速度~
比想像中來得慢喲
以不會累的姿勢持續按摩手臂吧♡

REPORT 崎田快報

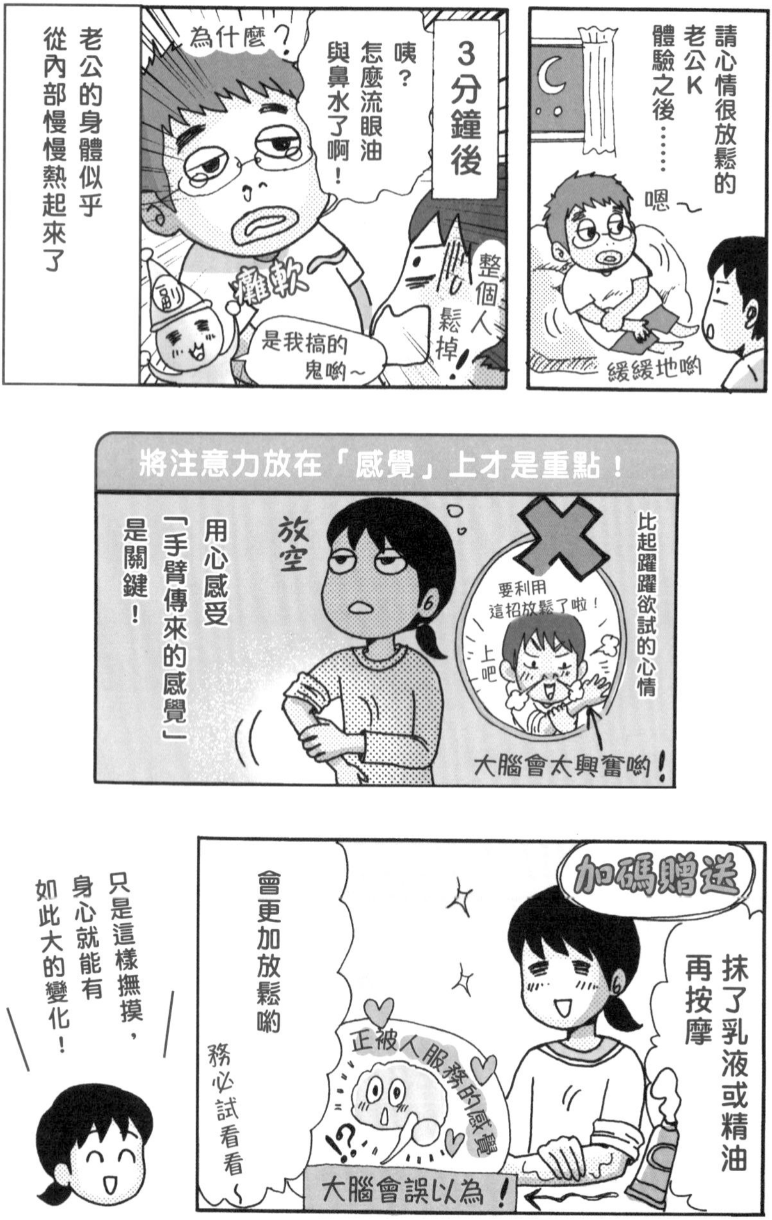
請心情很放鬆的老公K體驗之後……
嗯～
緩緩地喲
3分鐘後
咦？怎麼流眼油與鼻水了啊！
為什麼？
整個人鬆掉！
癱軟
副
是我搞的鬼喲～
老公的身體似乎從內部慢慢熱起來了
將注意力放在「感覺」上才是重點！
比起躍躍欲試的心情
要利用這招放鬆了啦！
上吧
大腦會太興奮喲！
放空
用心感受「手臂傳來的感覺」是關鍵！
加碼贈送
抹了乳液或精油再按摩
正被人服務的感覺
大腦會誤以為！
會更加放鬆喲
務必試看看～
只是這樣撫摸，身心就能有如此大的變化！

放鬆自己專欄
HOGUSHI COLUMN

皮膚是「外露的大腦」？

據說大人的皮膚大概有一塊榻榻米的面積那麼大。當我們知道皮膚的細胞除了能感覺溫度、濕度、壓力、光線、聲音之後，皮膚就被譽為是「第三個大腦」。

負責接收觸覺刺激的皮膚感官共有四種：區分凹凸的顆粒感、黏黏的質感以及冷、熱、痛這些感覺的功能。C型神經纖維除了能從這些刺激中創造出快感、不適、安心、不安等情緒，還能維持自律神經的平衡。

此外，近年來的研究也證實，C型神經纖維還能喚醒我們的「自我存在感」和「同理心」、察覺他人的情緒變化、感知其他社會性感受。

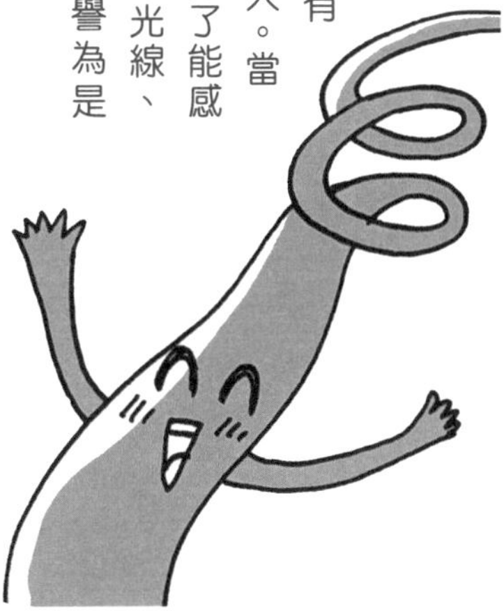

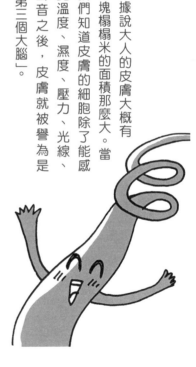

第2章

放鬆與拉提全身的
緊繃感

利用調理肌肉
放鬆頭部

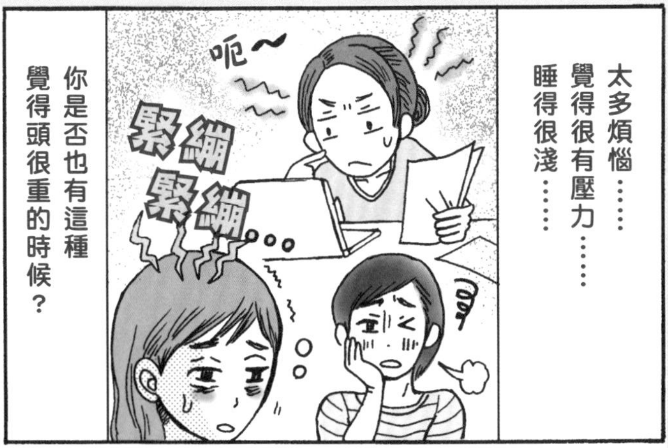
太多煩惱……
覺得很有壓力……
睡得很淺……
呃～
緊繃緊繃…
你是否也有這種覺得頭很重的時候？

試著做看看！

\CHECK!/

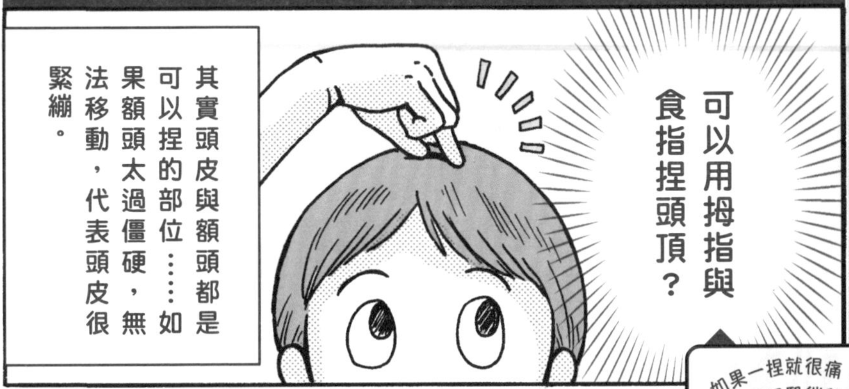
可以用拇指與食指捏頭頂？
其實頭皮與額頭都是可以捏的部位……如果額頭太過僵硬，無法移動，代表頭皮很緊繃。

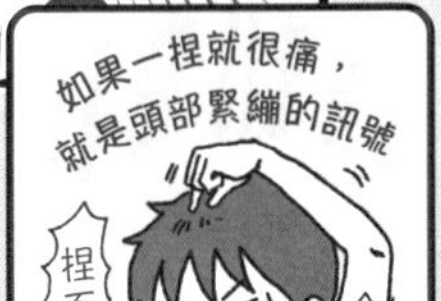
如果一捏就很痛，就是頭部緊繃的訊號
捏不動啊
好痛！

如果用拳頭按壓會痛，就是頭皮緊繃的警訊。相反的，頭皮若是軟趴趴，一點彈力都沒有，就是水腫的訊號。

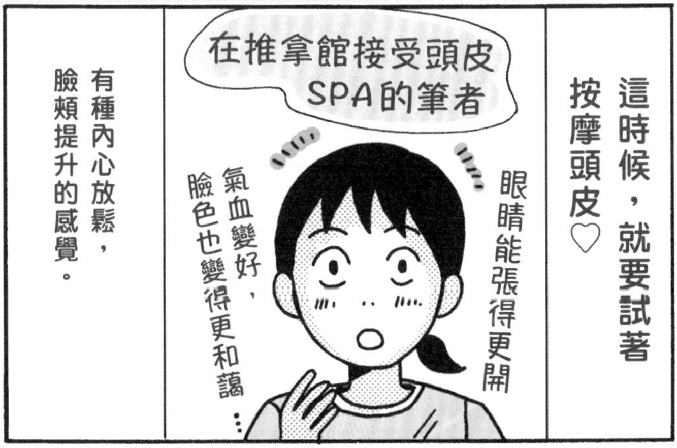
這時候，就要試著按摩頭皮♡
在推拿館接受頭皮SPA的筆者
眼睛能張得更開
氣血變好，臉色也變得更和藹……
有種內心放鬆，臉頰提升的感覺。

放鬆頭皮，全身就能放鬆，肌膚也能恢復彈性！

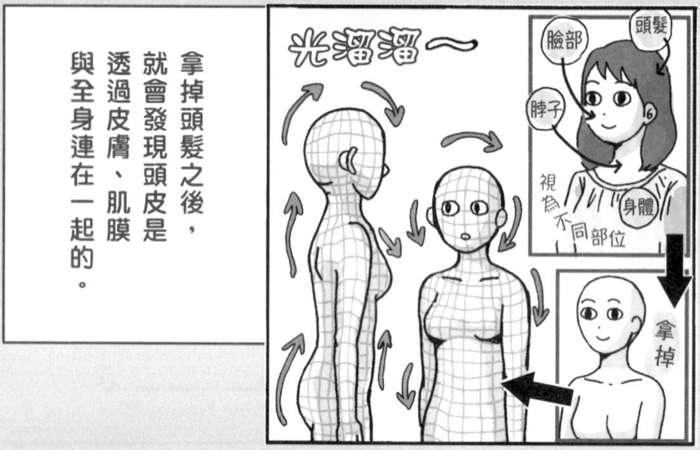
頭髮
臉部
脖子
身體
視為不同部位
拿掉
光溜溜～
拿掉頭髮之後，就會發現頭皮是透過皮膚、肌膜與全身連在一起的。

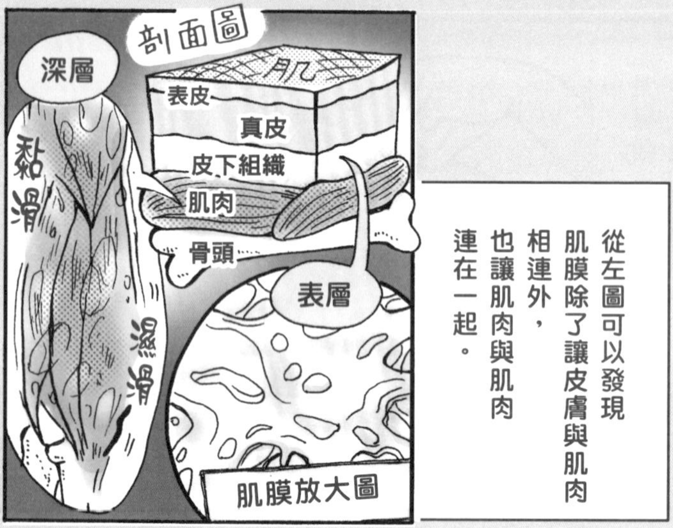
從左圖可以發現肌膜除了讓皮膚與肌肉相連外，也讓肌肉與肌肉連在一起。
剖面圖
肌
表皮
真皮
皮下組織
肌肉
骨頭
深層
黏滑
濕滑
表層
肌膜放大圖

※部位不同，形狀也不同

與盒裝雞肉的雞皮類似。

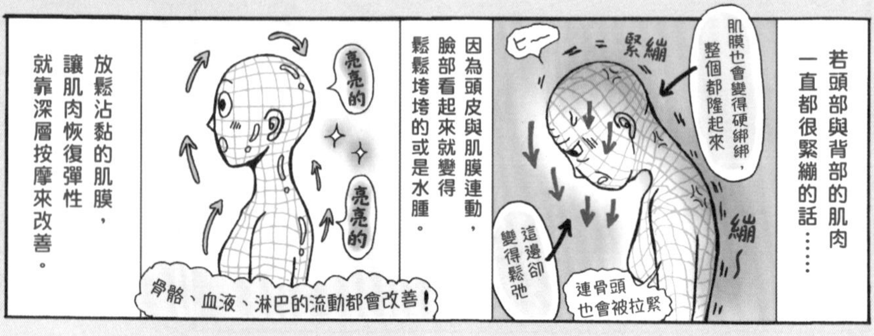
若頭部與背部的肌肉一直都很緊繃的話……
肌膜也會變得硬綁綁，整個都隆起來
緊繃
ヒ～
繃～
這邊卻變得鬆弛
連骨頭也會被拉緊
因為頭皮與肌膜連動，臉部看起來就變得鬆鬆垮垮的或是水腫。
亮亮的
亮亮的
骨骼、血液、淋巴的流動都會改善！
放鬆沾黏的肌膜，讓肌肉恢復彈性就靠深層按摩來改善。

容易僵硬的頭部肌肉與為何會僵硬？

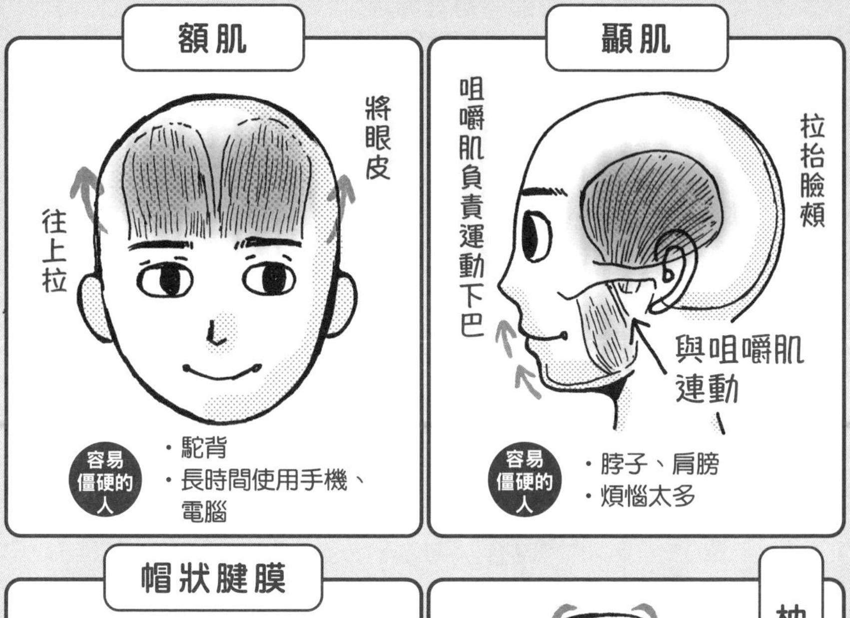
額肌
將眼皮
往上拉
容易僵硬的人
・駝背
・長時間使用手機、電腦
顳肌
咀嚼肌負責運動下巴
拉抬臉頰
與咀嚼肌連動
容易僵硬的人
・脖子、肩膀
・煩惱太多
帽狀腱膜
容易僵硬的人
・過度使用眼睛
・壓力、煩惱
・磨牙、咬緊牙關
枕肌
容易僵硬的人
・眼睛使用過度
・太過認真、想太多
拉抬五官

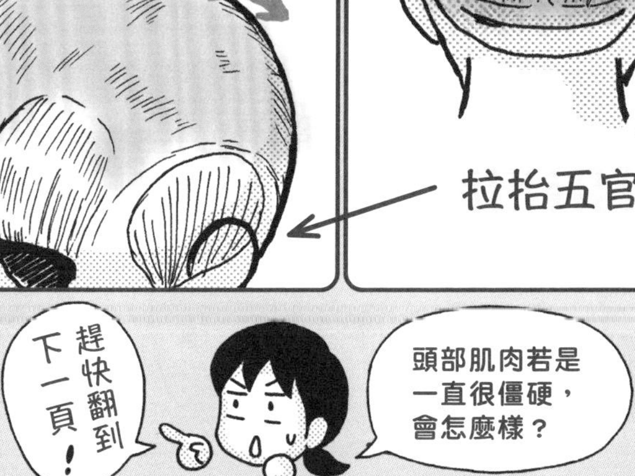
趕快翻到下一頁！
頭部肌肉若是一直很僵硬，會怎麼樣？

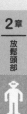

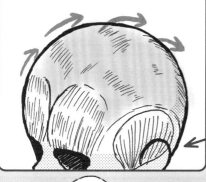

頭部的肌肉與肌膜若是變得僵硬

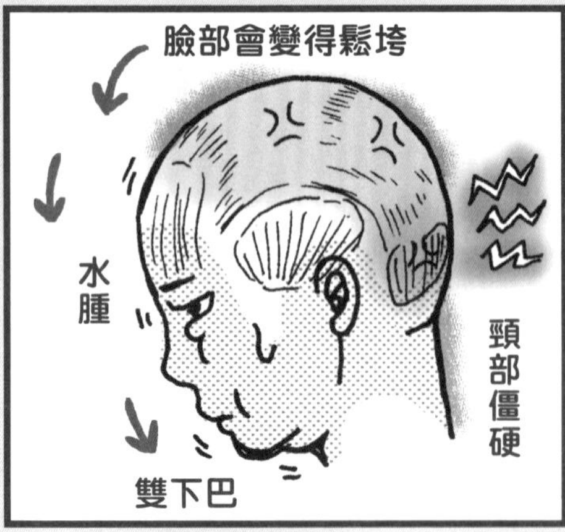
臉部會變得鬆垮
水腫
頸部僵硬
雙下巴

如果枕肌與帽狀腱膜一直很僵硬，臉就會變得鬆鬆垮垮的、水腫，頸部也會變得僵硬。

額肌太過僵硬會導致眼皮下垂，顳肌太過僵硬則會使嘴角下垂、法令紋變深。

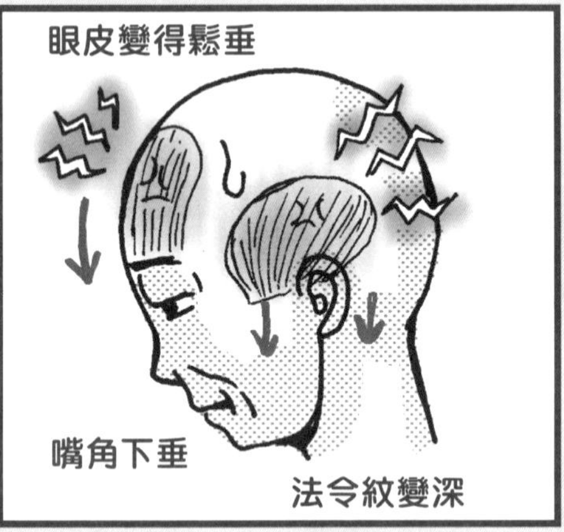
眼皮變得鬆垂
嘴角下垂
法令紋變深

容易僵硬的四條肌肉都是拉抬臉部的肌肉

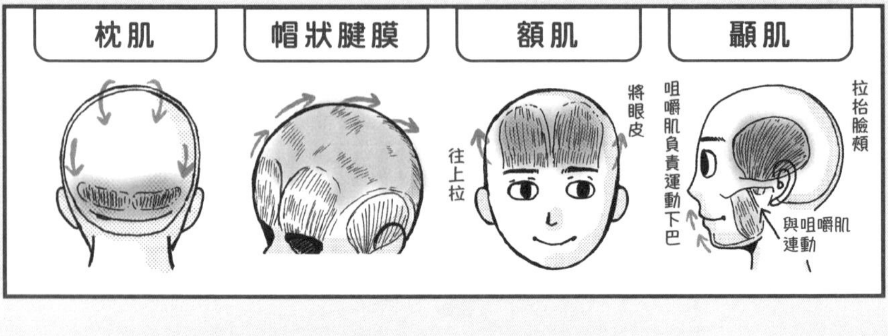
枕肌
帽狀腱膜
額肌
顳肌
往上拉
將眼皮
咀嚼肌負責運動下巴
拉抬臉頰
與咀嚼肌連動

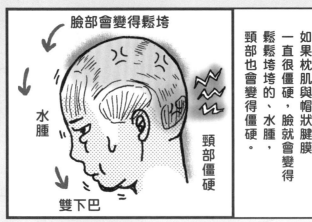

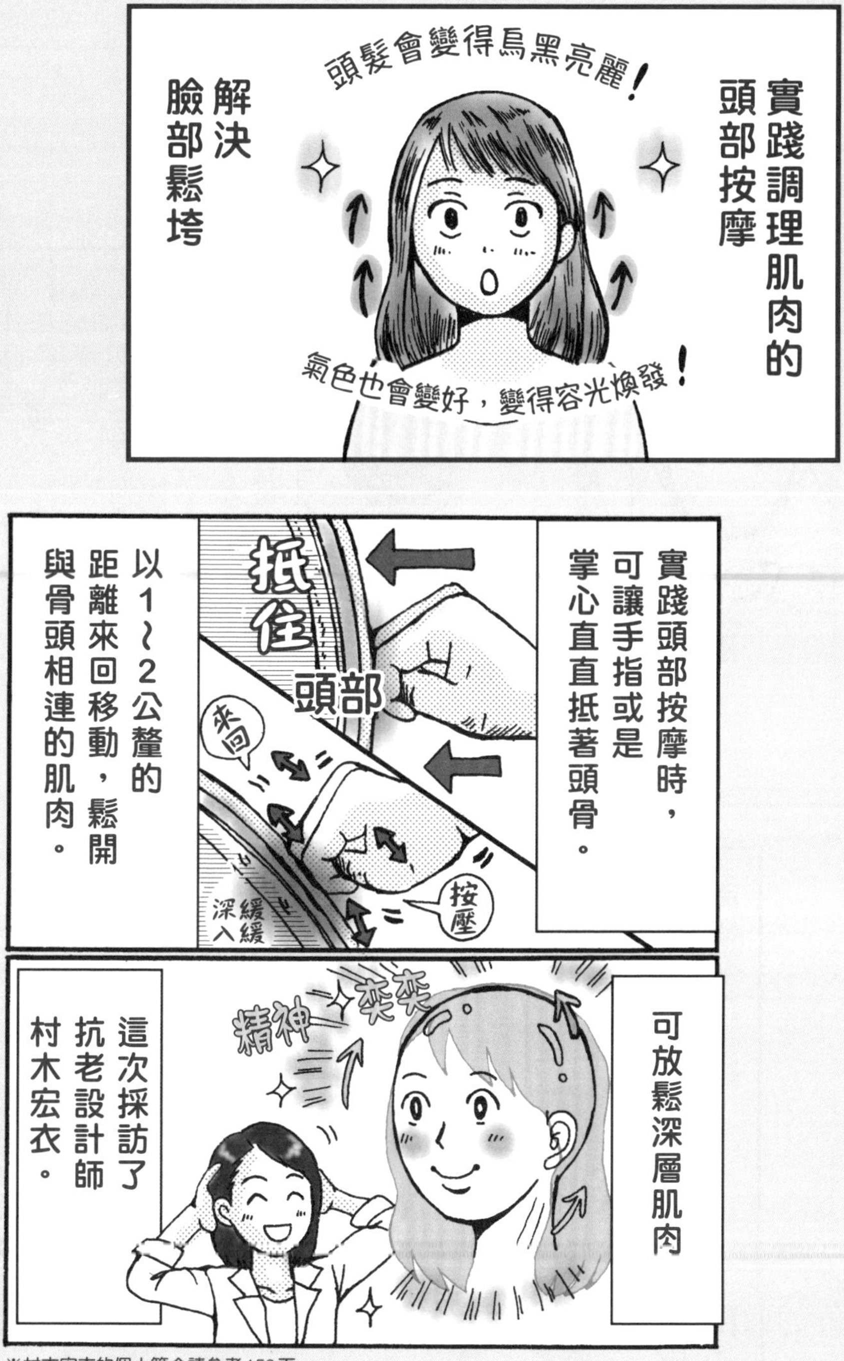
實踐調理肌肉的頭部按摩
頭髮會變得烏黑亮麗！
解決臉部鬆垮
氣色也會變好，變得容光煥發！
實踐頭部按摩時，可讓手指或是掌心直直抵著頭骨。
抵住
頭部
來回
按壓
緩緩深入
以1～2公釐的距離來回移動，鬆開與骨頭相連的肌肉。
可放鬆深層肌肉
精神奕奕
這次採訪了抗老設計師村木宏衣。

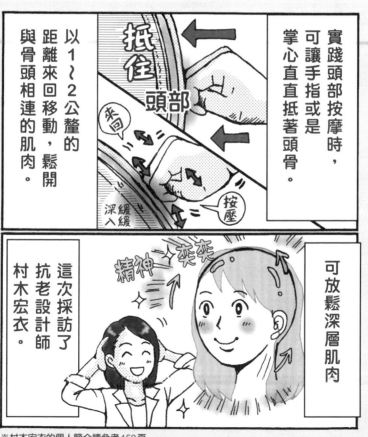

※村木宏衣的個人簡介請參考150頁

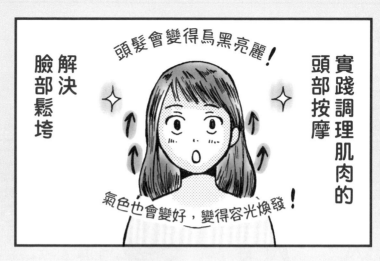

PRACTICE

改善鬆垮、法令紋、壓力、失眠

全頭按摩術

這樣做，效果更佳

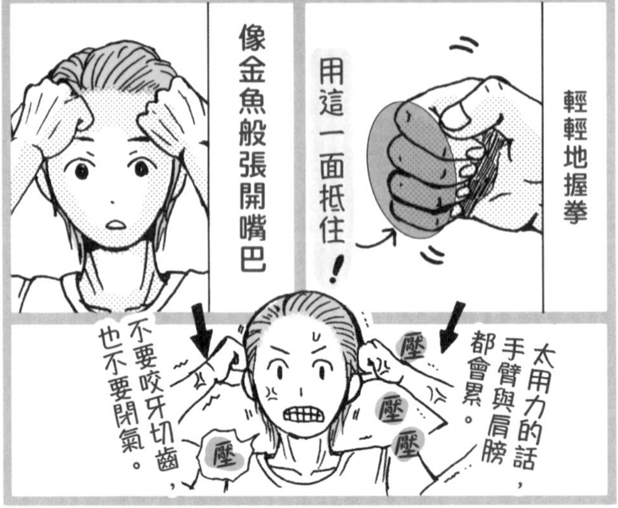

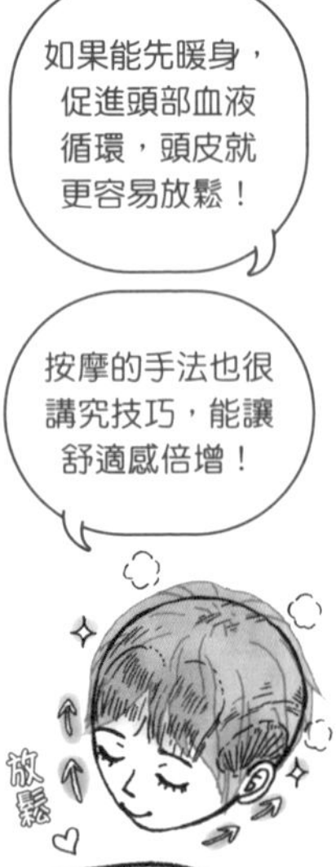

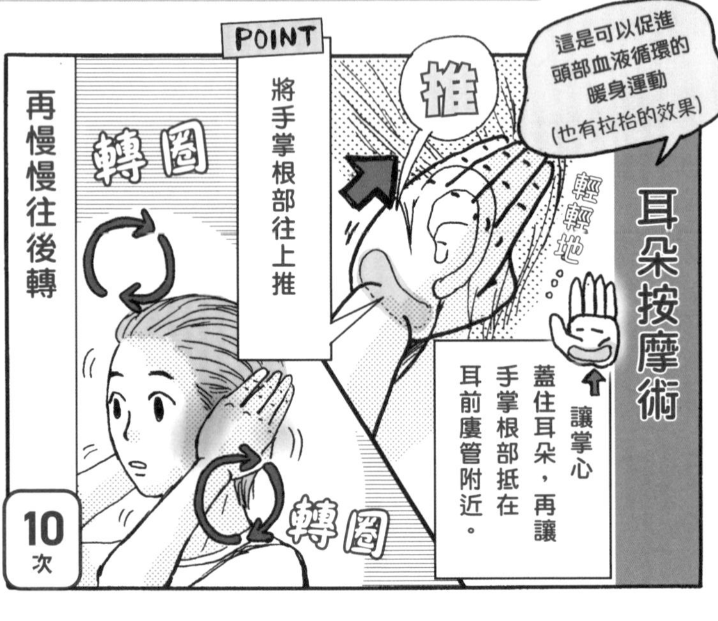

耳朵按摩術
讓掌心蓋住耳朵，再讓手掌根部抵在耳前廔管附近。
輕輕地
推
這是可以促進頭部血液循環的暖身運動（也有拉抬的效果）
POINT
將手掌根部往上推
再慢慢往後轉
轉圈
轉圈
10次

01
顳肌按摩術
改善嘴角下垂與法令紋

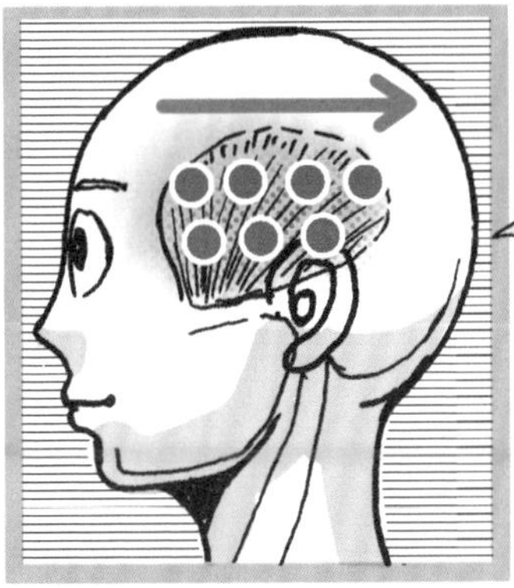
由前往後進行

從太陽穴一直按到
耳朵後面

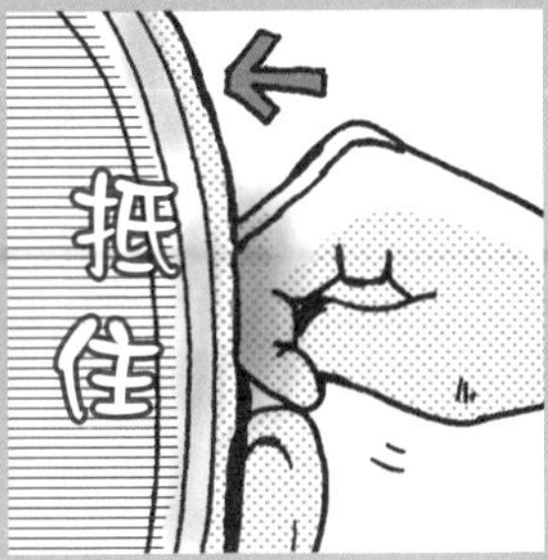
抵住

輕輕握拳，再讓拳頭垂直抵在●的位置。

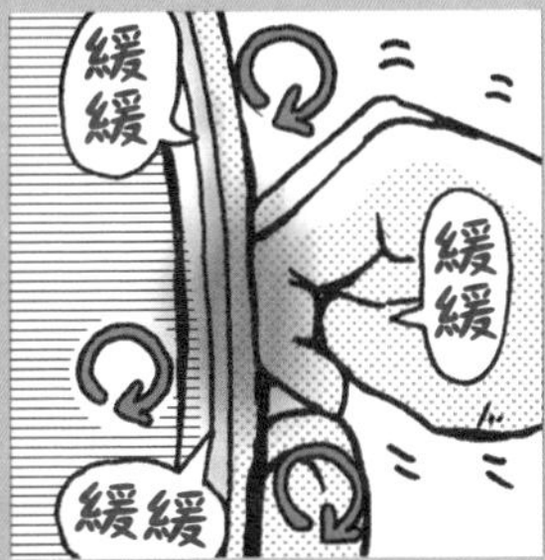
緩緩
緩緩
緩緩

邊找骨頭位置，邊以1～2公釐的幅度畫圓。

按摩時，像是要鬆開黏在骨頭的肌肉。

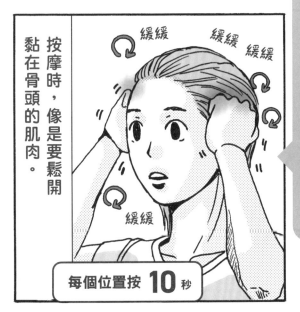

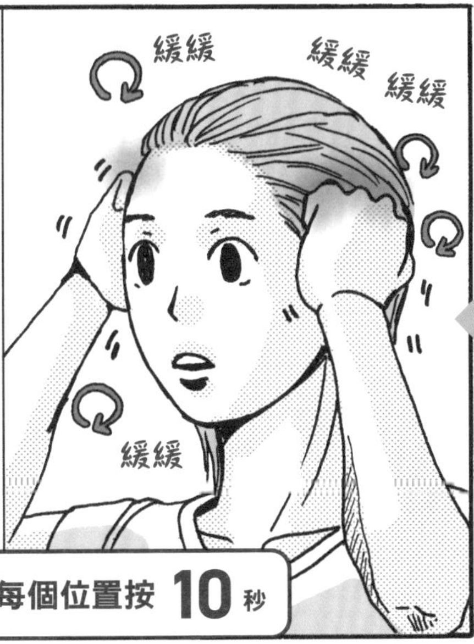
緩緩
緩緩
緩緩
緩緩
每個位置按10秒

02

額肌按摩術

讓眼睛睜得更開

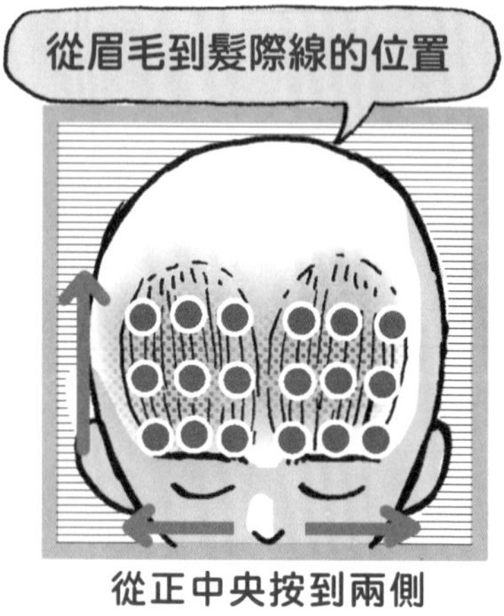
從眉毛到髮際線的位置
從正中央按到兩側

將拳面抵在額頭的●部位。

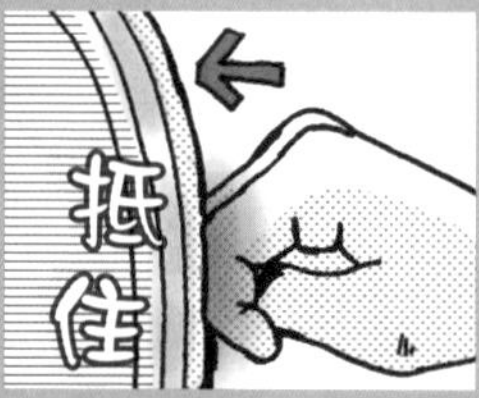
抵
住

輕輕握拳，拳面垂直抵住●的部位。

緩緩
緩緩

邊感受骨頭位置，邊沿著直徑2公釐的圓圈按摩。

可將手肘靠在桌上，邊畫圓邊對額肌施壓，讓額肌放鬆。

利用頭的重量
緩緩
緩緩
緩緩

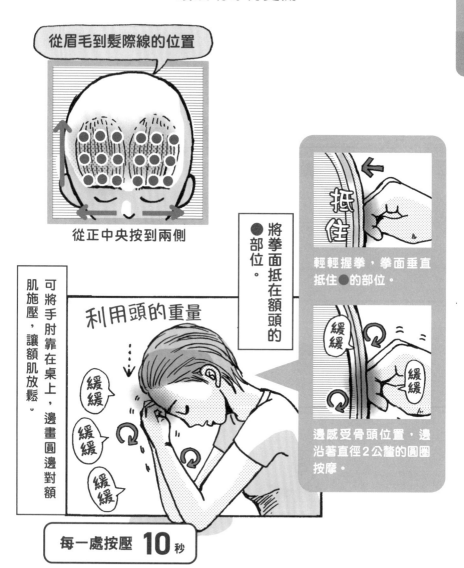

每一處按壓 **10** 秒

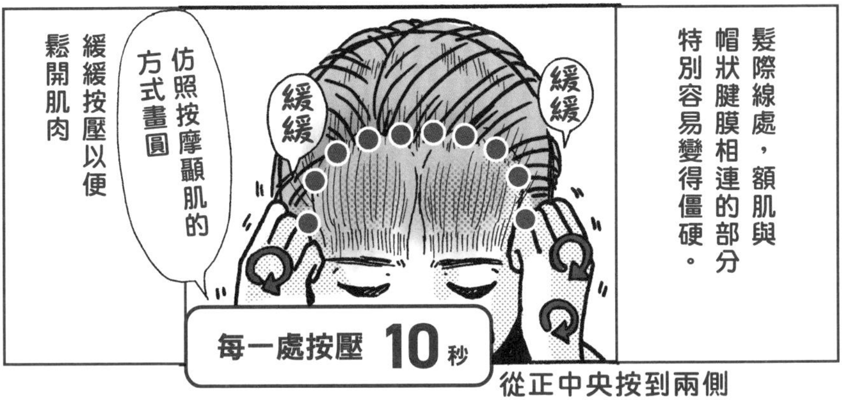
髮際線處，額肌與帽狀腱膜相連的部分特別容易變得僵硬。
緩緩
緩緩
每一處按壓 10 秒
從正中央按到兩側
仿照按摩顳肌的方式畫圓
緩緩按壓以便鬆開肌肉

03
帽狀腱膜按摩術
消除額頭皺紋、改善臉部鬆垮

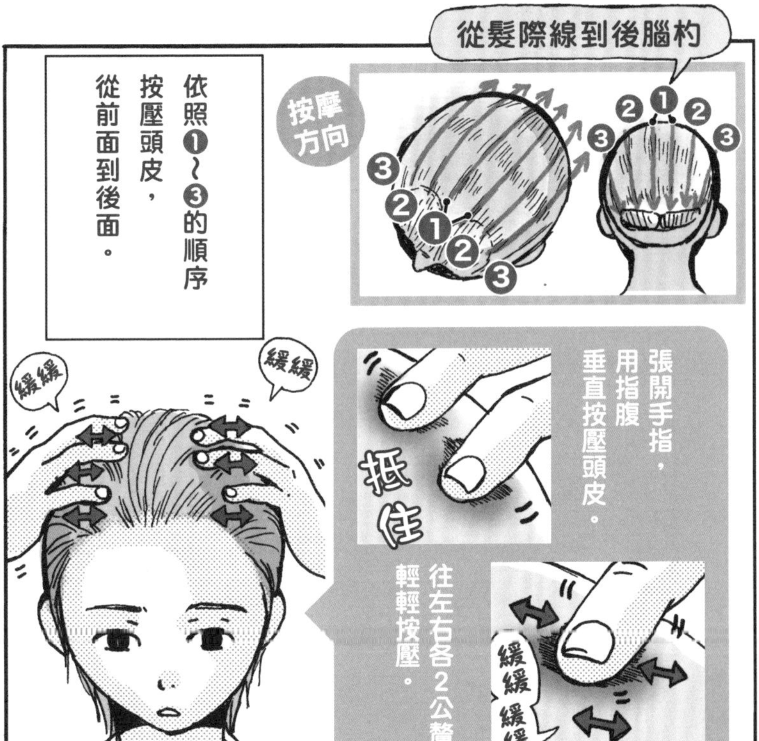
從髮際線到後腦杓
按摩方向
❸
❷
❶
❷
❸
❷
❶
❷
❸
❸
依照❶～❸的順序按壓頭皮，從前面到後面。
緩緩
緩緩
張開手指，用指腹垂直按壓頭皮。
抵住
往左右各2公釐輕輕按壓。
緩緩
緩緩

04

枕肌按摩術

拉抬臉部

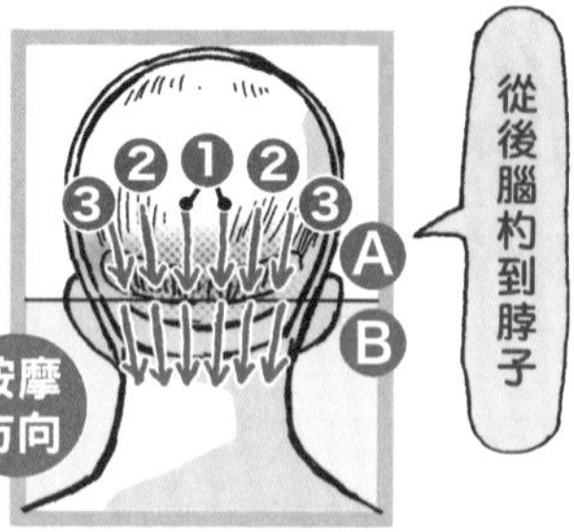
從後腦杓到脖子
按摩方向
A
B

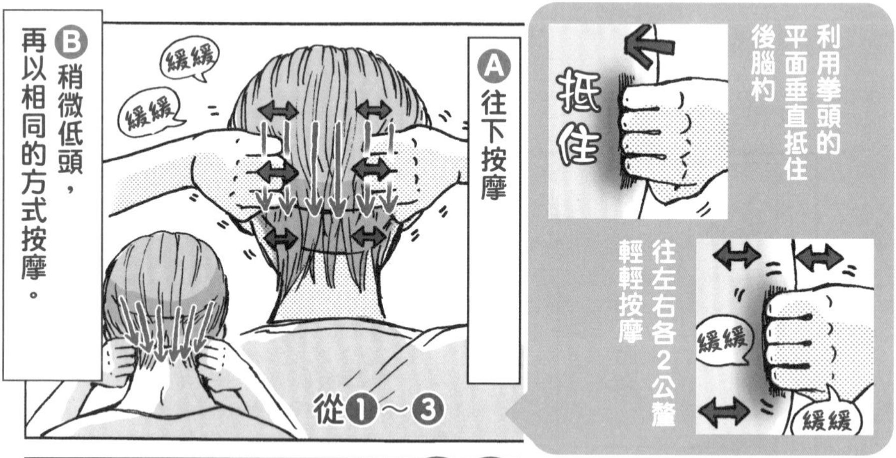
A 往下按摩
從①～③
緩緩
緩緩
B 稍微低頭，再以相同的方式按摩。
利用拳頭的平面垂直抵住後腦杓
抵住
往左右各2公釐輕輕按摩
緩緩
緩緩

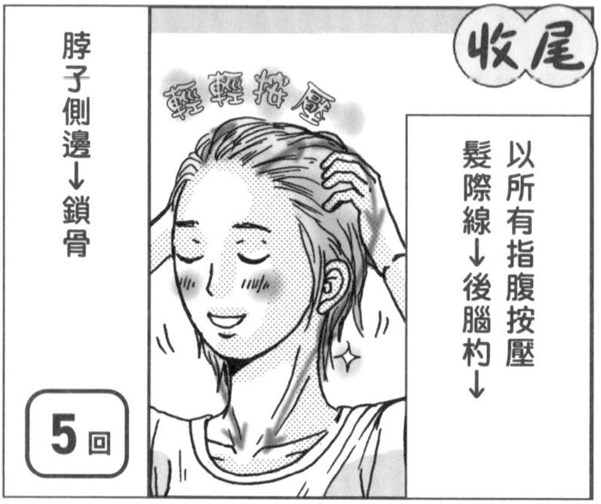
收尾
輕輕按壓
以所有指腹按壓髮際線↓後腦杓↓
脖子側邊↓鎖骨
5回

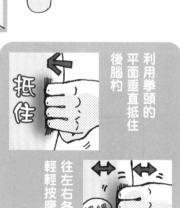

放鬆自己專欄 HOGUSHI COLUMN

進一步！

進一步拉提！顳肌按摩術

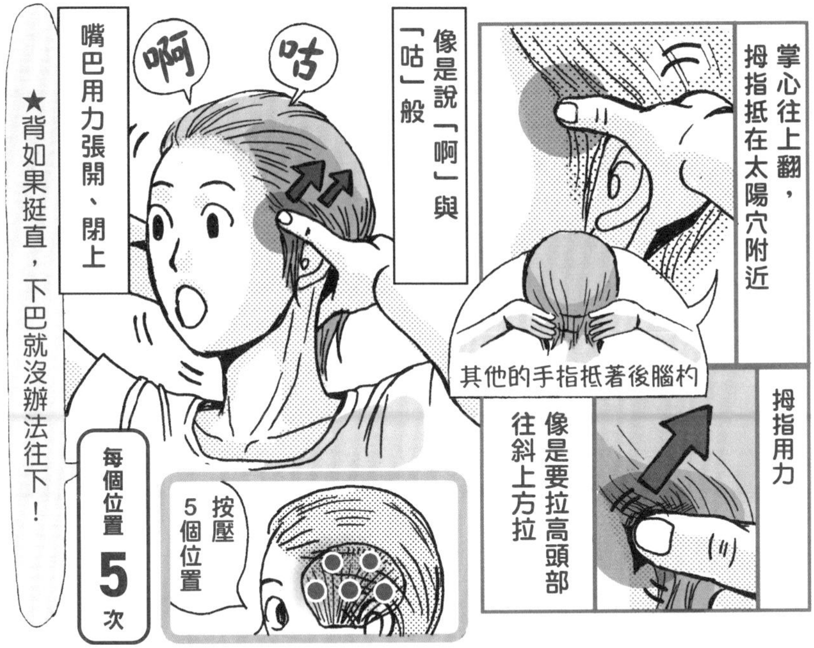
掌心往上翻，拇指抵在太陽穴附近
其他的手指抵著後腦杓
拇指用力
像是要拉高頭部往斜上方拉
像是說「啊」與「咕」般
咕
啊
嘴巴用力張開、閉上
★背如果挺直，下巴就沒辦法往下！
按壓5個位置
每個位置5次

REPORT 崎田快報

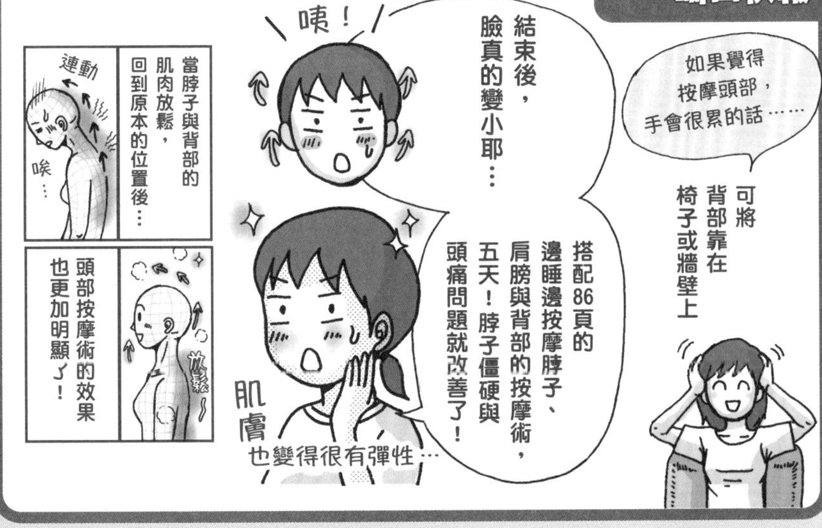
如果覺得按摩頭部，手會很累的話……
可將背部靠在椅子或牆壁上
咦！
結束後，臉真的變小耶…
搭配86頁的邊睡邊按摩脖子、肩膀與背部的按摩術，五天！脖子僵硬與頭痛問題就改善了！
肌膚也變得很有彈性…
當脖子與背部的肌肉放鬆，回到原本的位置後……
運動
唉…
頭部按摩術的效果也更加明顯了！
放鬆～

PRACTICE

專治眼睛疲勞、乾眼、眼角下垂、視線不清

眼輪匝肌按摩術

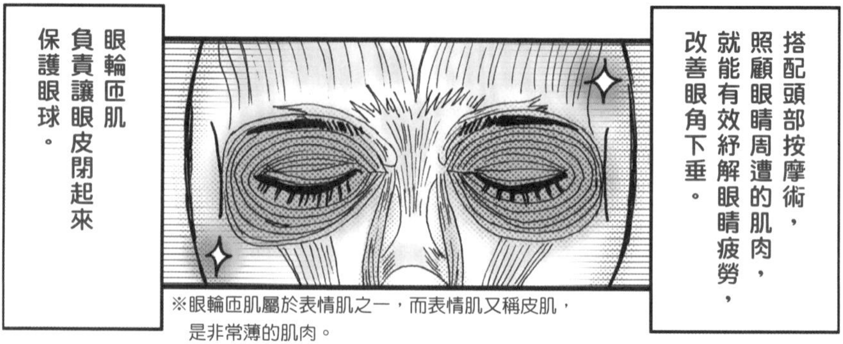
搭配頭部按摩術，照顧眼睛周遭的肌肉，就能有效紓解眼睛疲勞，改善眼角下垂。
眼輪匝肌負責讓眼皮閉起來保護眼球。

※眼輪匝肌屬於表情肌之一，而表情肌又稱皮肌，是非常薄的肌肉。

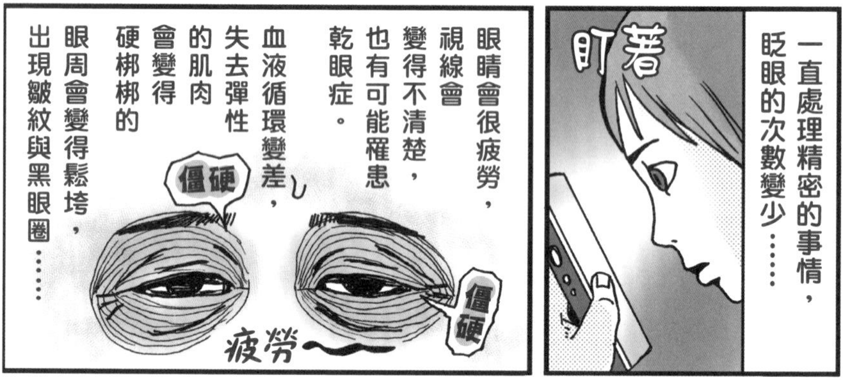
一直處理精密的事情，眨眼的次數變少……
盯著
眼睛會很疲勞，視線會變得不清楚，也有可能罹患乾眼症。
血液循環變差，失去彈性的肌肉會變得硬梆梆的
眼周會變得鬆垮，出現皺紋與黑眼圈……
僵硬
僵硬
疲勞

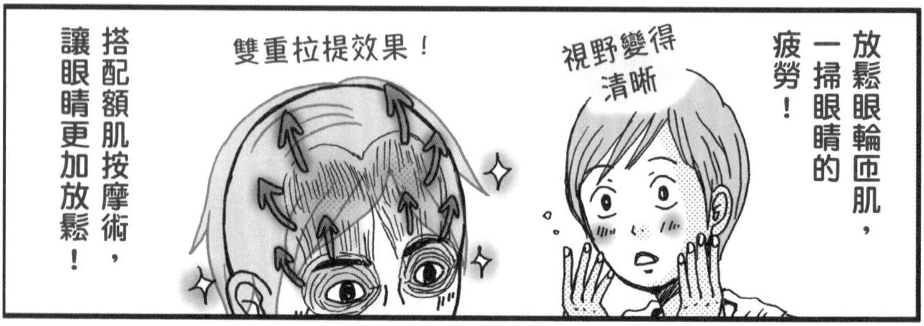
放鬆眼輪匝肌，一掃眼睛的疲勞！
視野變得清晰
雙重拉提效果！
搭配額肌按摩術，讓眼睛更加放鬆！

01

眼輪匝肌眨眼按摩術

效果直達眼尾的皺紋與眼睛深處的肌肉喲！

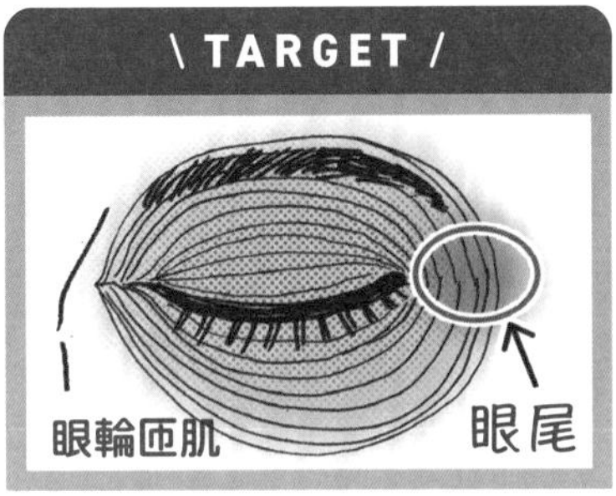
\ TARGET /
眼輪匝肌
眼尾

重點是背部挺直雙眼直視前方

挺直

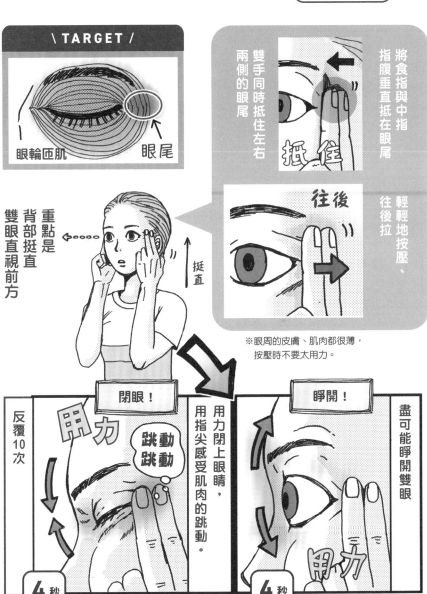

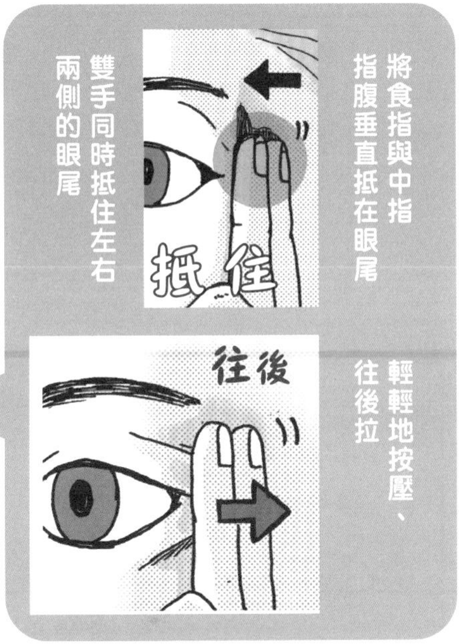
將食指與中指指腹垂直抵在眼尾
雙手同時抵住左右兩側的眼尾
抵住
輕輕地按壓、往後拉
往後

※眼周的皮膚、肌肉都很薄，按壓時不要太用力。

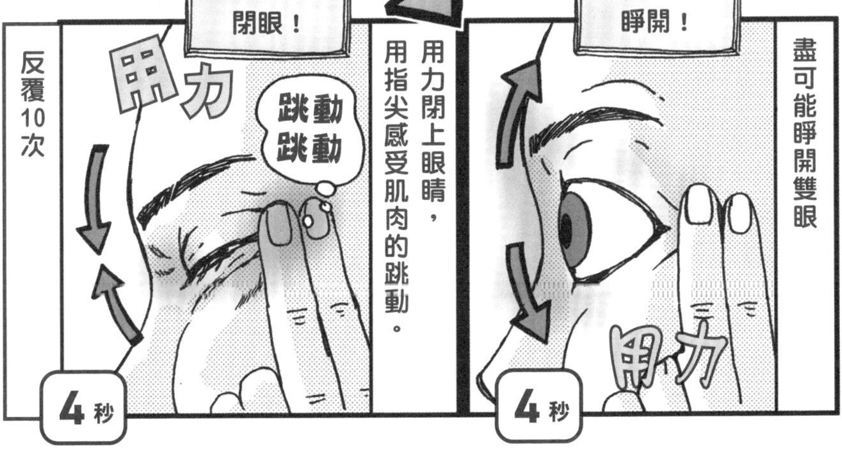
閉眼！
用力閉上眼睛，用指尖感受肌肉的跳動。
跳動跳動
用力
反覆10次
4秒
睜開！
盡可能睜開雙眼
用力
4秒

有效解決
眼周鬆垮、
眼睛疲勞與
眉間皺紋

02 放鬆眼輪匝肌周圍的按摩術

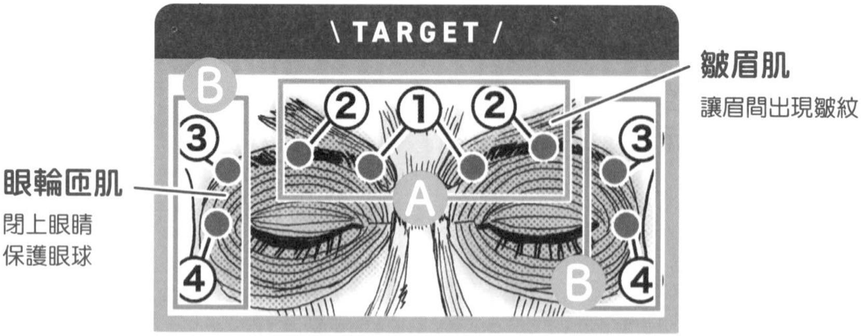
\ TARGET /
皺眉肌
讓眉間出現皺紋
眼輪匝肌
閉上眼睛
保護眼球
B
A
①
②
③
④

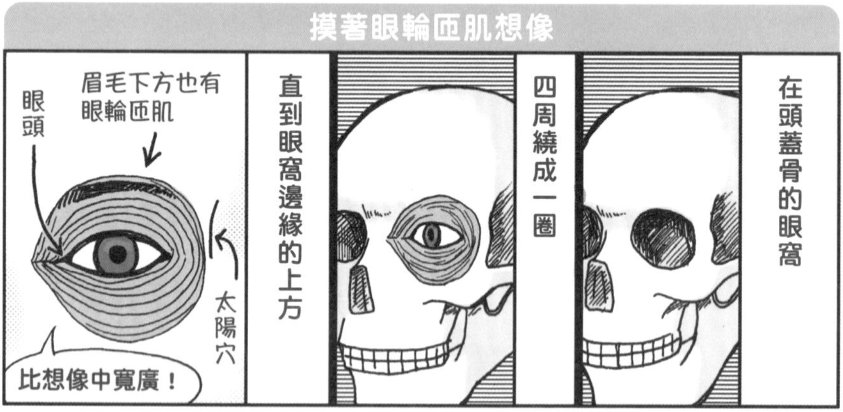
摸著眼輪匝肌想像
眼頭
眉毛下方也有眼輪匝肌
太陽穴
比想像中寬廣！
直到眼窩邊緣的上方
四周繞成一圈
在頭蓋骨的眼窩

基本姿勢

用兩手按住左右兩側

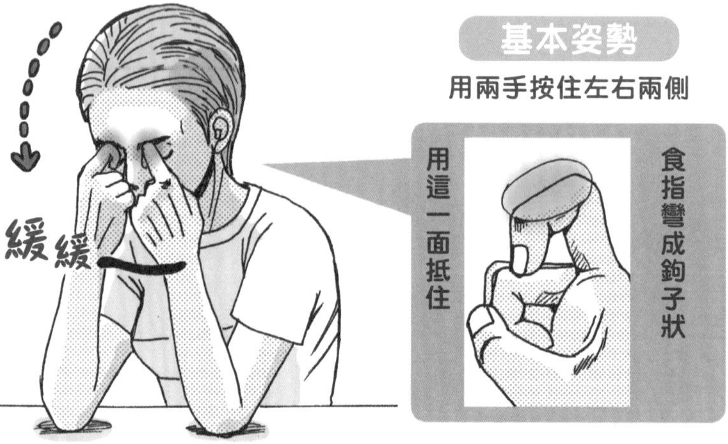
緩緩
用這一面抵住
食指彎成鉤子狀

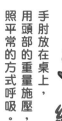

手肘放在桌上，
用頭部的重量施壓，
照平常的方式呼吸。

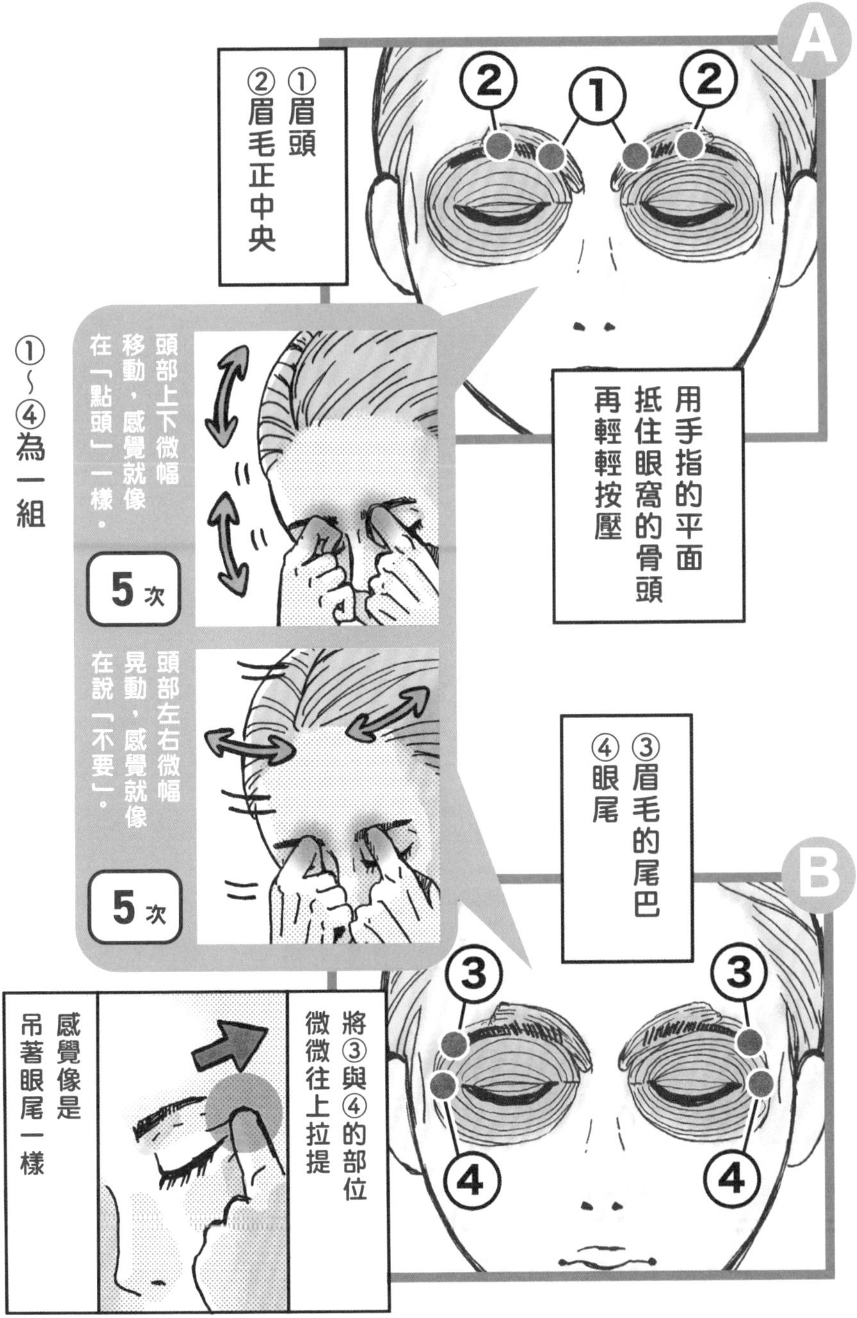
A
①眉頭
②眉毛正中央
①
②
②
用手指的平面抵住眼窩的骨頭再輕輕按壓
頭部上下微幅移動，感覺就像在「點頭」一樣。
5次
頭部左右微幅晃動，感覺就像在說「不要」。
5次
①～④為一組
B
③眉毛的尾巴
④眼尾
③
③
④
④
將③與④的部位微微往上拉提
感覺像是吊著眼尾一樣

第3章

專治頭痛、頭昏、
脖子僵硬

釋放壓力的耳朵按摩術

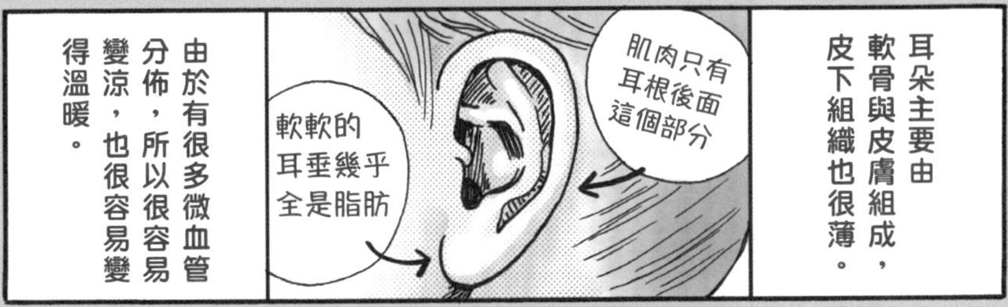
耳朵主要由軟骨與皮膚組成，皮下組織也很薄。
肌肉只有耳根後面這個部分
軟軟的耳垂幾乎全是脂肪
由於有很多微血管分佈，所以很容易變涼，也很容易變得溫暖。

※向外突出的部位稱為耳廓。

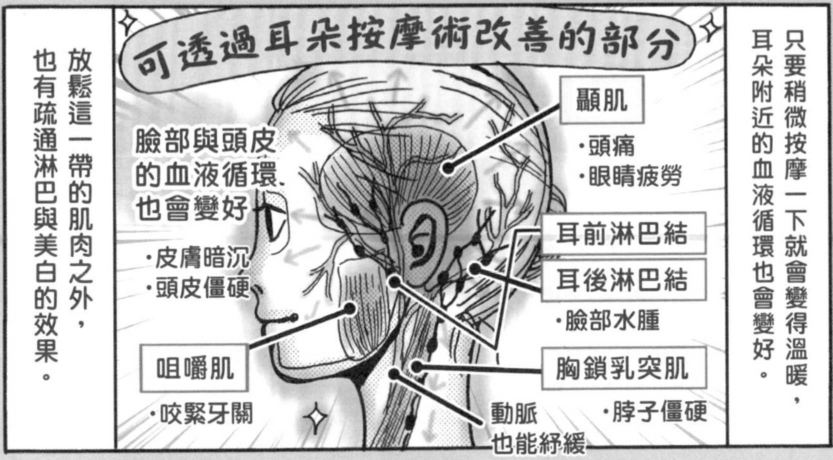
只要稍微按摩一下就會變得溫暖，耳朵附近的血液循環也會變好。
可透過耳朵按摩術改善的部分
顳肌
·頭痛
·眼睛疲勞
臉部與頭皮的血液循環也會變好
·皮膚暗沉
·頭皮僵硬
耳前淋巴結
耳後淋巴結
·臉部水腫
咀嚼肌
·咬緊牙關
胸鎖乳突肌
·脖子僵硬
動脈也能紓緩
放鬆這一帶的肌肉之外，也有疏通淋巴與美白的效果。

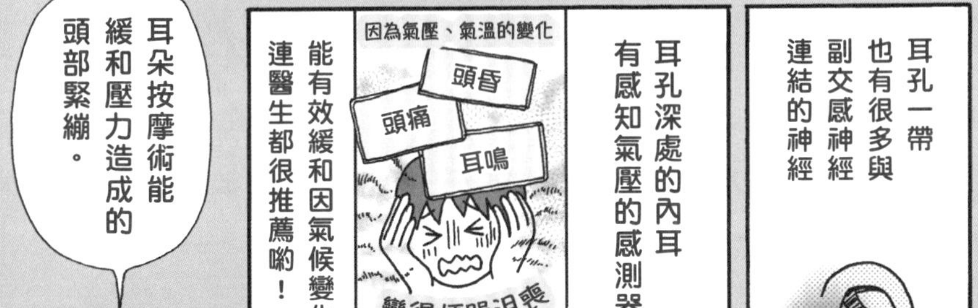
耳孔一帶也有很多與副交感神經連結的神經
放鬆
也能調節自律神經
副
耳孔深處的內耳有感知氣壓的感測器
因為氣壓、氣溫的變化
頭昏
頭痛
耳鳴
變得煩躁沮喪
氣壓感測器
三半規管
能有效緩和因氣候變化而發作的疾病。連醫生都很推薦喲！
耳朵按摩術能緩和壓力造成的頭部緊繃。
接下來就為大家介紹喲！
隨時隨地都能按摩！

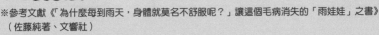

※參考文獻《「為什麼每到雨天，身體就莫名不舒服呢？」讓這個毛病消失的「雨娃娃」之書》（佐藤純著、文響社）

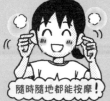

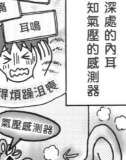

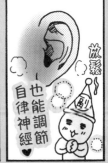

PRACTICE

緩和頭痛、脖子僵硬、眼睛疲勞、頭昏、耳鳴

紓緩壓力的耳朵按摩術

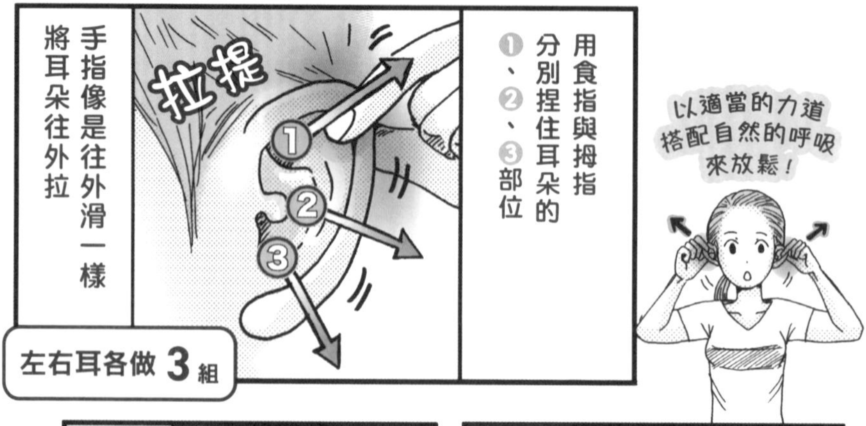
用食指與拇指分別捏住耳朵的❶、❷、❸部位
手指像是往外滑一樣將耳朵往外拉
拉提
1
2
3
左右耳各做3組
以適當的力道搭配自然的呼吸來放鬆！

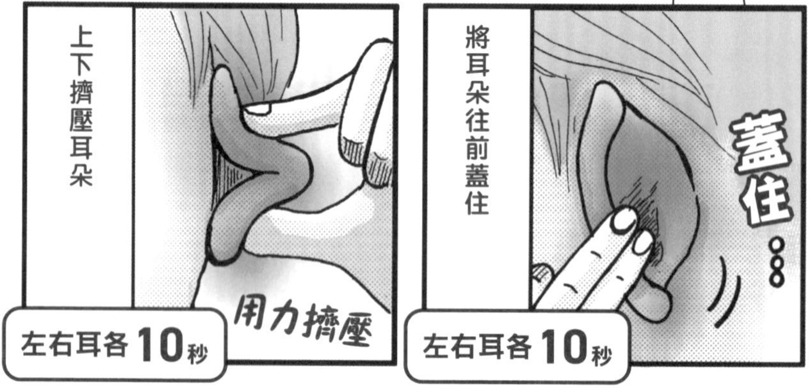
將耳朵往前蓋住
蓋住…
左右耳各10秒
上下擠壓耳朵
用力擠壓
左右耳各10秒

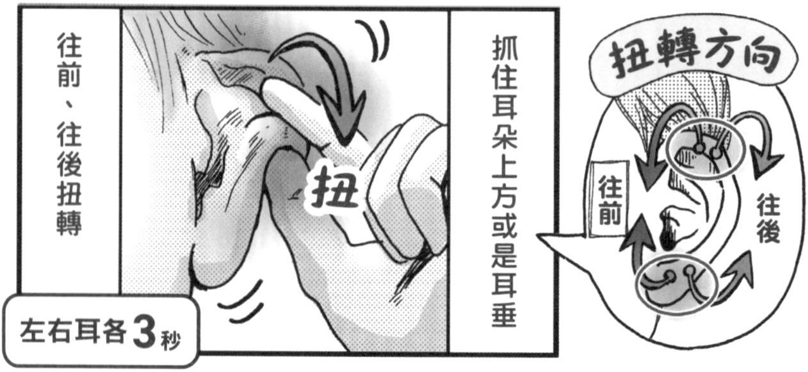
扭轉方向
往前
往後
抓住耳朵上方或是耳垂
往前、往後扭轉
扭
左右耳各3秒

※一開始可能會覺得有點痛，但久了之後這裡會變軟。如果實在太痛，就暫停。

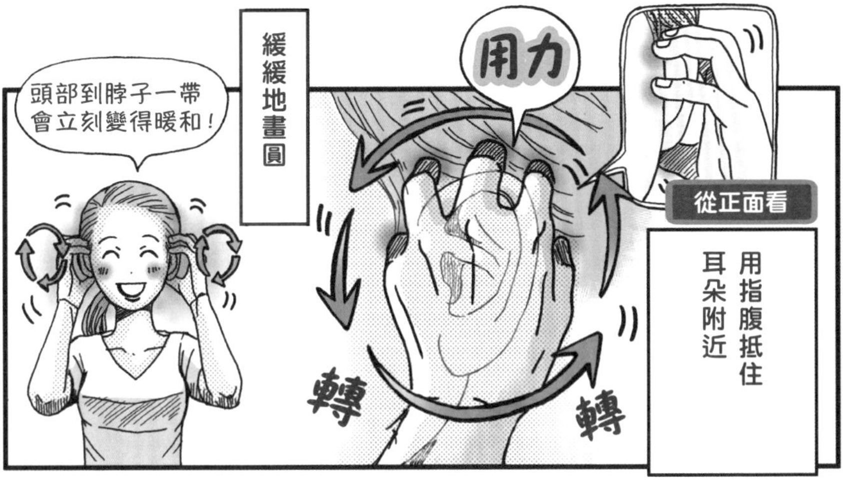

放鬆自己專欄
HOGUSHI COLUMN

專治失眠的「耳穴道按摩術」

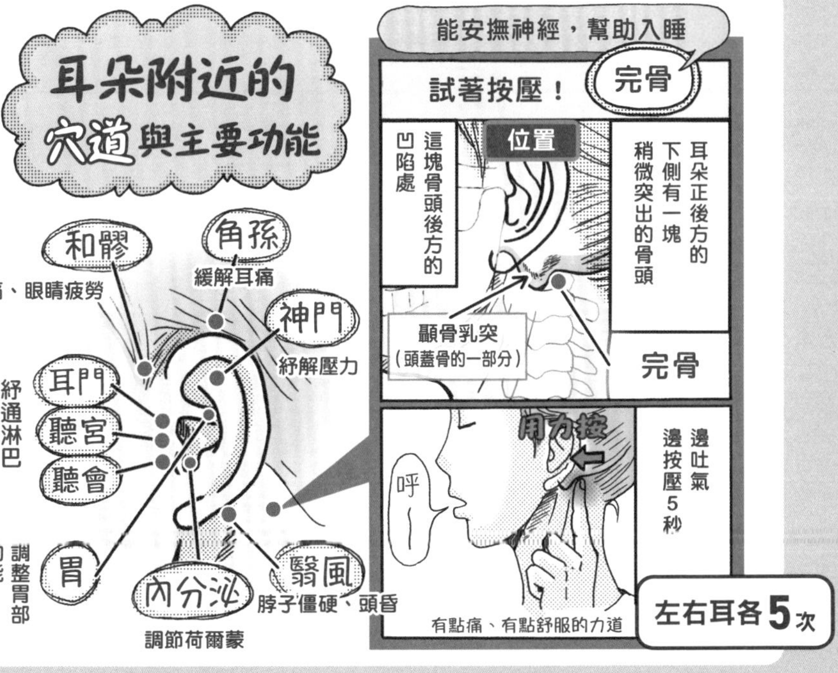

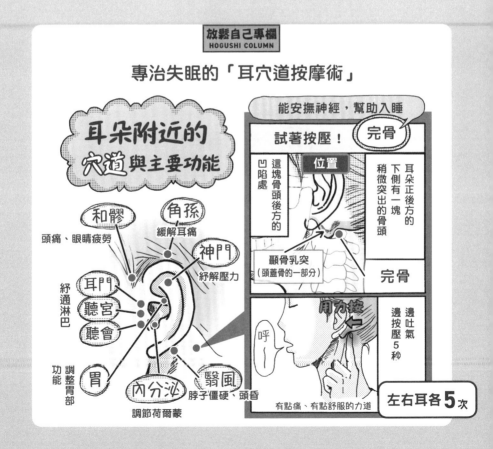

第4章

專治法令紋、雙下巴、眼睛疲勞

利用指針按摩臉部

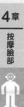

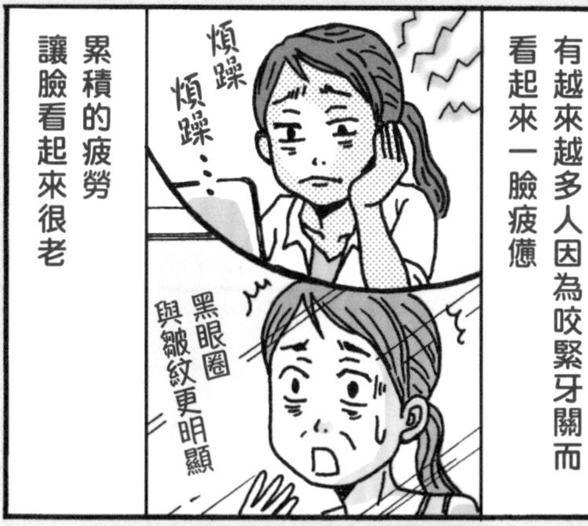
有越來越多人因為咬緊牙關而
看起來一臉疲憊
煩躁
煩躁……
黑眼圈與皺紋更明顯
累積的疲勞
讓臉看起來很老

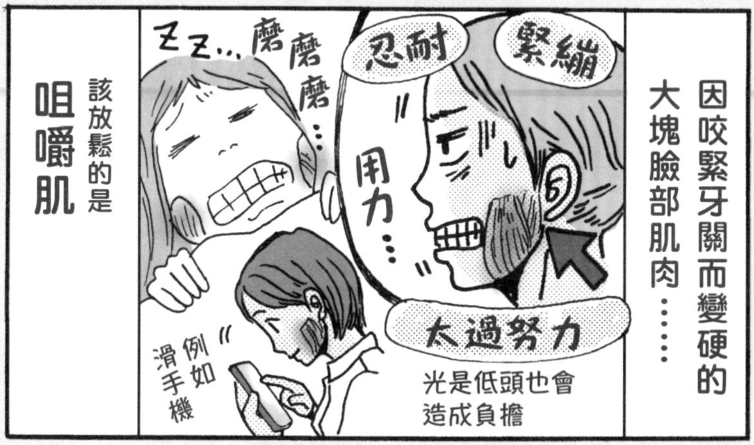
因咬緊牙關而變硬的
大塊臉部肌肉……
忍耐
緊繃
用力…
太過努力
光是低頭也會
造成負擔
Zz…
磨磨磨…
例如
滑手機
該放鬆的是
咀嚼肌

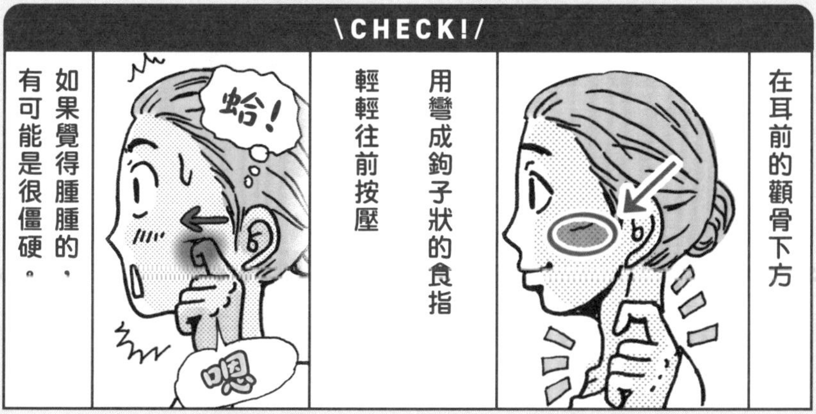
\CHECK!/
在耳前的顴骨下方
用彎成鉤子狀的食指
輕輕往前按壓
蛤!
嗯
如果覺得腫腫的，
有可能是很僵硬。

按壓就能拉提的表情肌肉在哪裡？

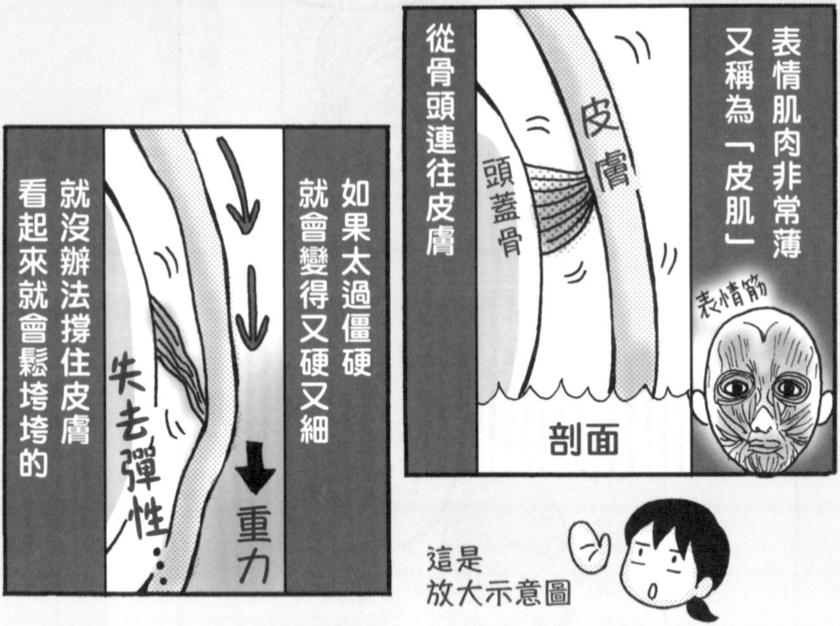
表情肌肉非常薄又稱為「皮肌」
表情筋
從骨頭連往皮膚
皮膚
頭蓋骨
剖面
如果太過僵硬就會變得又硬又細
就沒辦法撐住皮膚看起來就會鬆垮垮的
失去彈性…
重力
這是放大示意圖

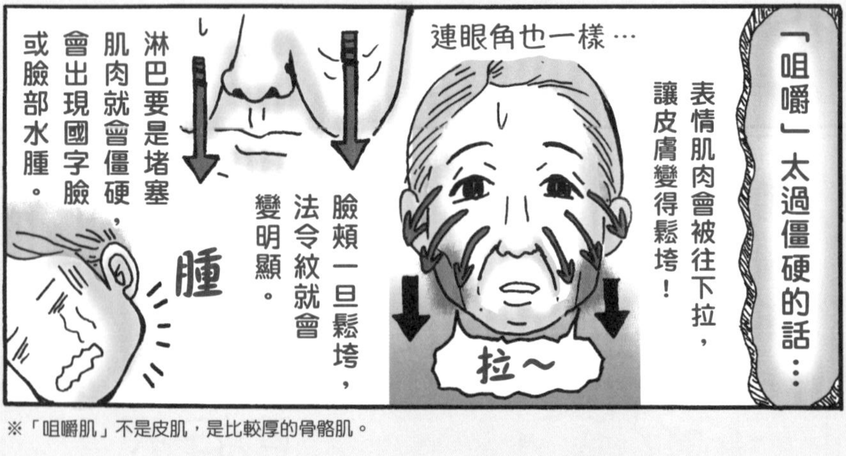
「咀嚼」太過僵硬的話…
表情肌肉會被往下拉，讓皮膚變得鬆垮！
連眼角也一樣…
拉～
臉頰一旦鬆垮，法令紋就會變明顯。
淋巴要是堵塞肌肉就會僵硬，會出現國字臉或臉部水腫。
腫

※「咀嚼肌」不是皮肌，是比較厚的骨骼肌。

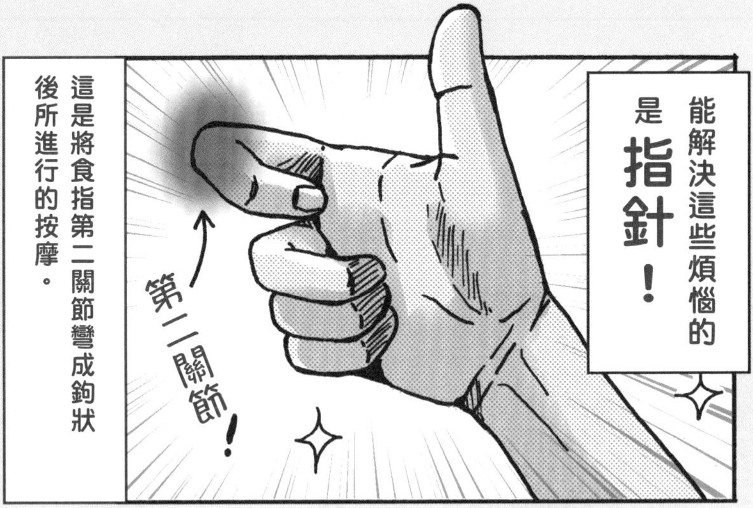
能解決這些煩惱的是指針！
第二關節！
這是將食指第二關節彎成鉤狀後所進行的按摩。

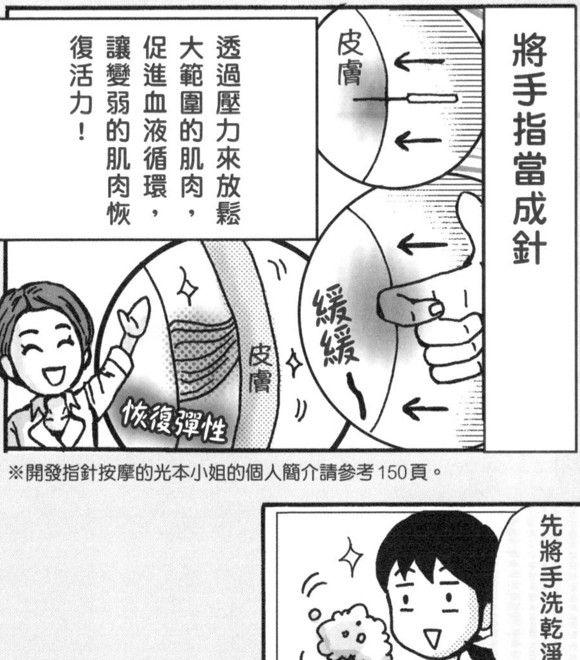
將手指當成針
皮膚
透過壓力來放鬆大範圍的肌肉，促進血液循環，讓變弱的肌肉恢復活力！
緩緩～
皮膚
恢復彈性

※開發指針按摩的光本小姐的個人簡介請參考150頁。

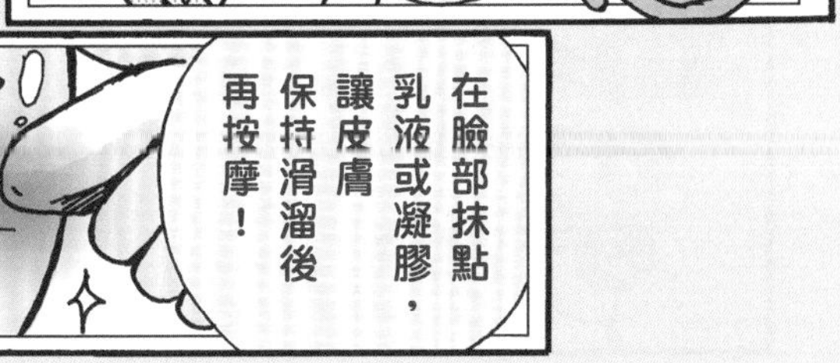
準備
先將手洗乾淨

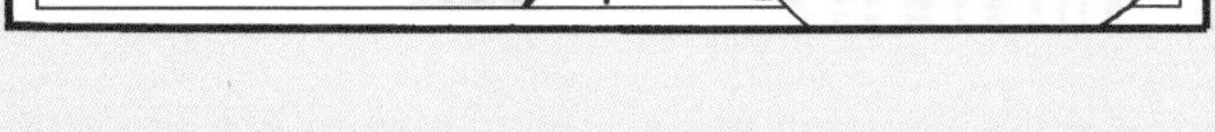
在臉部抹點乳液或凝膠，讓皮膚保持滑溜後再按摩！
滑溜～

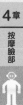

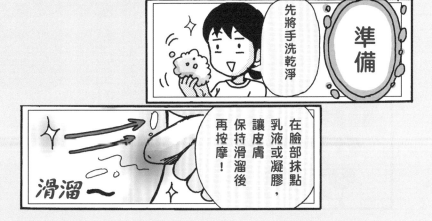

PRACTICE

改善法令紋、水腫、雙下巴、脖子僵硬

放鬆臉部的「R肌」

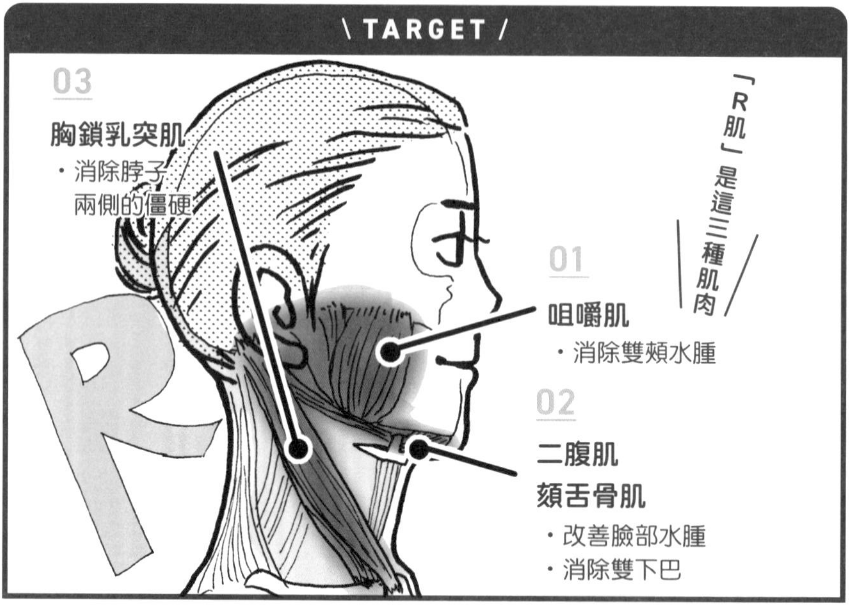
\ TARGET /
「R肌」是這三種肌肉
03
胸鎖乳突肌
・消除脖子兩側的僵硬
01
咀嚼肌
・消除雙頰水腫
02
二腹肌
頦舌骨肌
・改善臉部水腫
・消除雙下巴
R

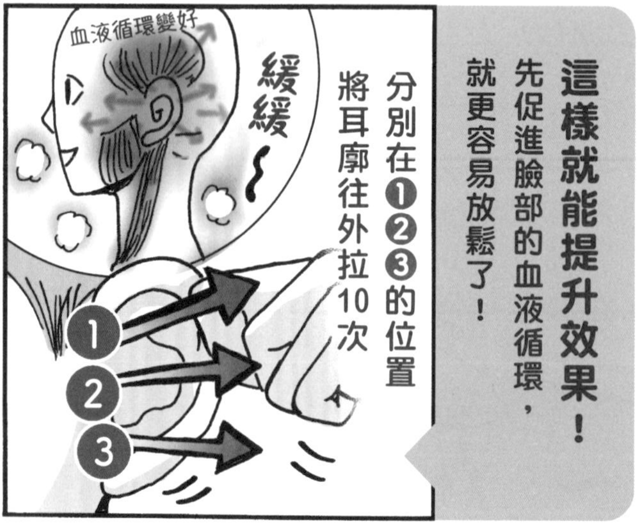
血液循環變好
緩緩～
分別在①②③的位置將耳廓往外拉10次
1
2
3
這樣就能提升效果！
先促進臉部的血液循環，
就更容易放鬆了！

NG!

按摩臉部時，不可以太用力、太過頭。

01
放鬆咀嚼肌

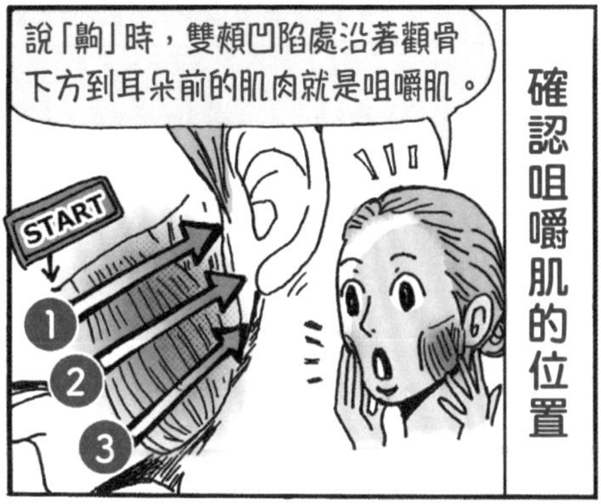
確認咀嚼肌的位置
說「齁」時，雙頰凹陷處沿著顴骨下方到耳朵前的肌肉就是咀嚼肌。
START
1
2
3

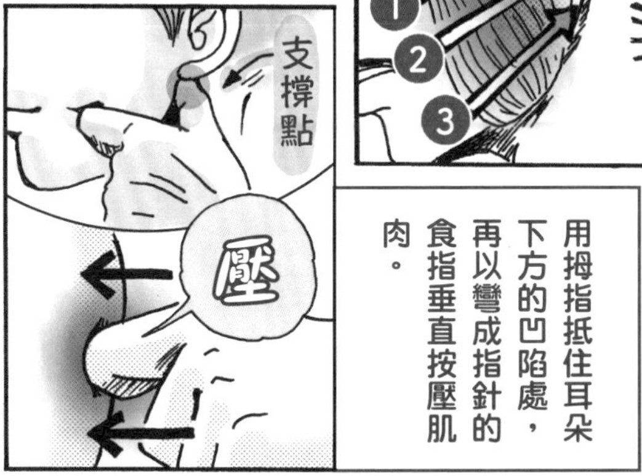
支撐點
壓
用拇指抵住耳朵下方的凹陷處，再以彎成指針的食指垂直按壓肌肉。

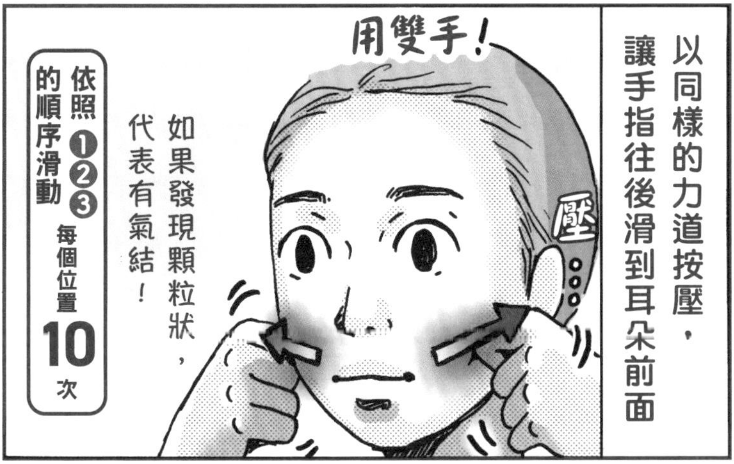
以同樣的力道按壓，讓手指往後滑到耳朵前面
用雙手！
壓
如果發現顆粒狀，代表有氣結！
依照❶❷❸的順序滑動 每個位置10次

02

頦舌骨肌

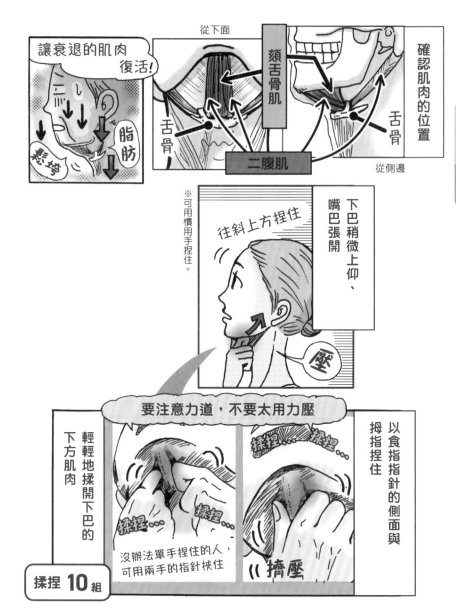

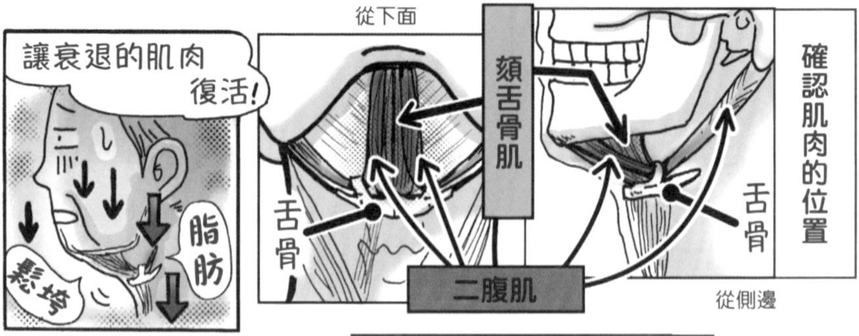

讓衰退的肌肉復活!
脂肪
鬆垮
從下面
頦舌骨肌
舌骨
二腹肌
確認肌肉的位置
舌骨
從側邊

下巴稍微上仰、嘴巴張開
往斜上方捏住
壓
※可用慣用手捏住。

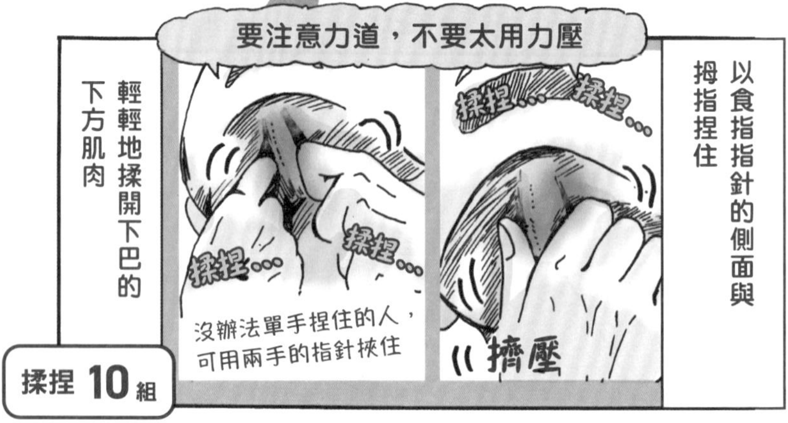

要注意力道，不要太用力壓
以食指指針的側面與拇指捏住
揉捏…揉捏…
擠壓
輕輕地揉開下巴的下方肌肉
揉捏…揉捏…
沒辦法單手捏住的人，可用兩手的指針挾住
揉捏 10 組

03
鬆開胸鎖乳突肌

※可用慣用手捏住。

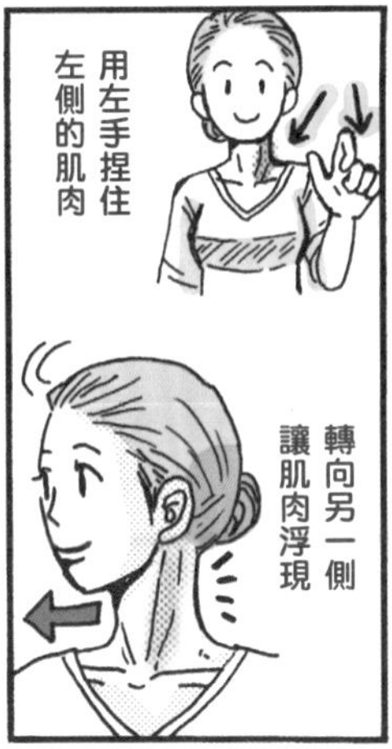
用左手捏住
左側的肌肉
轉向另一側
讓肌肉浮現

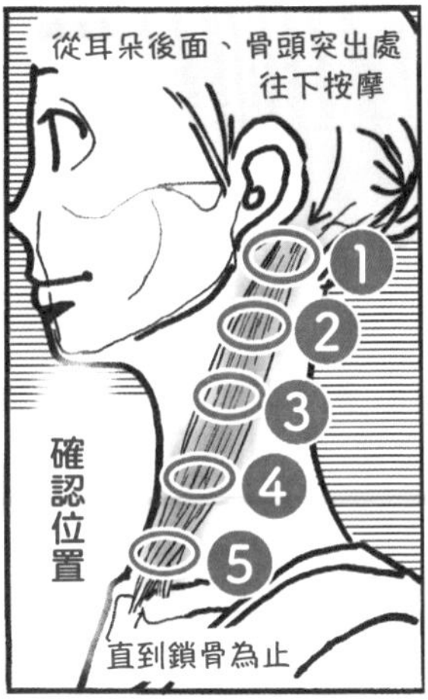
從耳朵後面、骨頭突出處
往下按摩
1
2
3
4
5
確認位置
直到鎖骨為止

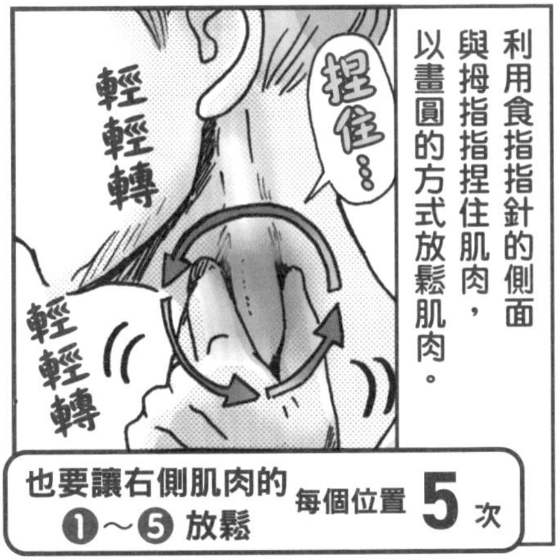
利用食指指針的側面
與拇指指捏住肌肉，
以畫圓的方式放鬆肌肉。
捏住…
輕輕轉
輕輕轉
也要讓右側肌肉的
❶～❺ 放鬆
每個位置 5 次

（按摩脖子的注意事項）
※胸鎖乳突肌附近有頸動脈，所以不能捏得太用力。

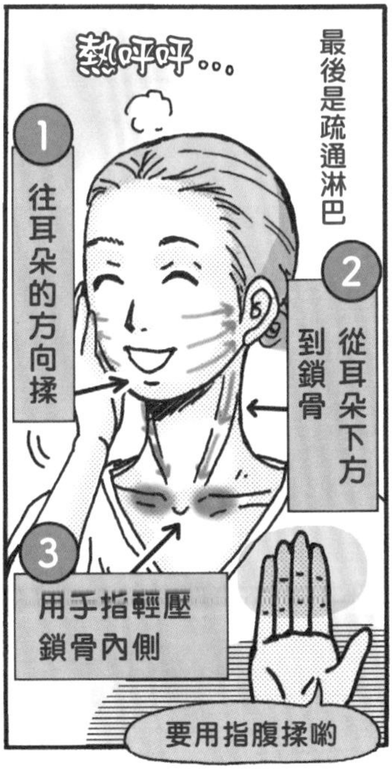
熱呼呼…
最後是疏通淋巴
1
往耳朵的方向揉
2
從耳朵下方
到鎖骨
3
用手指輕壓
鎖骨內側
要用指腹揉喲

PRACTICE

讓法令紋變淡與消除眼睛疲勞！

鼻翼按摩術

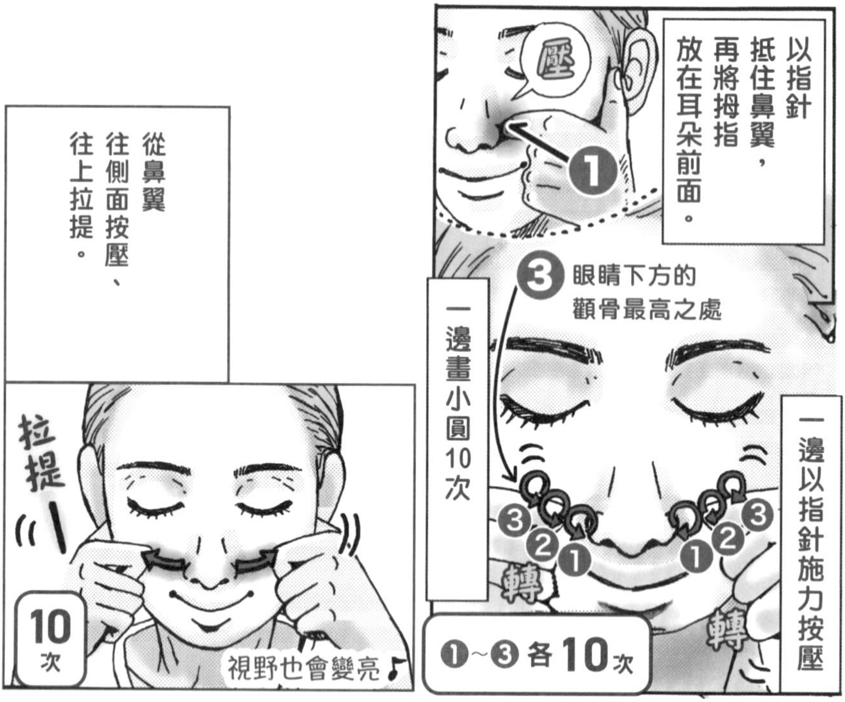
以指針抵住鼻翼，再將拇指放在耳朵前面。
壓
①
③眼睛下方的顴骨最高之處
一邊畫小圓10次
一邊以指針施力按壓
③②①
①②③
轉
轉
①～③各10次
從鼻翼往側面按壓、往上拉提。
拉提
10次
視野也會變亮♪

※往哪個方向轉都可以

放鬆自己專欄
HOGUSHI COLUMN

能消除眼睛疲勞與鼻塞的臉部穴道按摩術

往上拉提顴骨，就能讓因臉部鬆垮而出現的法令紋變淡！

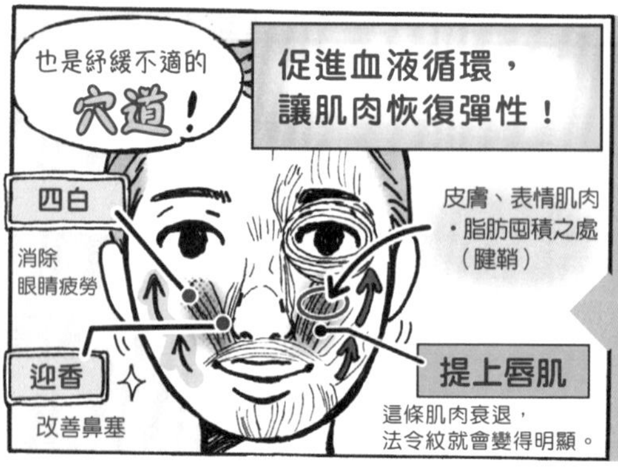
也是紓緩不適的穴道！
促進血液循環，讓肌肉恢復彈性！
四白
消除眼睛疲勞
迎香
改善鼻塞
皮膚、表情肌肉・脂肪囤積之處（腱鞘）
提上唇肌
這條肌肉衰退，法令紋就會變得明顯。

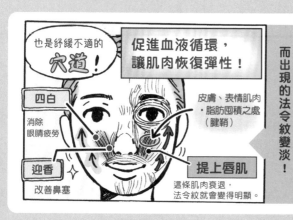

REPORT 崎田快報

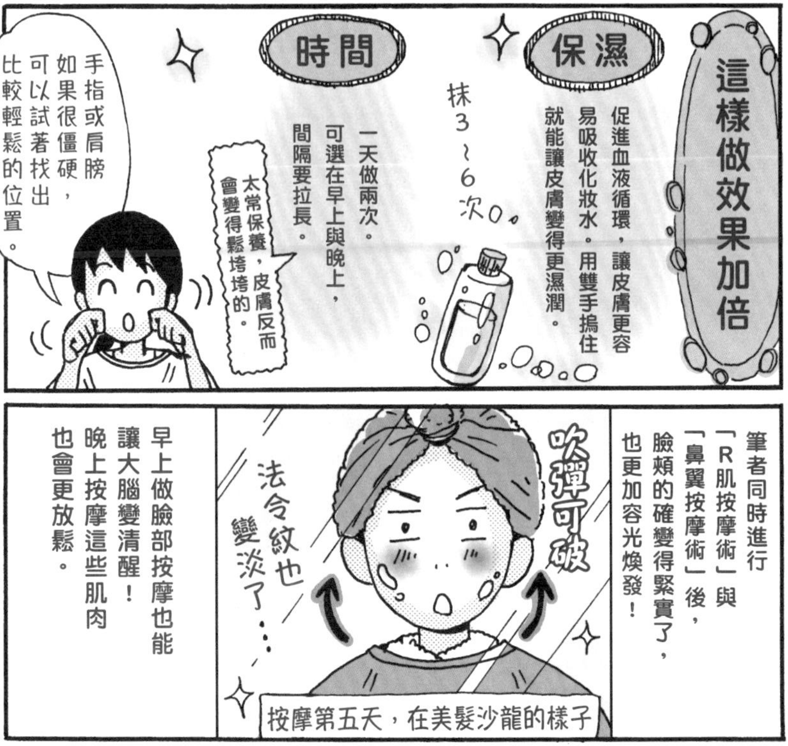
這樣做效果加倍
保濕
促進血液循環，讓皮膚更容易吸收化妝水。用雙手摀住就能讓皮膚變得更濕潤。
抹3～6次
時間
一天做兩次。可選在早上與晚上，間隔要拉長。
太常保養，皮膚反而會變得鬆垮垮的。
手指或肩膀如果很僵硬，可以試著找出比較輕鬆的位置。
筆者同時進行「R肌按摩術」與「鼻翼按摩術」後，臉頰的確變得緊實了，也更加容光煥發！
吹彈可破
法令紋也變淡了……
按摩第五天，在美髮沙龍的樣子
早上做臉部按摩也能讓大腦變清醒！晚上按摩這些肌肉也會更放鬆。

※在早上與晚上用便宜的化妝水敷6次臉！

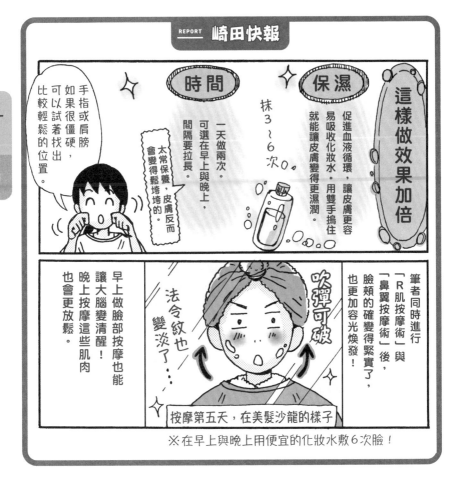

第5章

專治肩膀僵硬、
小腹微突、水腫

疏通脖子、肩膀、小腹的深層淋巴結

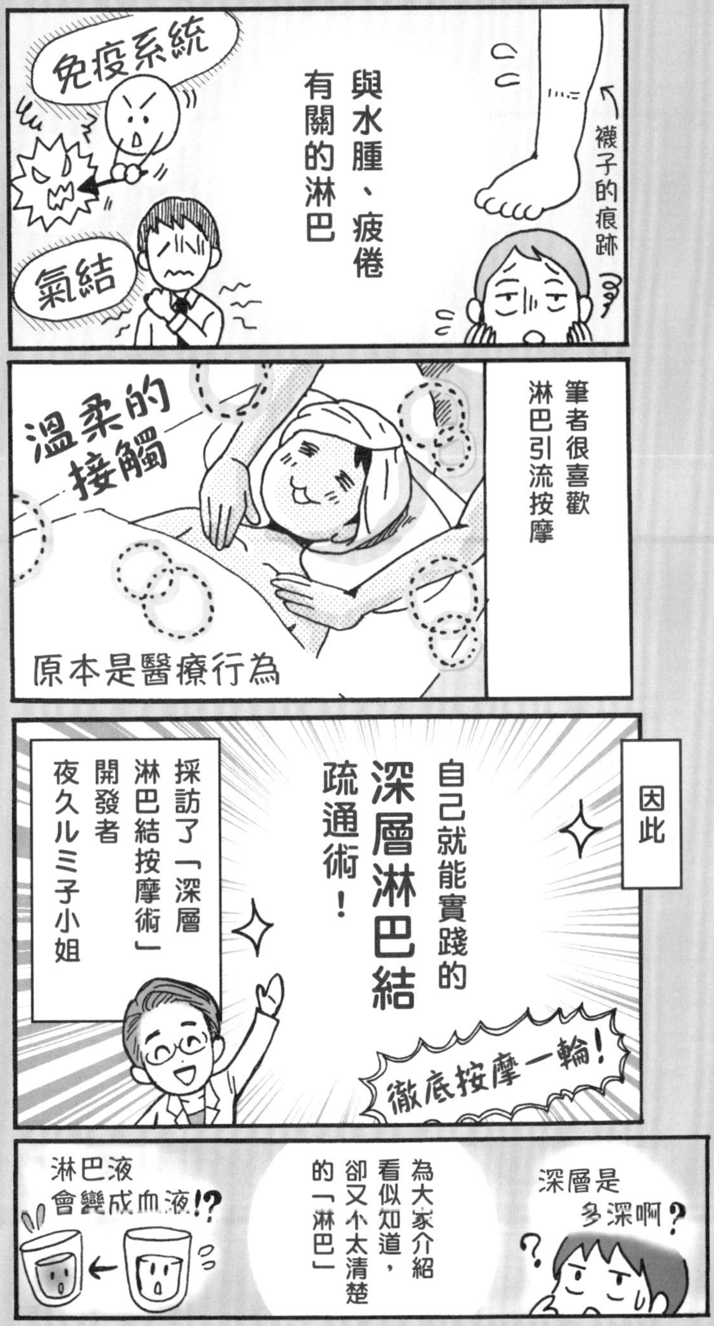
與水腫、疲倦有關的淋巴
襪子的痕跡
免疫系統
氣結
筆者很喜歡淋巴引流按摩
溫柔的接觸
原本是醫療行為
因此
自己就能實踐的深層淋巴結疏通術！
採訪了「深層淋巴結按摩術」開發者夜久ルミ子小姐
徹底按摩一輪！
深層是多深啊？
為大家介紹看似知道，卻又不太清楚的「淋巴」
淋巴液會變成血液!?

※夜久小姐的個人簡介請參考151頁。

深層淋巴結與淋巴的功能

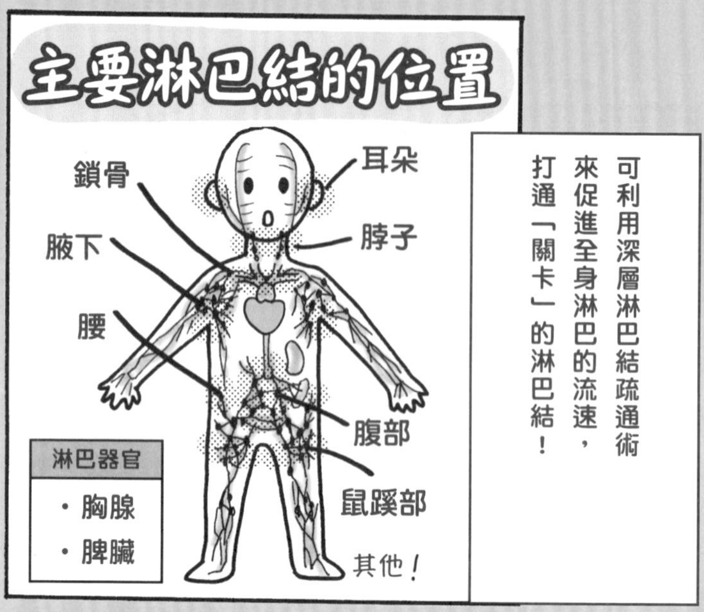
主要淋巴結的位置
可利用深層淋巴結疏通術
來促進全身淋巴的流速，
打通「關卡」的淋巴結！
鎖骨
耳朵
腋下
脖子
腰
腹部
鼠蹊部
其他！
淋巴器官
・胸腺
・脾臟

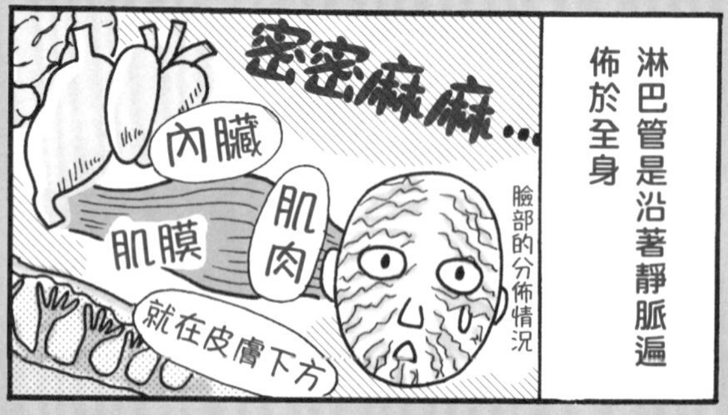
淋巴管是沿著靜脈遍
佈於全身
密密麻麻…
內臟
肌肉
肌膜
臉部的分佈情況
就在皮膚下方

（除了脊髓、骨髓之外！）

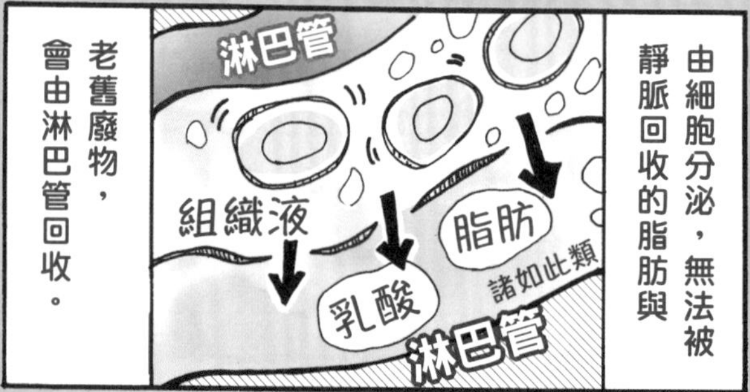
由細胞分泌，無法被
靜脈回收的脂肪與
淋巴管
組織液
乳酸
脂肪
諸如此類
淋巴管
老舊廢物，
會由淋巴管回收。

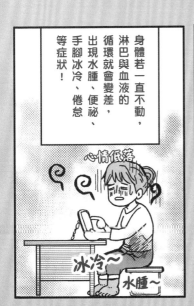

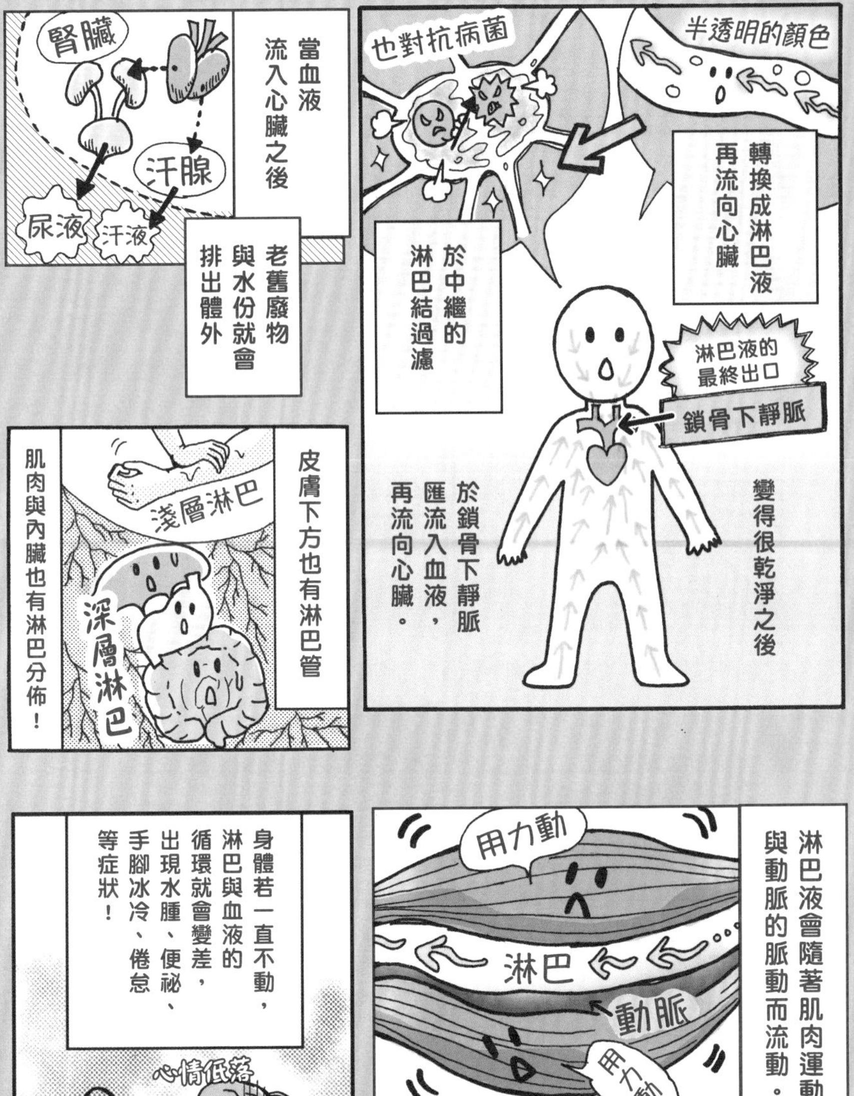
轉換成淋巴液再流向心臟
半透明的顏色
也對抗病菌
於中繼的淋巴結過濾
變得很乾淨之後
淋巴液的最終出口
鎖骨下靜脈
於鎖骨下靜脈匯流入血液，再流向心臟。
淋巴液會隨著肌肉運動（肌肉夯血）與動脈的脈動而流動。
用力動
淋巴
動脈
用力動
※淋巴液的流速比血液慢。血液會於全身循環，但淋巴液只會從身體各處流往心臟。
當血液流入心臟之後
老舊廢物與水份就會排出體外
腎臟
汗腺
尿液
汗液
皮膚下方也有淋巴管
淺層淋巴
深層淋巴
肌肉與內臟也有淋巴分佈！
身體若一直不動，淋巴與血液的循環就會變差，出現水腫、便祕、手腳冰冷、倦怠等症狀！
心情低落
冰冷～
水腫～

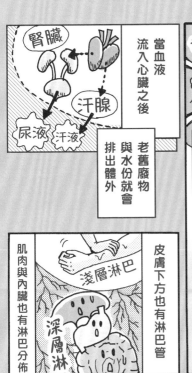

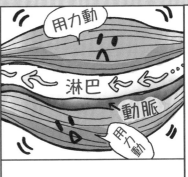

放鬆深層淋巴節的周遭
就能消除水腫

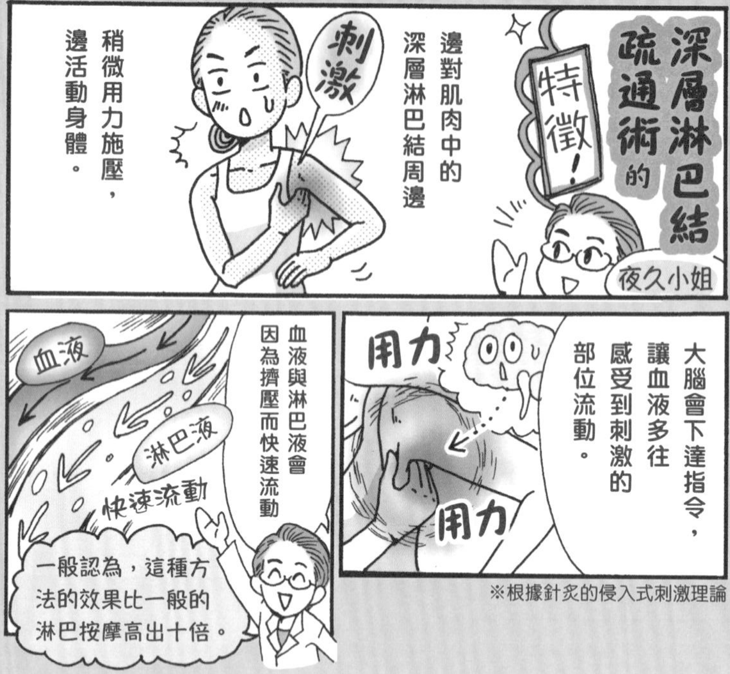
深層淋巴結疏通術的
特徵！
夜久小姐
邊對肌肉中的深層淋巴結周邊
刺激
稍微用力施壓，邊活動身體。
大腦會下達指令，讓血液多往感受到刺激的部位流動。
用力
用力
血液與淋巴液會因為擠壓而快速流動
血液
淋巴液
快速流動
一般認為，這種方法的效果比一般的淋巴按摩高出十倍。

※根據針炙的侵入式刺激理論

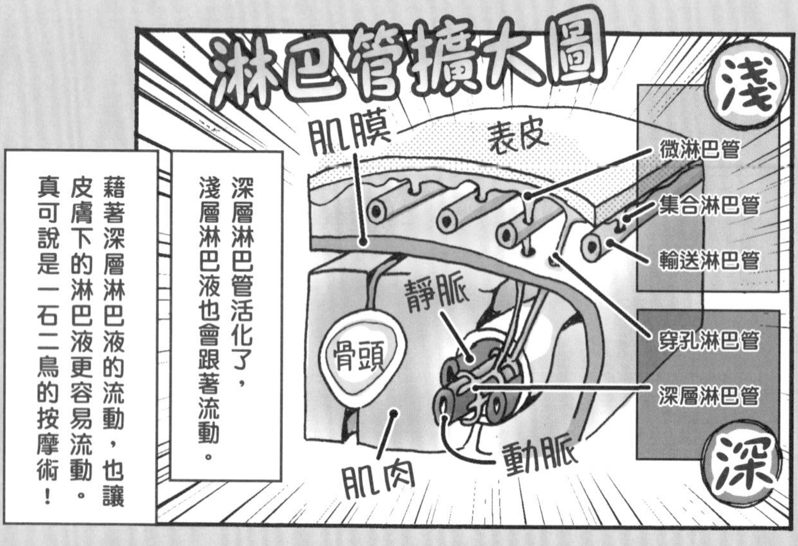
淋巴管擴大圖
淺
肌膜
表皮
微淋巴管
集合淋巴管
輸送淋巴管
靜脈
骨頭
穿孔淋巴管
深層淋巴管
肌肉
動脈
深
深層淋巴管活化了，淺層淋巴液也會跟著流動。
藉著深層淋巴液的流動，也讓皮膚下的淋巴液更容易流動。真可說是一石二鳥的按摩術！

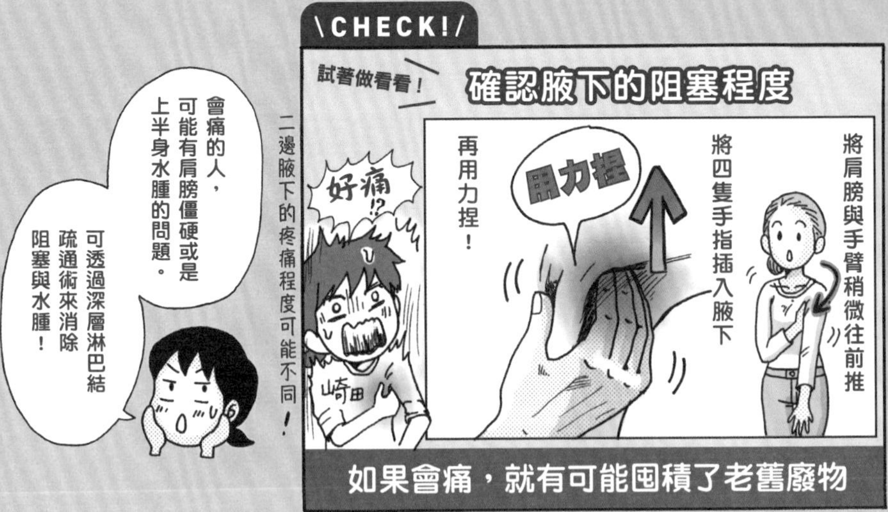
\CHECK!/
試著做看看！
確認腋下的阻塞程度
將肩膀與手臂稍微往前推
將四隻手指插入腋下
用力捏
再用力捏！
好痛!?
二邊腋下的疼痛程度可能不同！
會痛的人，可能有肩膀僵硬或是上半身水腫的問題。
可透過深層淋巴結疏通術來消除阻塞與水腫！
如果會痛，就有可能囤積了老舊廢物

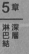

深層淋巴結疏通術的實踐重點

要想提升深層淋巴結疏通術的效果，就要按壓鎖骨內側，來促進淋巴液的流動。

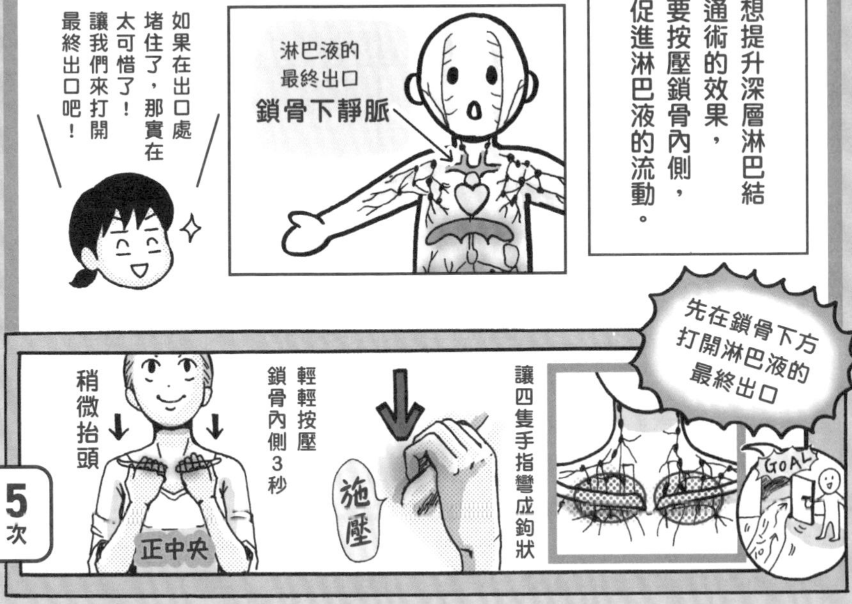
淋巴液的最終出口
鎖骨下靜脈
如果在出口處堵住了，那實在太可惜了！讓我們來打開最終出口吧！
先在鎖骨下方打開淋巴液的最終出口
讓四隻手指彎成鉤狀
GOAL
施壓
輕輕按壓鎖骨內側3秒
稍微抬頭
正中央
5次

PRACTICE

紓緩脖子僵硬，消除臉部水腫

脖子附近的深層淋巴結疏通術

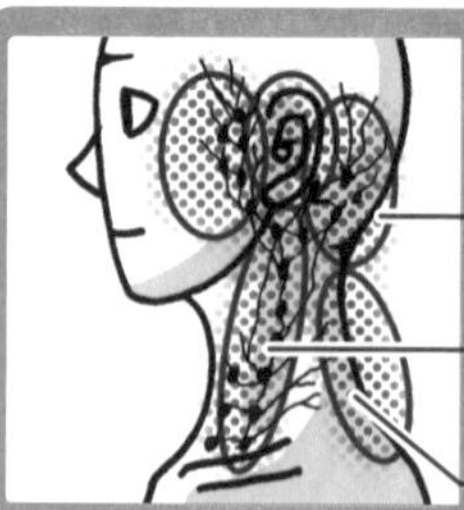

\ TARGET /

01 耳朵附近（耳廓淋巴結）

02 脖子側邊（胸鎖乳突肌）

03 脖子根部（斜方肌）

01 消除耳朵附近與臉部的阻塞

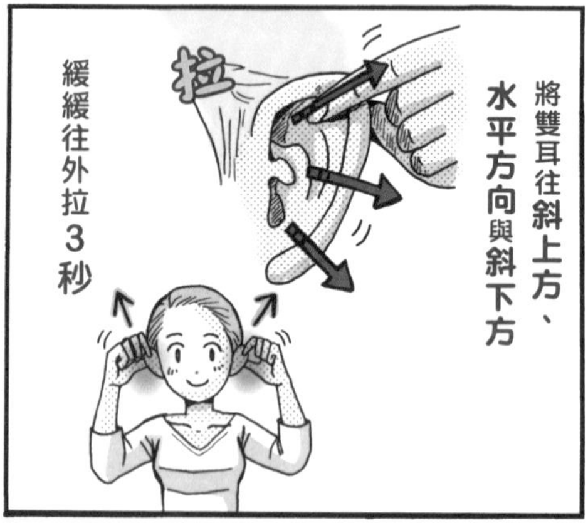

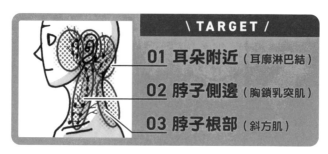

拉
將雙耳往斜上方、水平方向與斜下方
緩緩往外拉3秒

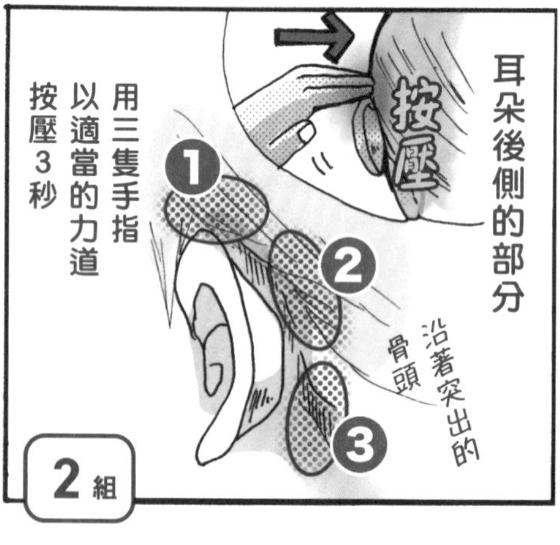

耳朵後側的部分
按壓
用三隻手指以適當的力道按壓3秒
1
2
3
沿著突出的骨頭
2組

・相關細節請參考57頁。

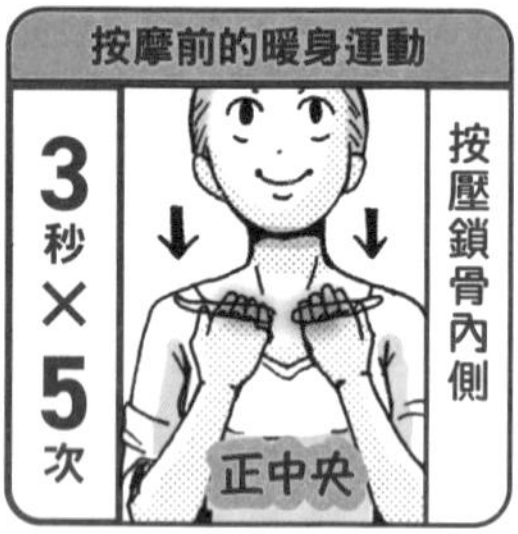

按摩前的暖身運動
3秒×5次
按壓鎖骨內側
正中央

NG! 這樣的人不要做！

有循環器官方面的舊患或是疼痛的人、發燒或發炎的人以及害怕對健康造成影響的人不要做這種按摩

02
消除脖子側邊與臉部的水腫

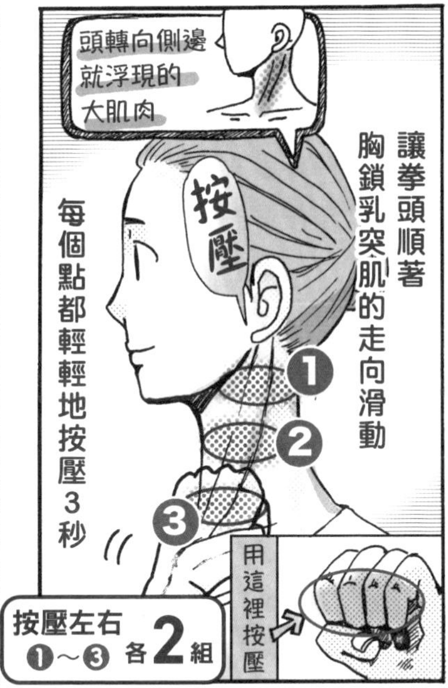
頭轉向側邊就浮現的大肌肉
讓拳頭順著胸鎖乳突肌的走向滑動
按壓
每個點都輕輕地按壓3秒
❶
❷
❸
用這裡按壓
按壓左右 ❶～❸ 各2組

03
消除脖子根部與脖子的僵硬

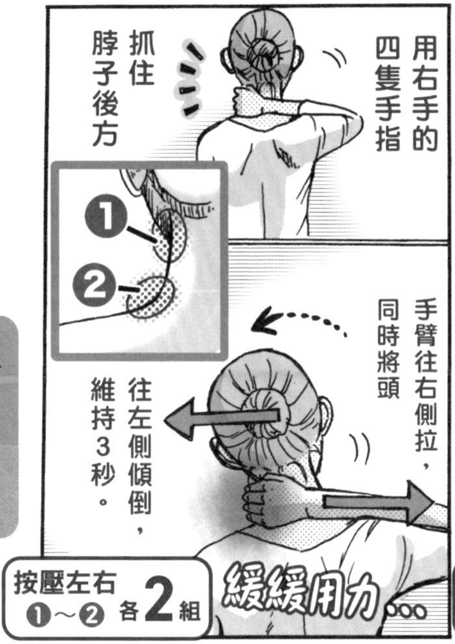
用右手的四隻手指抓住脖子後方
❶
❷
手臂往右側拉，同時將頭往左側傾倒，維持3秒。
緩緩用力
按壓左右 ❶～❷ 各2組

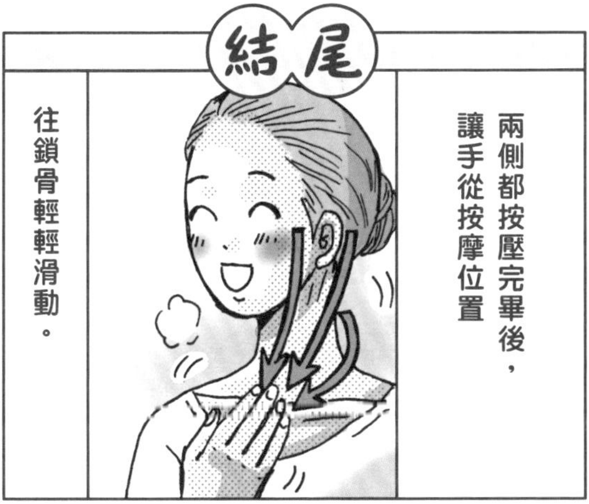
結尾
兩側都按壓完畢後，讓手從按摩位置往鎖骨輕輕滑動。

※脖子是很脆弱的部位，要特別注意按壓的力道。

PRACTICE

專治肩膀僵硬、掰掰袖水腫

手臂、肩膀的深層淋巴結疏通術

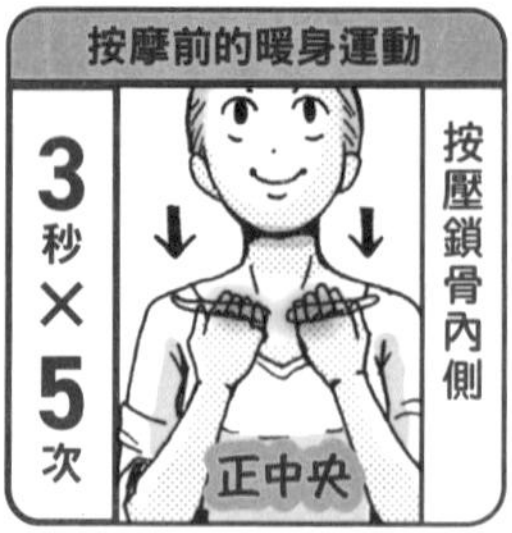

按摩前的暖身運動
3秒×5次
按壓鎖骨內側
正中央

・相關細節請參考57頁

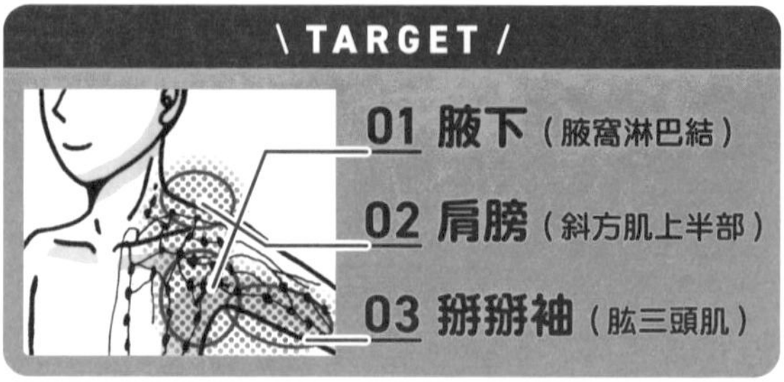

\ TARGET /
01 腋下（腋窩淋巴結）
02 肩膀（斜方肌上半部）
03 掰掰袖（肱三頭肌）

01
疏通腋窩淋巴結的阻塞

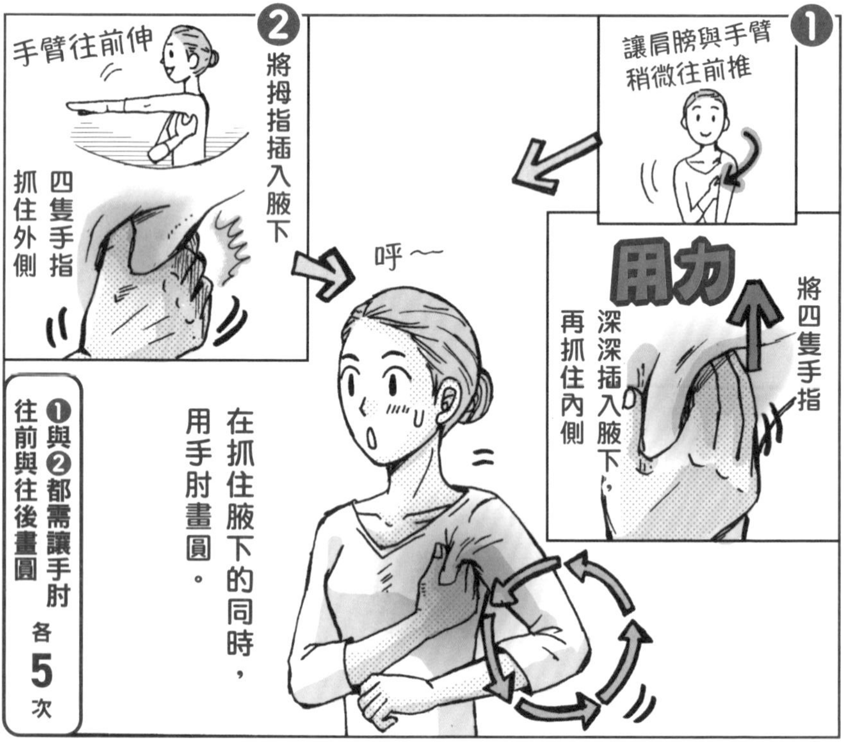

①
讓肩膀與手臂稍微往前推
②
手臂往前伸
將拇指插入腋下
四隻手指抓住外側
用力
將四隻手指深深插入腋下，再抓住內側
呼～
在抓住腋下的同時，用手肘畫圓。
❶與❷都需讓手肘往前與往後畫圓 各5次

※另一隻手也照做。

※不要太用力，以免太痛。

02
消除肩膀深處的僵硬

※另一隻手也照做。

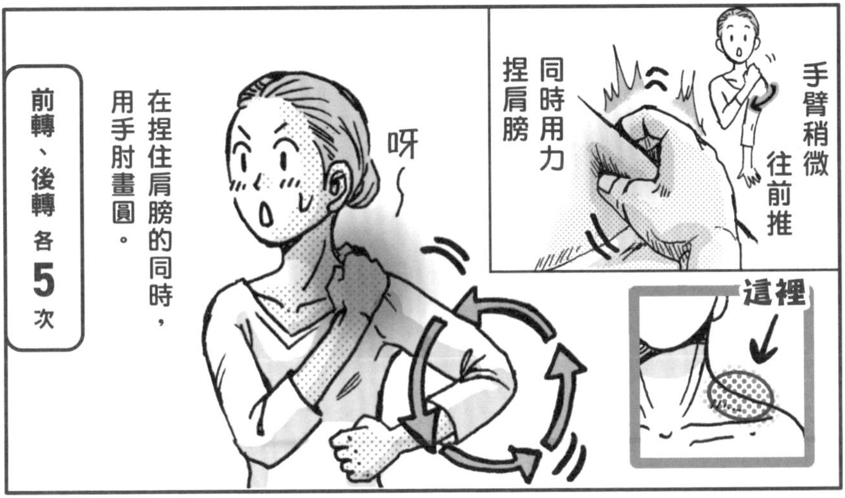
手臂稍微往前推
同時用力捏肩膀
這裡
在捏住肩膀的同時，用手肘畫圓。
呀
前轉、後轉 各5次

03
消除掰掰袖的深度僵硬

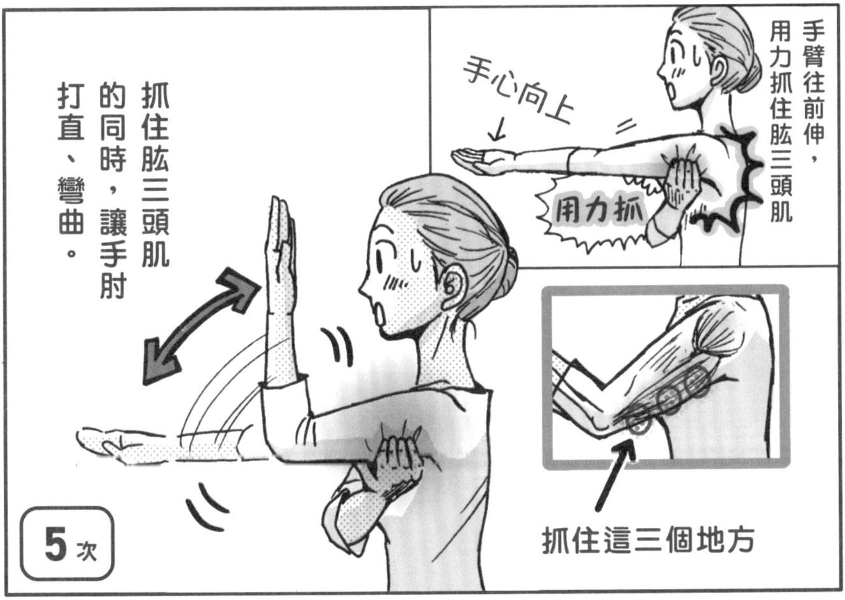
手臂往前伸，用力抓住肱三頭肌
手心向上
用力抓
抓住這三個地方
抓住肱三頭肌的同時，讓手肘打直、彎曲。
5次

※另一隻手也照做。

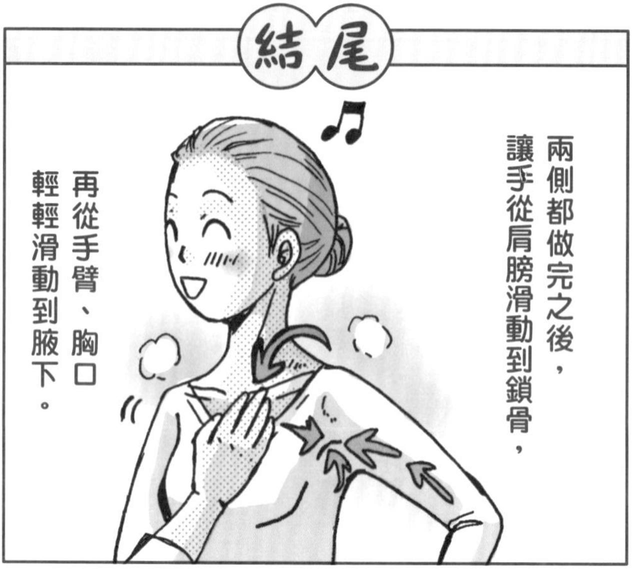
結尾
兩側都做完之後，讓手從肩膀滑動到鎖骨，
再從手臂、胸口輕輕滑動到腋下。

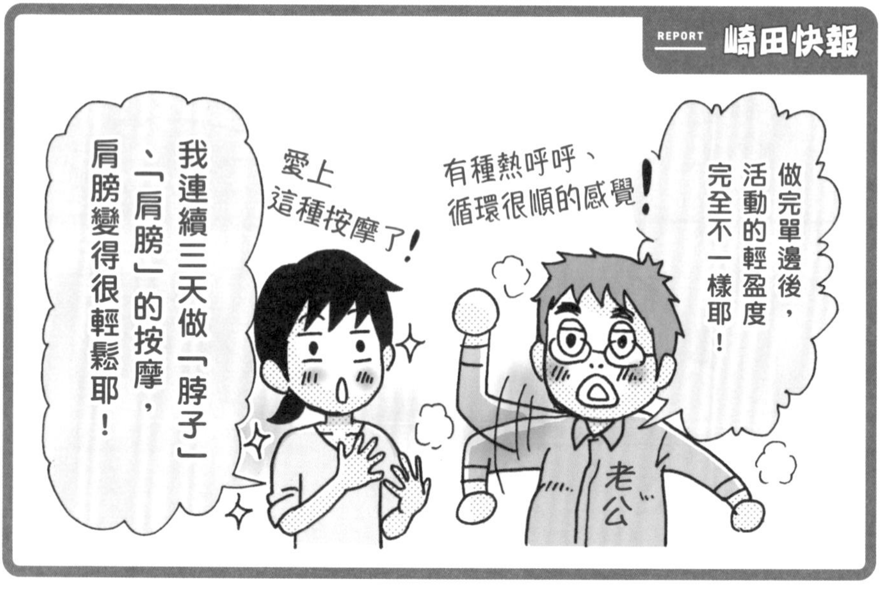
REPORT 崎田快報
做完單邊後，活動的輕盈度完全不一樣耶！
有種熱呼呼、循環很順的感覺！
愛上這種按摩了！
我連續三天做「脖子」、「肩膀」的按摩，肩膀變得很輕鬆耶！
老公

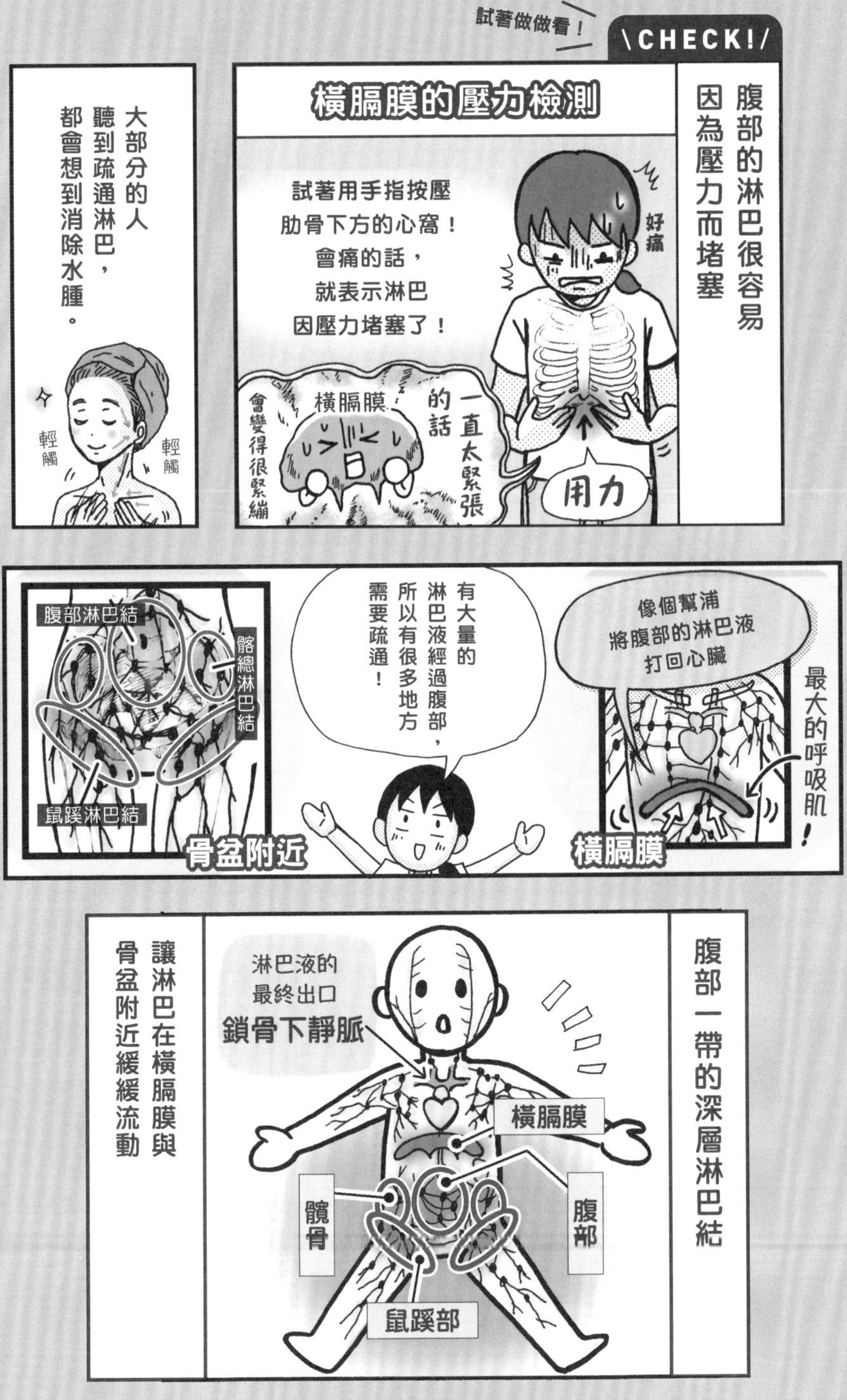

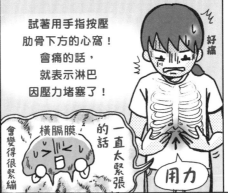

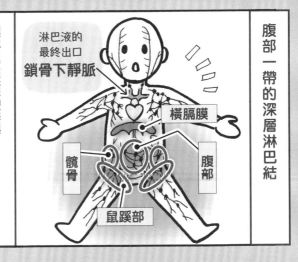

試著做做看！
CHECK!
腹部的淋巴很容易因為壓力而堵塞
橫膈膜的壓力檢測
試著用手指按壓肋骨下方的心窩！會痛的話，就表示淋巴因壓力堵塞了！
好痛
用力
一直太緊張的話
橫膈膜
會變得很緊繃
大部分的人聽到疏通淋巴，都會想到消除水腫。
輕觸
輕觸
像個幫浦將腹部的淋巴液打回心臟
最大的呼吸肌！
橫膈膜
有大量的淋巴液經過腹部，所以有很多地方需要疏通！
腹部淋巴結
髂總淋巴結
鼠蹊淋巴結
骨盆附近
腹部一帶的深層淋巴結
淋巴液的最終出口
鎖骨下靜脈
橫膈膜
髖骨
腹部
鼠蹊部
讓淋巴在橫膈膜與骨盆附近緩緩流動

PRACTICE

讓微突的小腹收緊，呼吸變得更順暢

肋骨附近的深層淋巴結疏通術

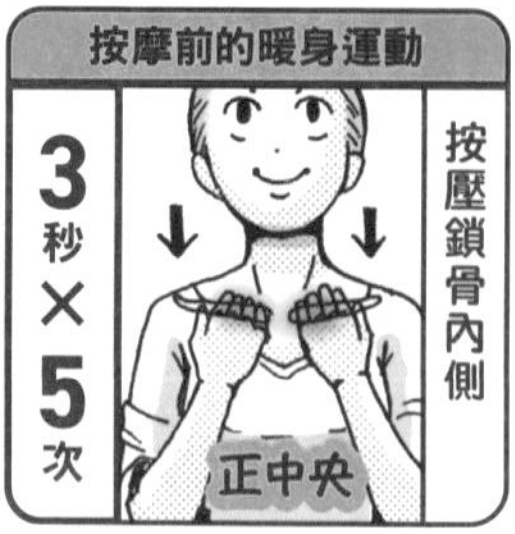

按摩前的暖身運動
3秒×5次
按壓鎖骨內側
正中央

・相關細節請參考57頁

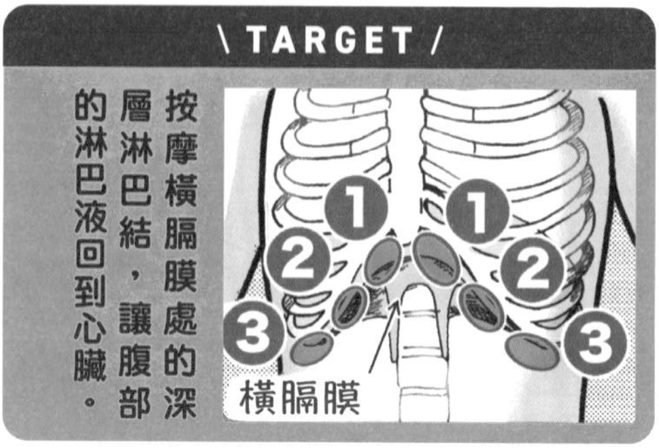

TARGET
按摩橫膈膜處的深層淋巴結，讓腹部的淋巴液回到心臟。
1
1
2
2
3
3
橫膈膜

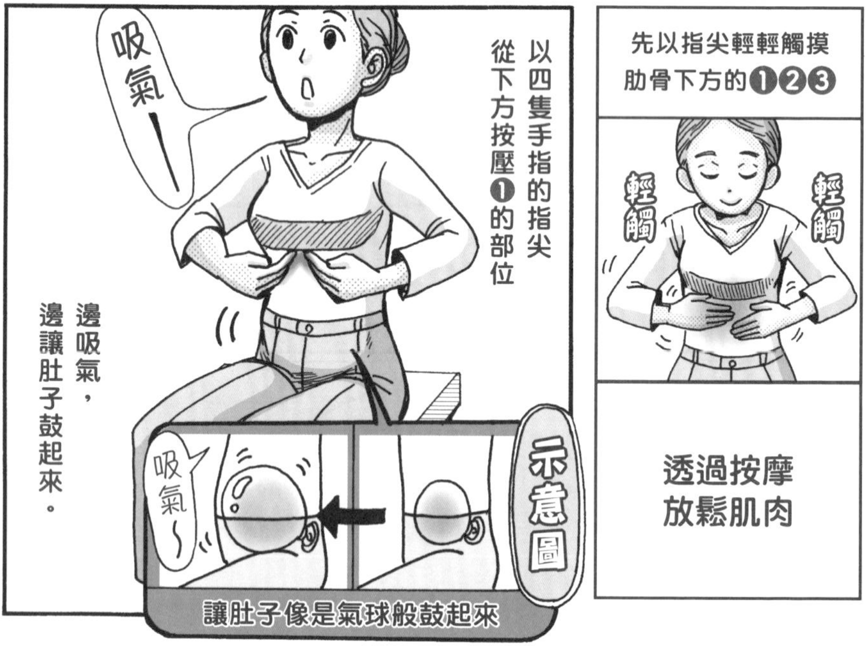

先以指尖輕輕觸摸肋骨下方的❶❷❸
輕觸
輕觸
透過按摩放鬆肌肉
以四隻手指的指尖從下方按壓❶的部位
吸氣
邊吸氣，邊讓肚子鼓起來。
吸氣～
示意圖
讓肚子像是氣球般鼓起來

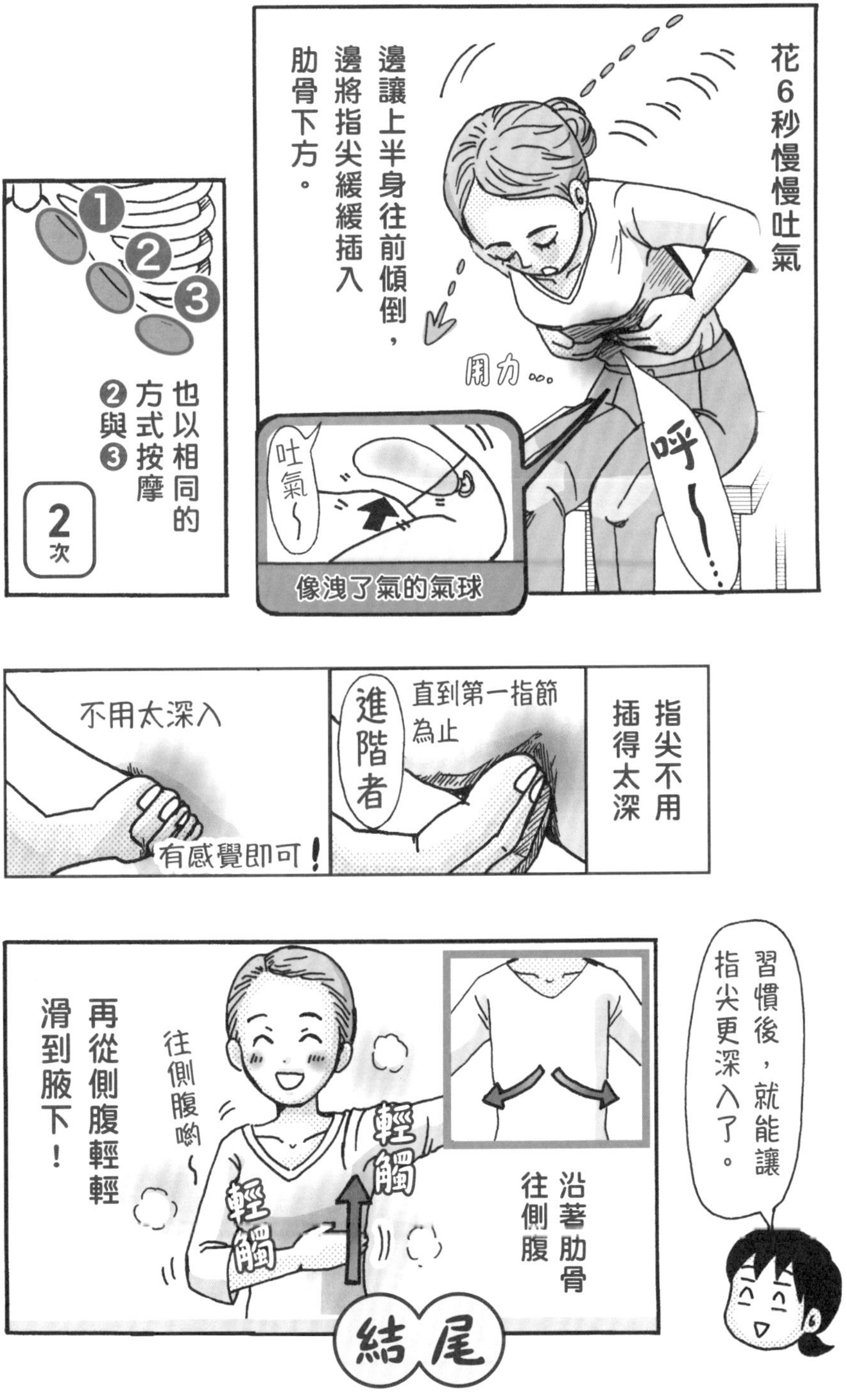
花6秒慢慢吐氣
邊讓上半身往前傾倒，邊將指尖緩緩插入肋骨下方。
用力…
呼～…
吐氣～
像洩了氣的氣球
也以相同的方式按摩❷與❸
2次
指尖不用插得太深
進階者
直到第一指節為止
不用太深入
有感覺即可！
習慣後，就能讓指尖更深入了。
沿著肋骨往側腹
輕觸
輕觸
往側腹喲～
再從側腹輕輕滑到腋下！
結尾

PRACTICE

解決便祕、下半身水腫、冰冷的問題

腹部深層淋巴結疏通術

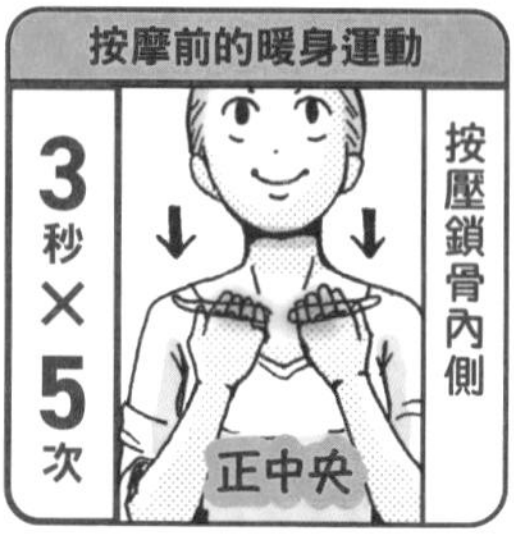

按摩前的暖身運動
3秒×5次
按壓鎖骨內側
正中央

・相關細節請參考57頁

\ TARGET /

01 腹部

02 髖骨

03 鼠蹊部

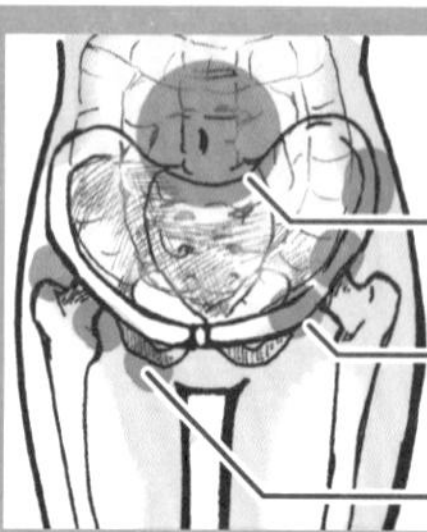

疏通腹部與腰際的老舊廢物，雙腳也因此變得輕盈了。

01 消除腹部水腫

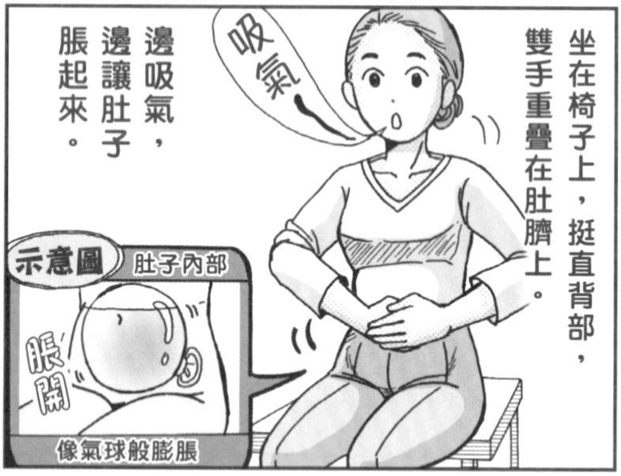

坐在椅子上，挺直背部，雙手重疊在肚臍上。
邊吸氣，邊讓肚子脹起來。
吸氣
示意圖
肚子內部
脹開
像氣球般膨脹

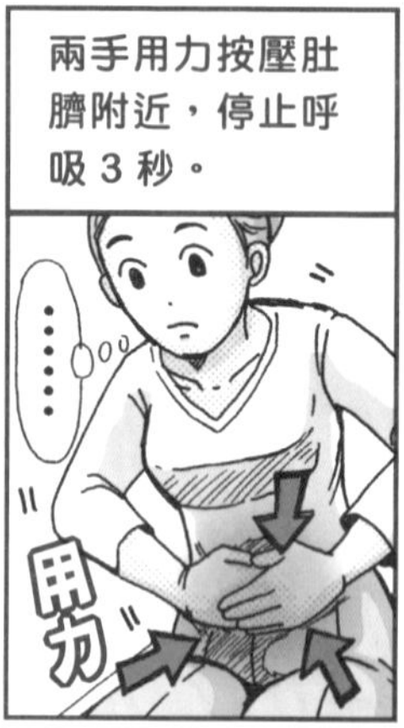

兩手用力按壓肚臍附近，停止呼吸 3 秒。
……
用力

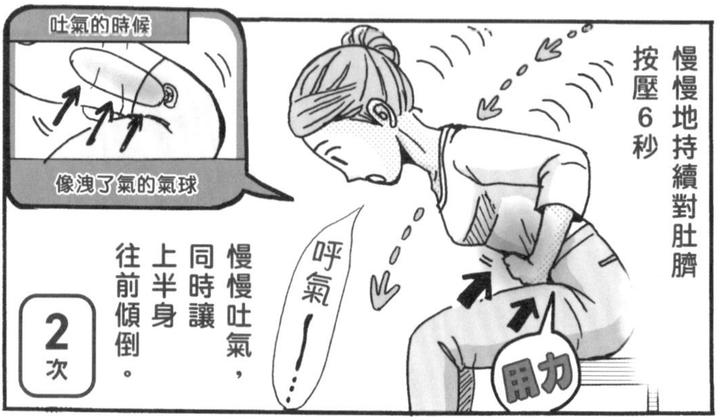

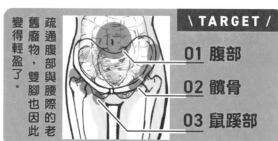

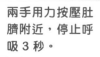

慢慢地持續對肚臍按壓6秒
吐氣的時候
像洩了氣的氣球
呼氣
慢慢吐氣，同時讓上半身往前傾倒。
用力
2次

02
疏通髖骨與髖關節的阻塞

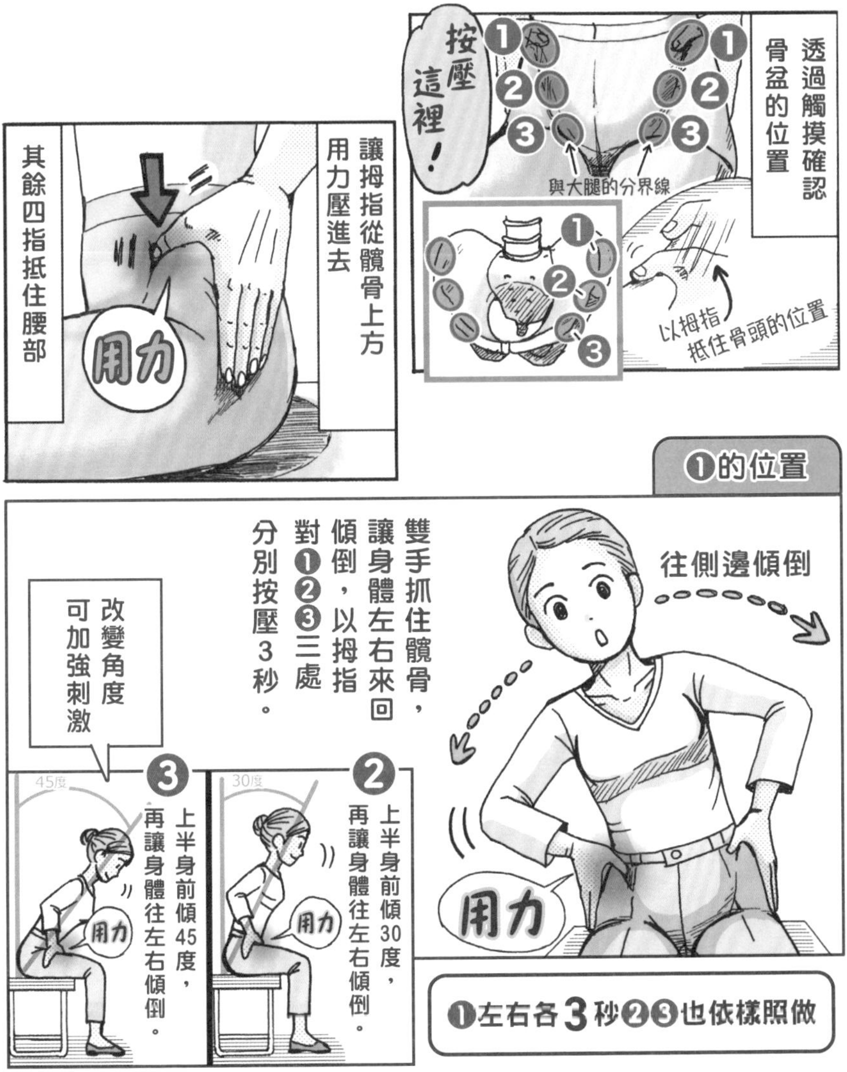
透過觸摸確認骨盆的位置
按壓這裡！
1
2
3
與大腿的分界線
以拇指抵住骨頭的位置
讓拇指從髖骨上方用力壓進去
其餘四指抵住腰部
用力
❶的位置
雙手抓住髖骨，讓身體左右來回傾倒，以拇指對❶❷❸三處分別按壓3秒。
往側邊傾倒
用力
❶左右各3秒❷❸也依樣照做
2
上半身前傾30度，再讓身體往左右傾倒。
30度
用力
3
上半身前傾45度，再讓身體往左右傾倒。
45度
用力
改變角度可加強刺激

要配合拇指抵住髖骨（骨盆）的角度喲！

03
疏通鼠蹊部與腳部的淋巴

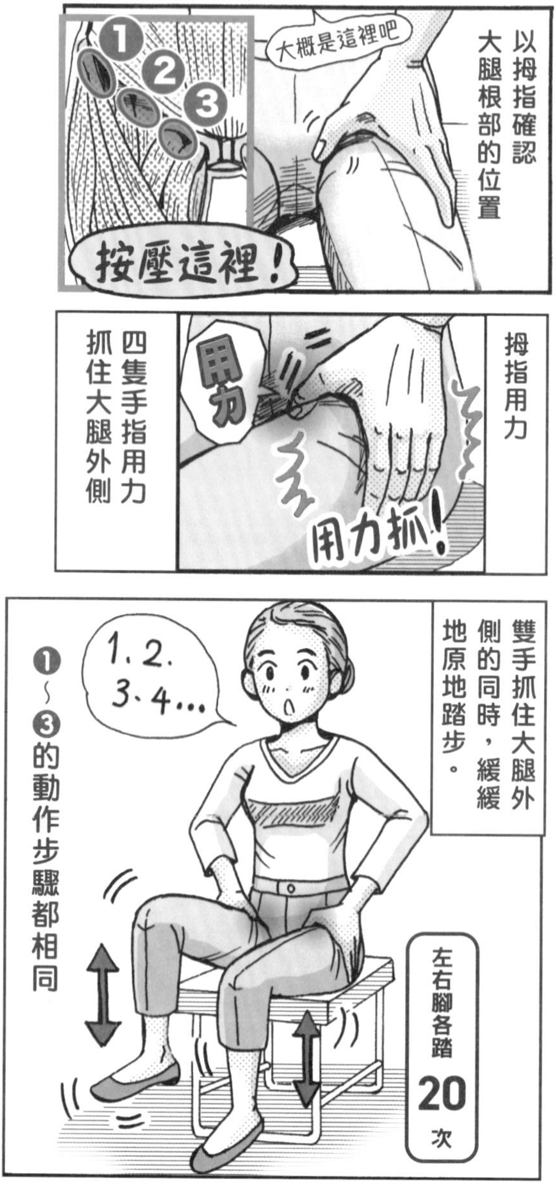

以拇指確認大腿根部的位置
大概是這裡吧
1
2
3
按壓這裡！
拇指用力
用力
用力抓！
四隻手指用力抓住大腿外側
雙手抓住大腿外側的同時，緩緩地原地踏步。
1.2.
3.4...
❶～❸的動作步驟都相同
左右腳各踏20次

NG! 這樣的人不要做！

有血液循環方面的舊患或是疼痛、發燒、發炎的人，以及害怕對健康造成影響的人不要做這種按摩。

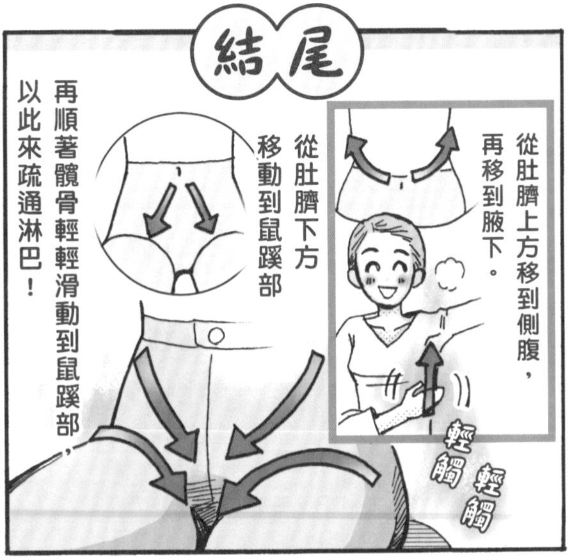
結尾
從肚臍上方移到側腹，
再移到腋下。
輕觸輕觸
從肚臍下方
移動到鼠蹊部
再順著髖骨輕輕滑動到鼠蹊部，
以此來疏通淋巴！

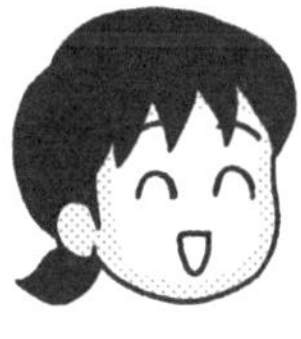

每天2次、連續實施10次「腹部深層淋巴結疏通術」後，腹部水腫與下半身的疲倦感全都消失了！

REPORT 崎田快報

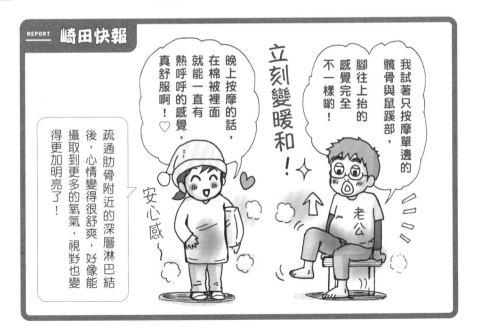

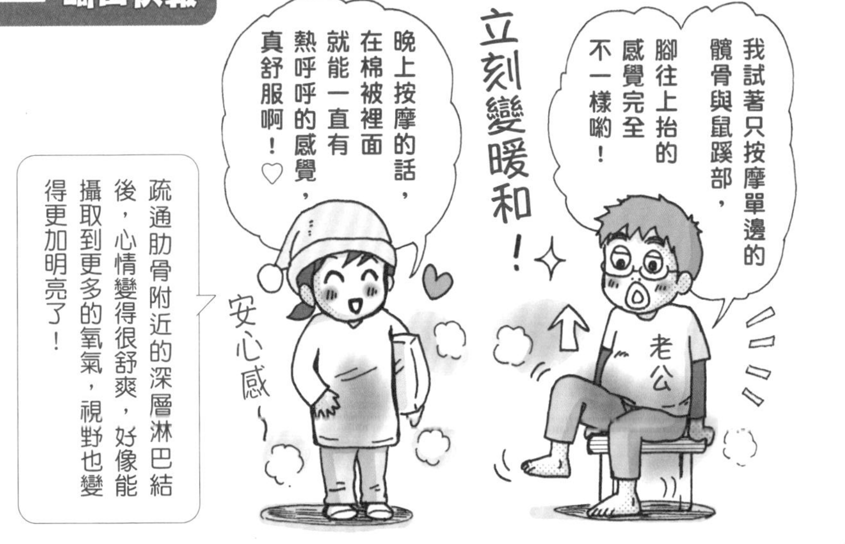
我試著只按摩單邊的髖骨與鼠蹊部，
腳往上抬的感覺完全不一樣喲！
立刻變暖和！
老公
晚上按摩的話，在棉被裡面就能一直有熱呼呼的感覺，真舒服啊！♡
安心感
疏通肋骨附近的深層淋巴結後，心情變得很舒爽，好像能攝取到更多的氧氣，視野也變得更加明亮了！

第6章

專治便祕、手腳冰冷、脹氣、
壓力造成的腸胃不適

從心窩到肚臍下方的腸道疏通術

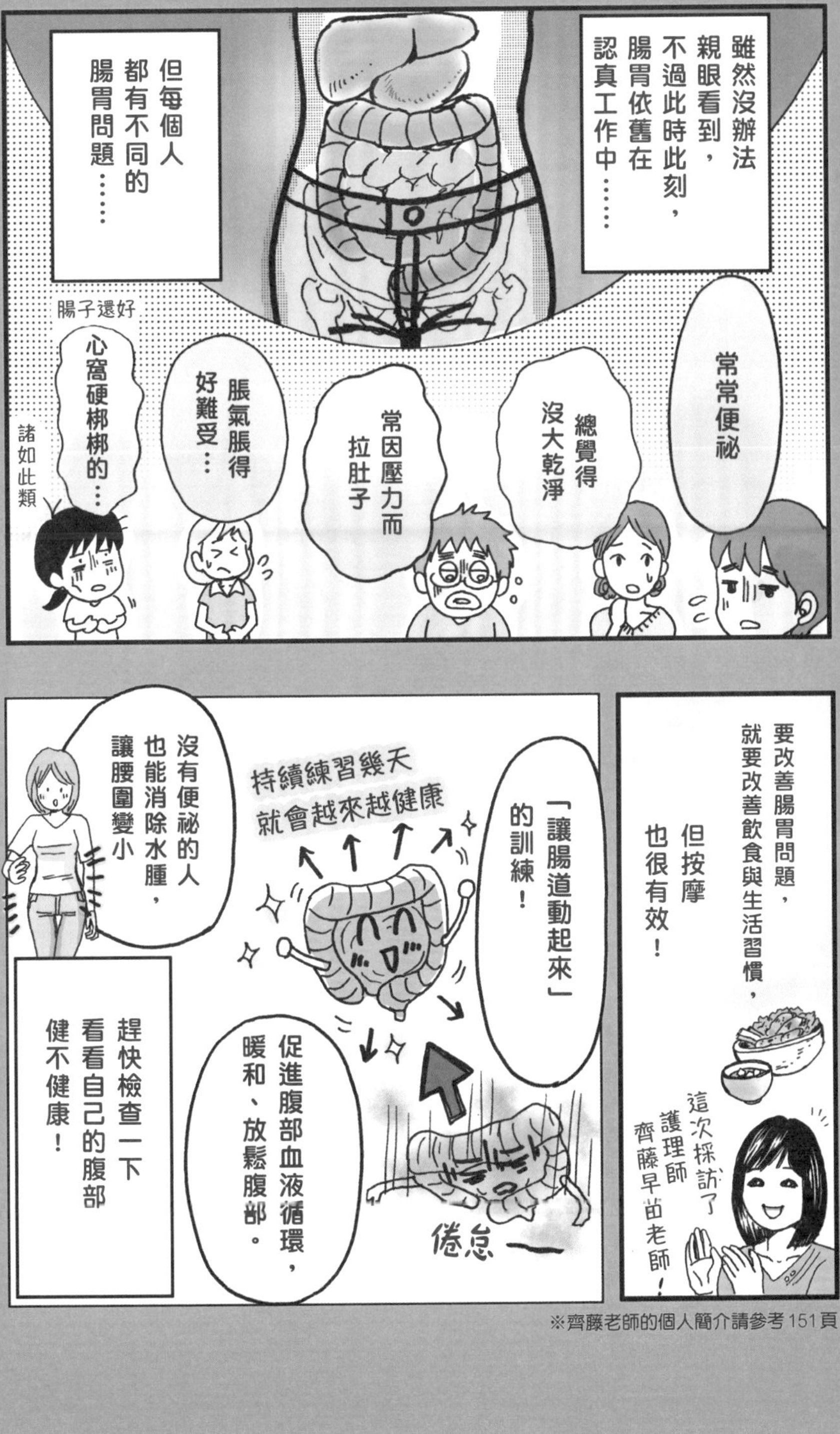
雖然沒辦法親眼看到，不過此時此刻，腸胃依舊在認真工作中……
但每個人都有不同的腸胃問題……
常常便祕
總覺得沒大乾淨
常因壓力而拉肚子
脹氣脹得好難受…
腸子還好
心窩硬梆梆的…
諸如此類
要改善腸胃問題，就要改善飲食與生活習慣，
但按摩也很有效！
這次採訪了護理師齊藤早苗老師！
「讓腸道動起來」的訓練！
持續練習幾天就會越來越健康
倦怠——
促進腹部血液循環，暖和、放鬆腹部。
沒有便祕的人也能消除水腫，讓腰圍變小
趕快檢查一下看看自己的腹部健不健康！

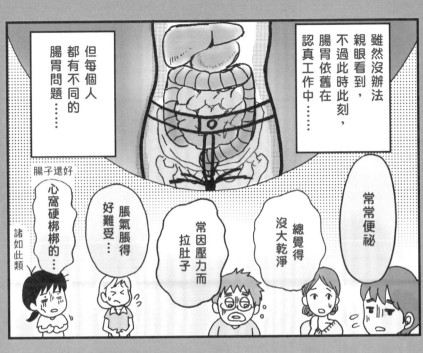

※齊藤老師的個人簡介請參考151頁

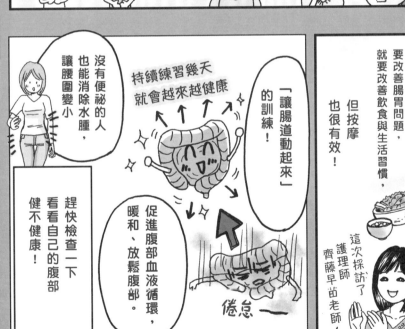

想像一下肚子裡面長什麼樣！

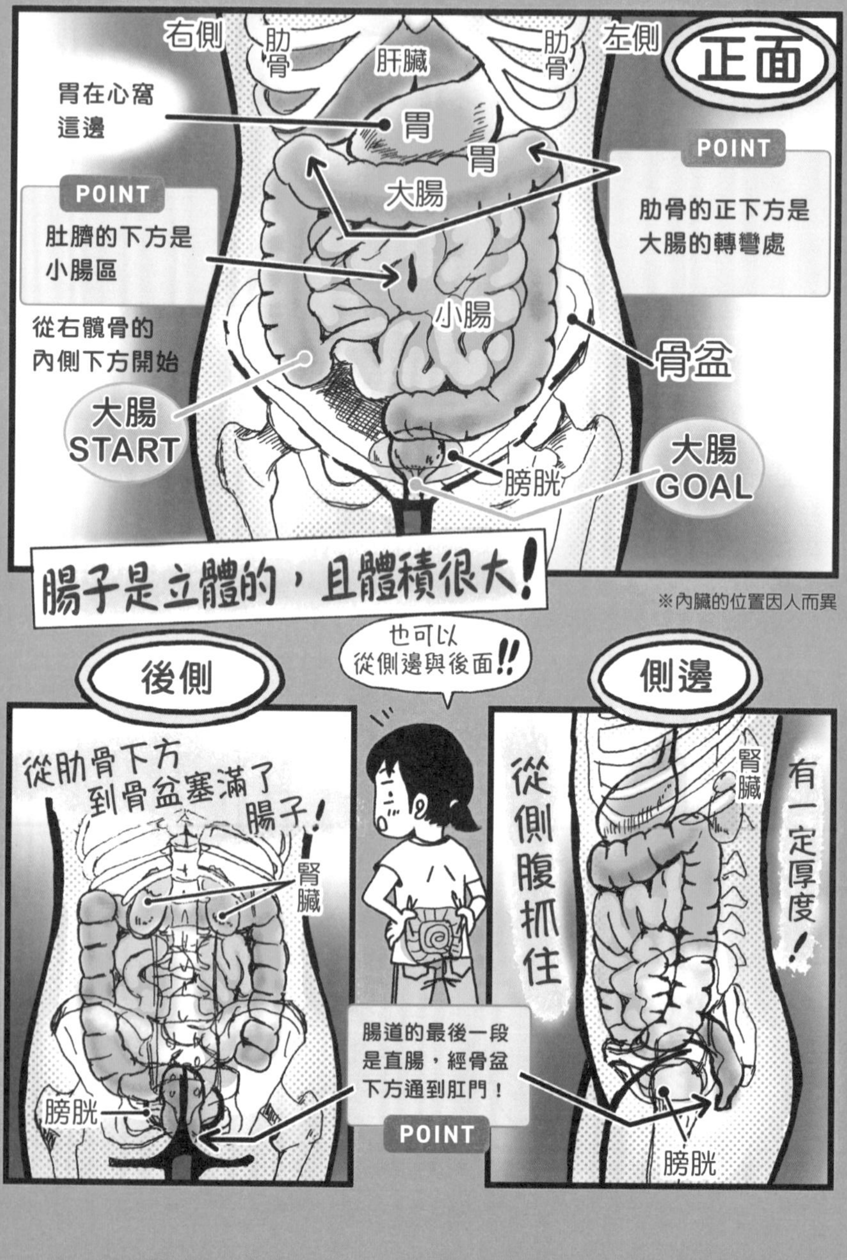

正面
右側
肋骨
肝臟
肋骨
左側
胃在心窩
這邊
胃
胃
大腸
POINT
肋骨的正下方是
大腸的轉彎處
POINT
肚臍的下方是
小腸區
小腸
從右髖骨的
內側下方開始
骨盆
大腸
START
膀胱
大腸
GOAL
腸子是立體的，且體積很大！
※內臟的位置因人而異
也可以
從側邊與後面!!
後側
側邊
從肋骨下方
到骨盆塞滿了
腸子！
腎臟
膀胱
從側腹抓住
有一定厚度！
腎臟
腸道的最後一段
是直腸，經骨盆
下方通到肛門！
POINT
膀胱

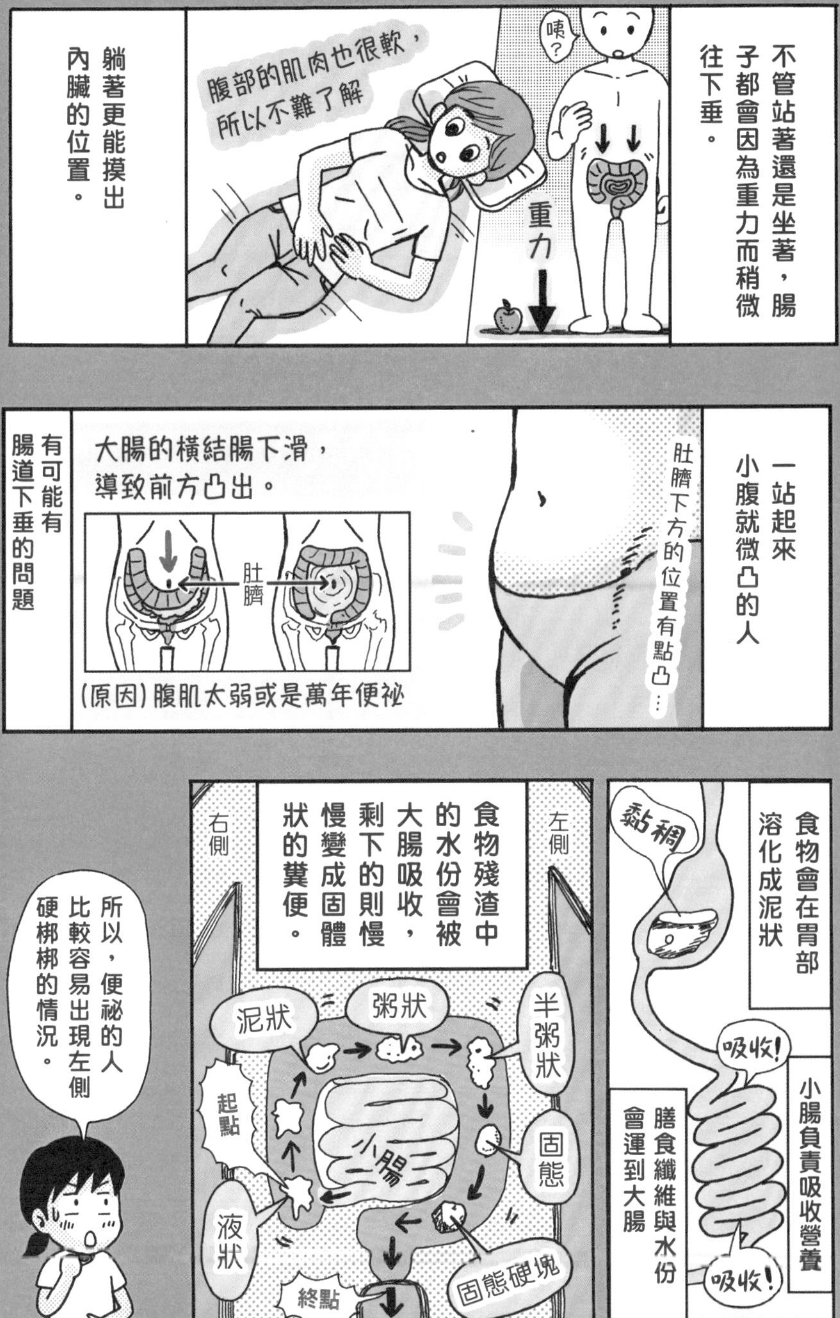
不管站著還是坐著，腸子都會因為重力而稍微往下垂。
咦？
重力
腹部的肌肉也很軟，所以不難了解
躺著更能摸出內臟的位置。
一站起來小腹就微凸的人
肚臍下方的位置有點凸……
大腸的橫結腸下滑，導致前方凸出。
肚臍
(原因)腹肌太弱或是萬年便祕
有可能有腸道下垂的問題
食物會在胃部溶化成泥狀
黏稠
吸收！
小腸負責吸收營養
膳食纖維與水份會運到大腸
吸收！
食物殘渣中的水份會被大腸吸收，剩下的則慢慢變成固體狀的糞便。
左側
右側
起點
泥狀
粥狀
半粥狀
固態
固態硬塊
液狀
終點
小腸
所以，便祕的人比較容易出現左側硬梆梆的情況。

※食物是透過腸道的蠕動來運送的。

找出腹部硬梆梆的位置！

腸道脹硬檢查

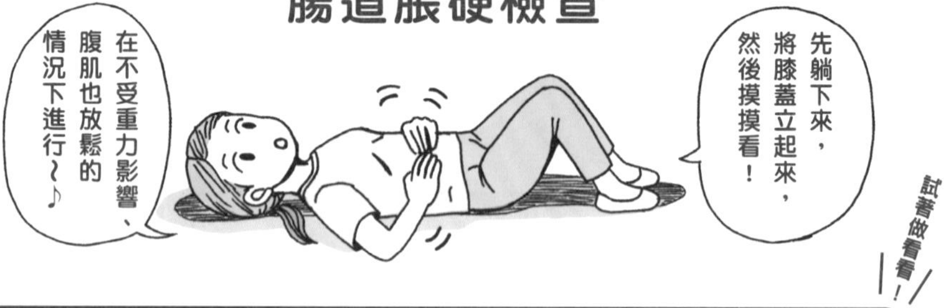

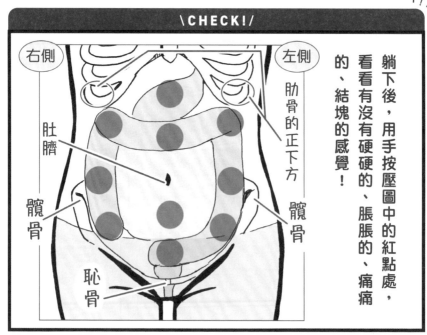

先躺下來，將膝蓋立起來，然後摸摸看！
在不受重力影響、腹肌也放鬆的情況下進行～♪
試著做看看！

\CHECK!/

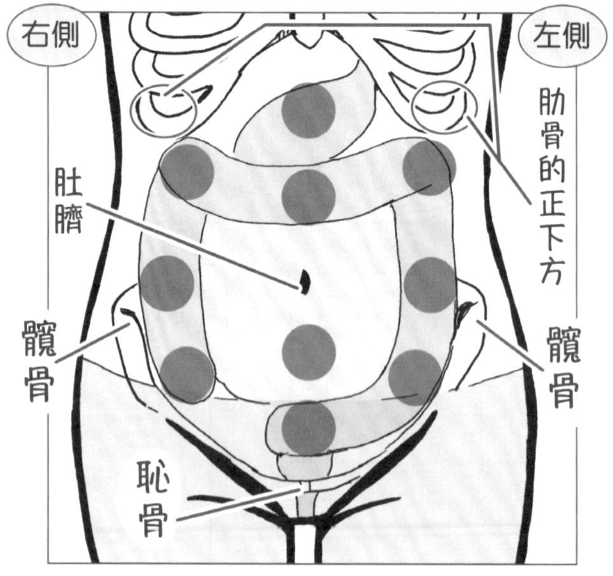

右側
左側
肋骨的正下方
肚臍
髖骨
髖骨
恥骨

躺下後，用手按壓圖中的紅點處，看看有沒有硬硬的、脹脹的、痛痛的、結塊的感覺！

※腸胃若是健康的，那麼再怎麼按也是軟軟的，不會痛！

NG! 這樣的人不要做！

按壓時，若是覺得刺痛請務必去醫院檢查看看。若有婦女病、懷孕、月經、拉肚子，就不要進行以上的檢查，也不要按摩腹部。

你的腸胃哪裡硬硬的？

腸胃僵硬診斷

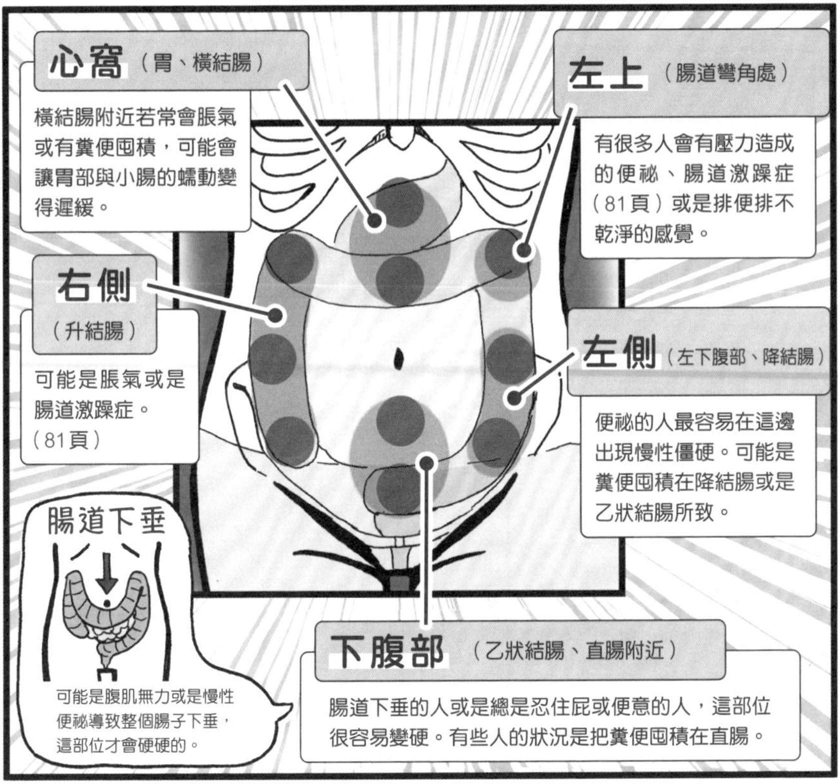

心窩（胃、橫結腸）
橫結腸附近若常會脹氣或有糞便囤積，可能會讓胃部與小腸的蠕動變得遲緩。
左上（腸道彎角處）
有很多人會有壓力造成的便祕、腸道激躁症（81頁）或是排便排不乾淨的感覺。
右側（升結腸）
可能是脹氣或是腸道激躁症。（81頁）
左側（左下腹部、降結腸）
便祕的人最容易在這邊出現慢性僵硬。可能是糞便囤積在降結腸或是乙狀結腸所致。
腸道下垂
可能是腹肌無力或是慢性便祕導致整個腸子下垂，這部位才會硬硬的。
下腹部（乙狀結腸、直腸附近）
腸道下垂的人或是總是忍住屁或便意的人，這部位很容易變硬。有些人的狀況是把糞便囤積在直腸。

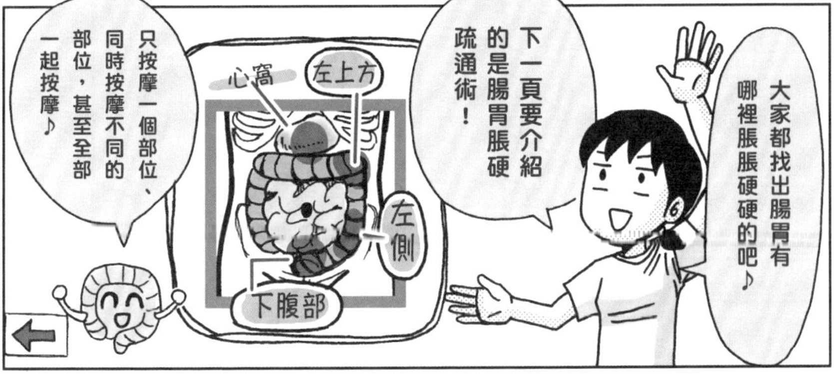

大家都找出腸胃有哪裡脹脹硬硬的吧♪
下一頁要介紹的是腸胃脹硬疏通術！
只按摩一個部位、同時按摩不同的部位，甚至全部一起按摩♪
心窩
左上方
左側
下腹部

PRACTICE

專治便祕、脹氣、小腹微突、手腳冰冷

各部位的腸胃脹硬疏通術

\ TARGET /

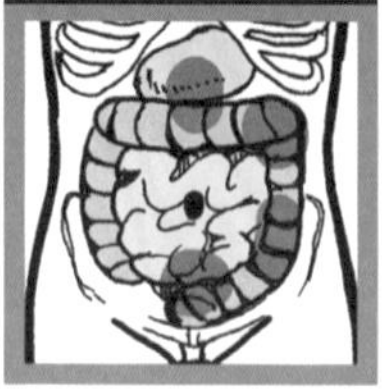

按摩方法

利用75頁介紹的腸胃脹硬檢查，知道腸胃哪裡脹脹硬硬的後，可以針對某個部位，或是同時對不同部位進行按摩。就算沒有便祕，也能強化腸胃的機能。

NG! 這樣的人不要做！

按壓時，若是覺得肚子痛痛的、有婦女病、懷孕、月經或是拉肚子，就不要進行疏通術。

一開始先讓腸道暖和起來！

基本姿勢

仰躺、立起膝蓋

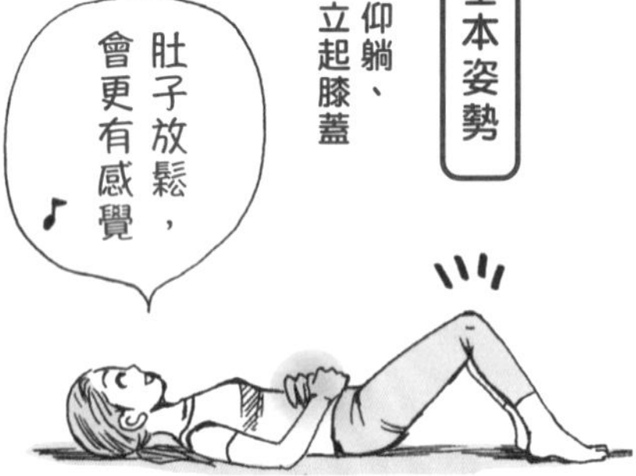

換上寬鬆的衣服

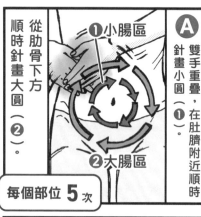

A

雙手重疊，在肚臍附近順時針畫小圓（❶）。

從肋骨下方順時針畫大圓（❷）。

每個部位 **5** 次

B

雙手在右側肋骨（❶）下方重疊

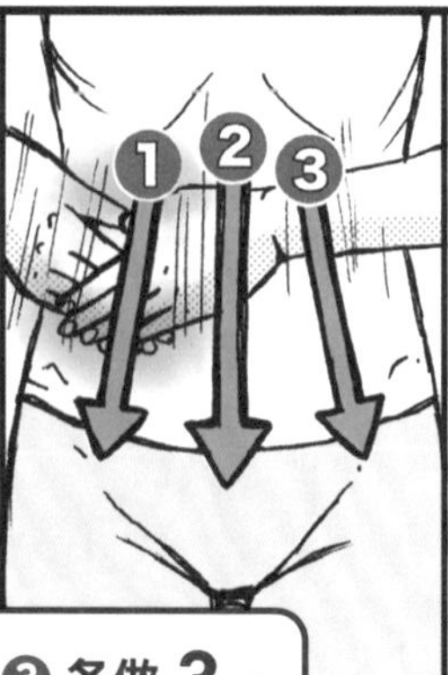

由上往下按壓至鼠蹊部

❶～❸ 各做 **3** 次

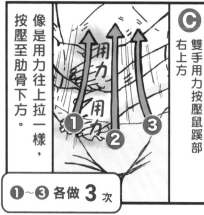

C

雙手用力按壓鼠蹊部右上方

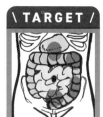

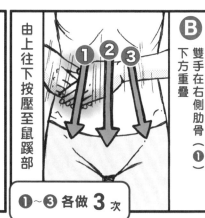

像是用力往上拉一樣，按壓至肋骨下方。

❶～❸ 各做 **3** 次

左側腹部、腸道轉彎處

左上部位疏通術

腸道激躁症或是
覺得排不乾淨的人

\ TARGET /
左側肋骨的正下方！

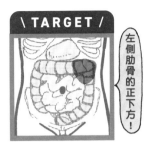

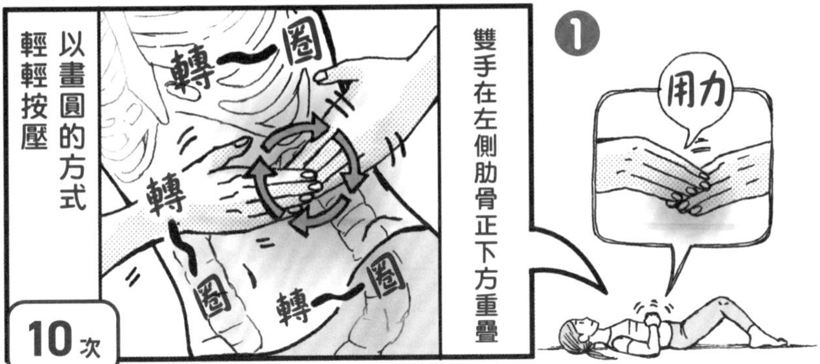
1
用力
雙手在左側肋骨正下方重疊
以畫圓的方式輕輕按壓
轉〜圈
轉〜圈
轉〜圈
10次

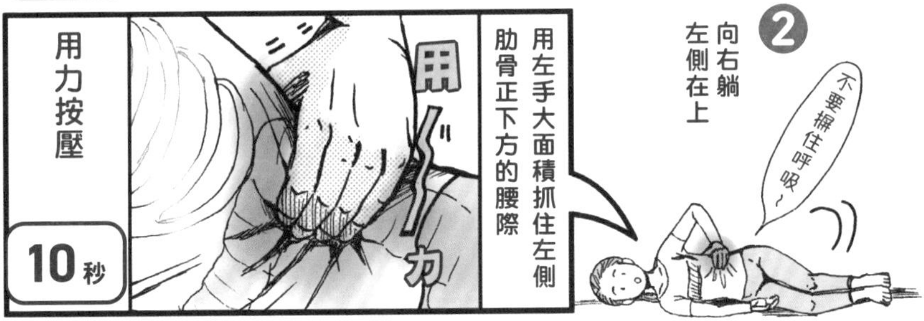
2
向右躺左側在上
不要摒住呼吸〜
用左手大面積抓住左側肋骨正下方的腰際
用力按壓
用〜力
10秒

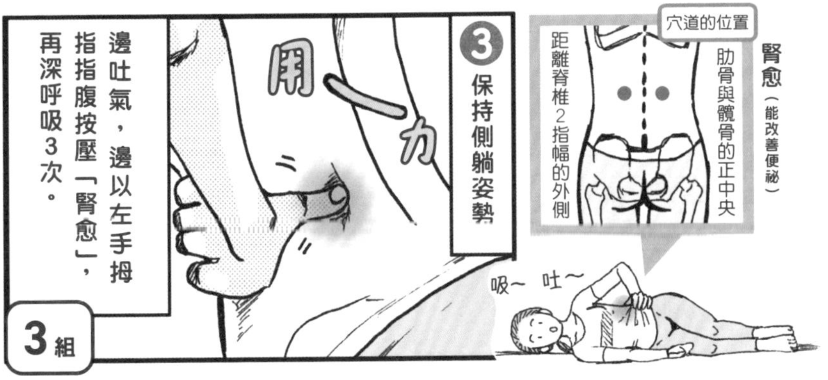
3
保持側躺姿勢
邊吐氣，邊以左手拇指指腹按壓「腎愈」，再深呼吸3次。
用〜力
3組
穴道的位置
腎愈（能改善便祕）
肋骨與髖骨的正中央
距離脊椎2指幅的外側
吸〜 吐〜

左下腹部、降結腸

左側疏通術

便祕的人最容易在這部位又脹又硬

TARGET
沿著髖骨按到肚臍下方！

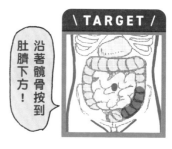

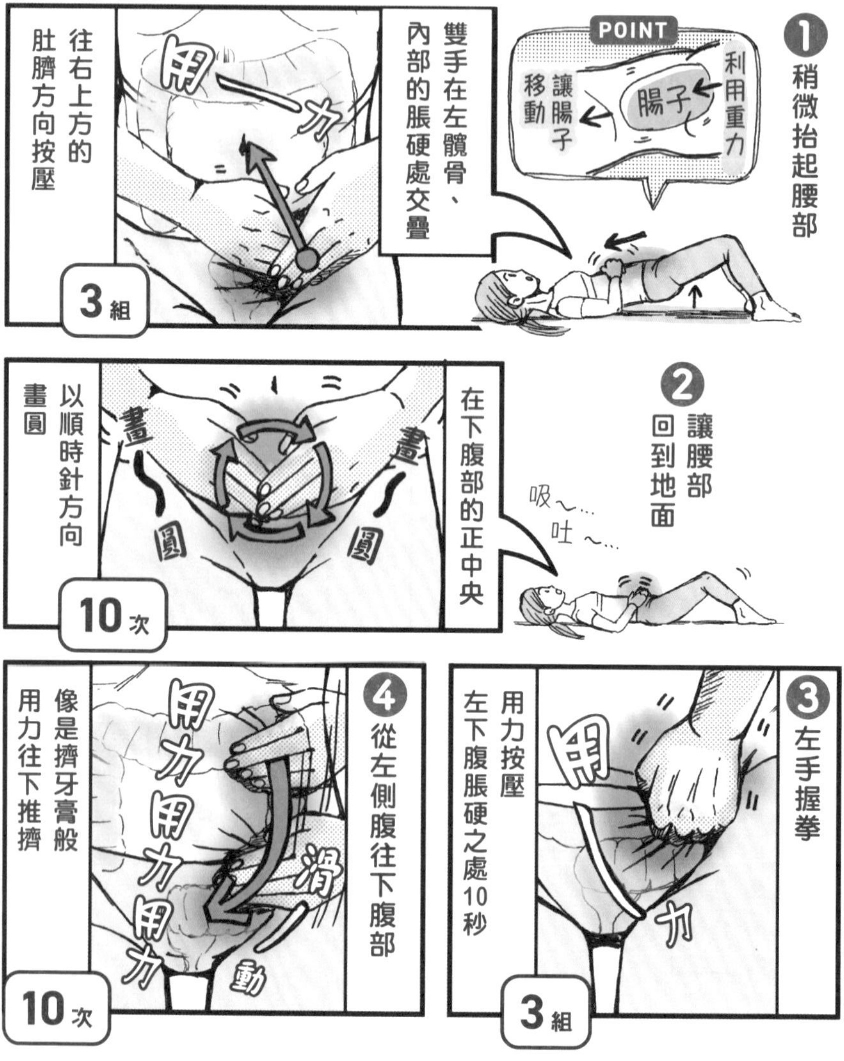
1
稍微抬起腰部
POINT
利用重力
腸子
讓腸子移動
雙手在左髖骨、內部的脹硬處交疊
往右上方的肚臍方向按壓
用力
3組
2
讓腰部回到地面
吸～…
吐～…
在下腹部的正中央
以順時針方向畫圓
畫圓
畫圓
10次
3
左手握拳
用力按壓左下腹脹硬之處10秒
用
力
3組
4
從左側腹往下腹部
像是擠牙膏般用力往下推擠
用力
用力
用力
滑動
10次

乙狀結腸、直腸附近

下腹部疏通術

常忍住便意或是屁的人
或是小腹微突、腸道下垂的人

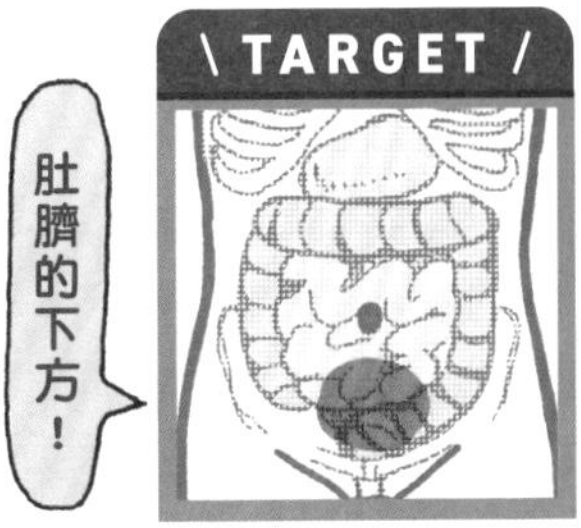
\ TARGET /
肚臍的下方！

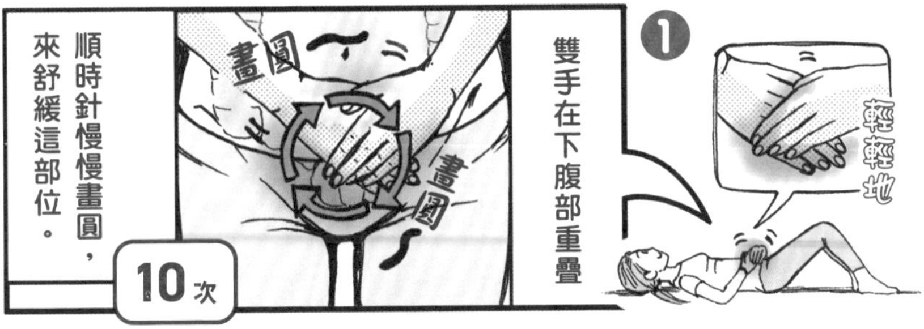
1
雙手在下腹部重疊
輕輕地
畫圓
畫圓
順時針慢慢畫圓，來舒緩這部位。
10次

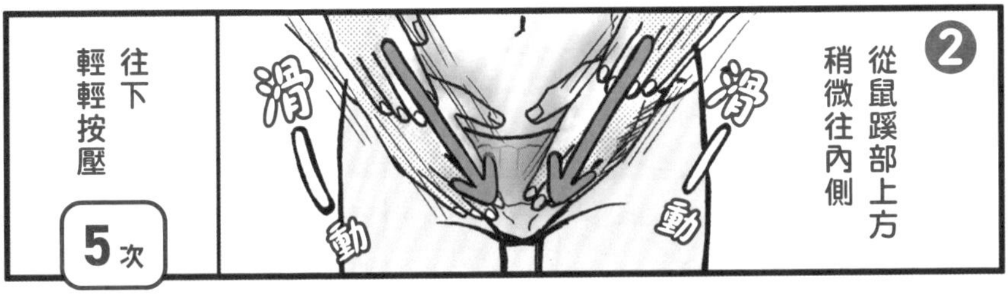
2
從鼠蹊部上方稍微往內側
滑－動
滑－動
往下輕輕按壓
5次

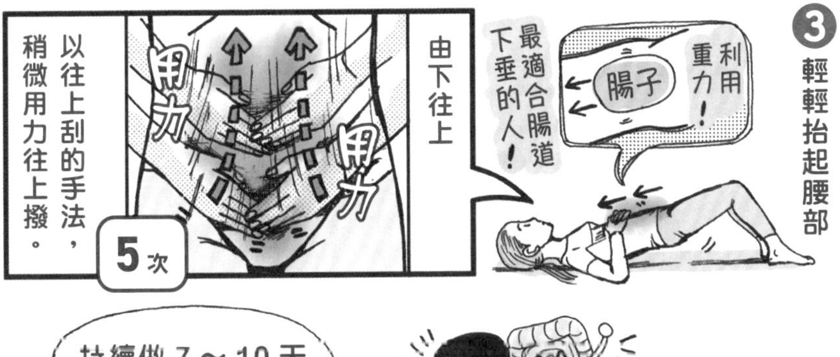
3
輕輕抬起腰部
利用重力！
腸子
最適合腸道下垂的人！
由下往上
用力
用力
以往上刮的手法，稍微用力往上撥。
5次

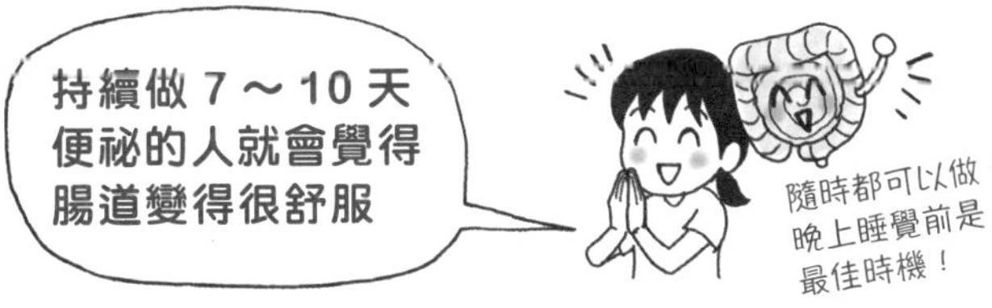
持續做 7～10 天
便祕的人就會覺得
腸道變得很舒服
隨時都可以做，
晚上睡覺前是
最佳時機！

胃、橫結腸

心窩疏通術

胃、小腸、橫結腸的蠕動變慢
明顯受到壓力的影響

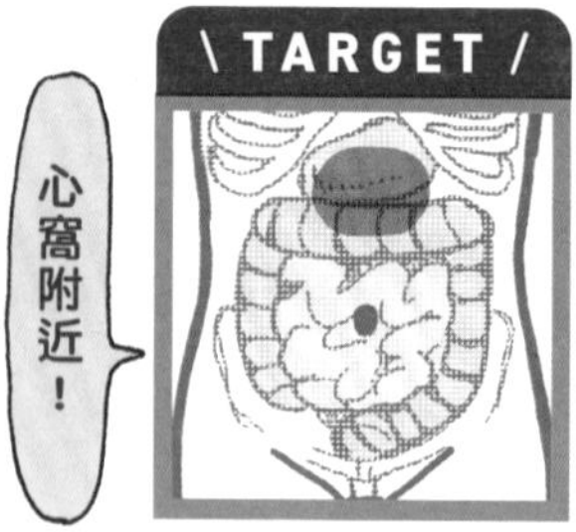
TARGET
心窩附近！

※不要在用餐後進行

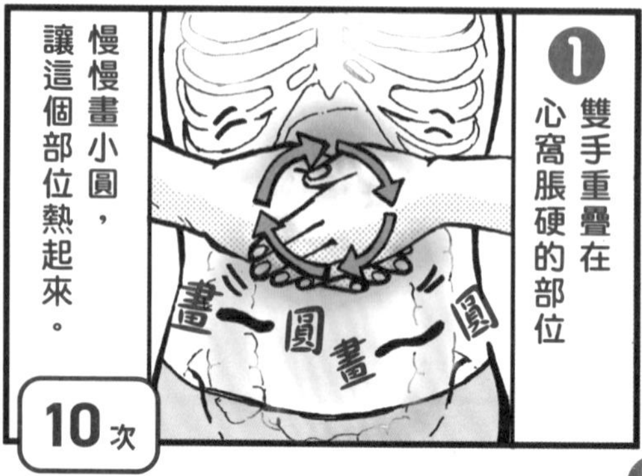
1
雙手重疊在心窩脹硬的部位
慢慢畫小圓，讓這個部位熱起來。
畫～圓畫～圓
10次

可以躺著
或是坐著進行

2
邊吐氣，邊用雙手的三隻手指
稍微用力地按壓「中脘」，同時深呼吸3次。
呼～…
用～力
以食指～無名指
3組

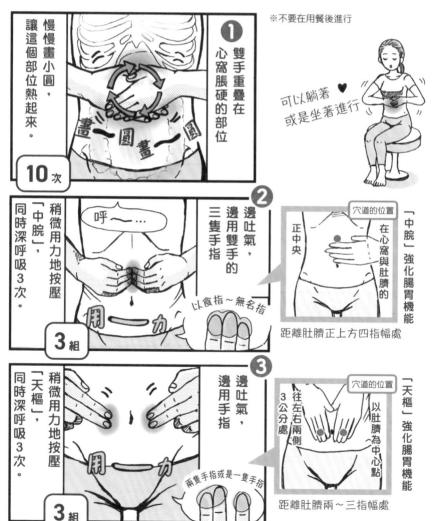

「中脘」強化腸胃機能

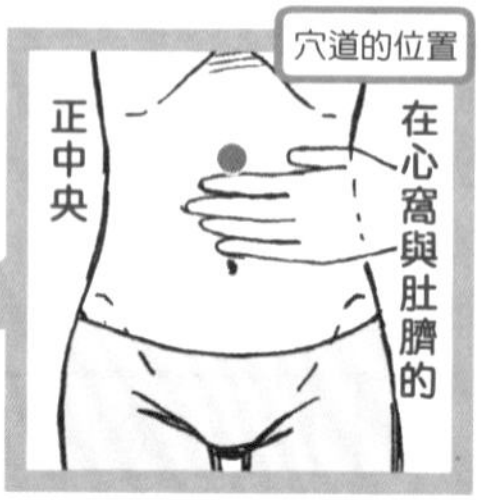
穴道的位置
正中央
在心窩與肚臍的

距離肚臍正上方四指幅處

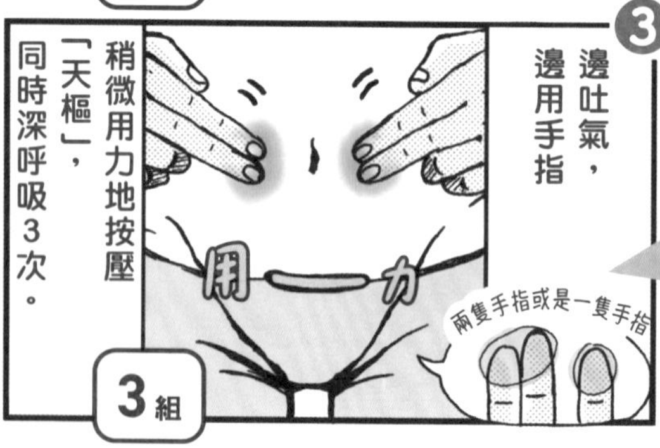
3
邊吐氣，邊用手指
稍微用力地按壓「天樞」，同時深呼吸3次。
用～力
兩隻手指或是一隻手指
3組

「天樞」強化腸胃機能

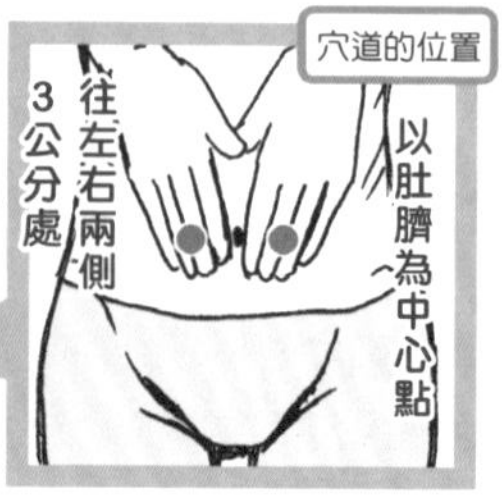
穴道的位置
往左右兩側3公分處
以肚臍為中心點

距離肚臍兩～三指幅處

反覆便祕與拉肚子
腸道激躁症檢查

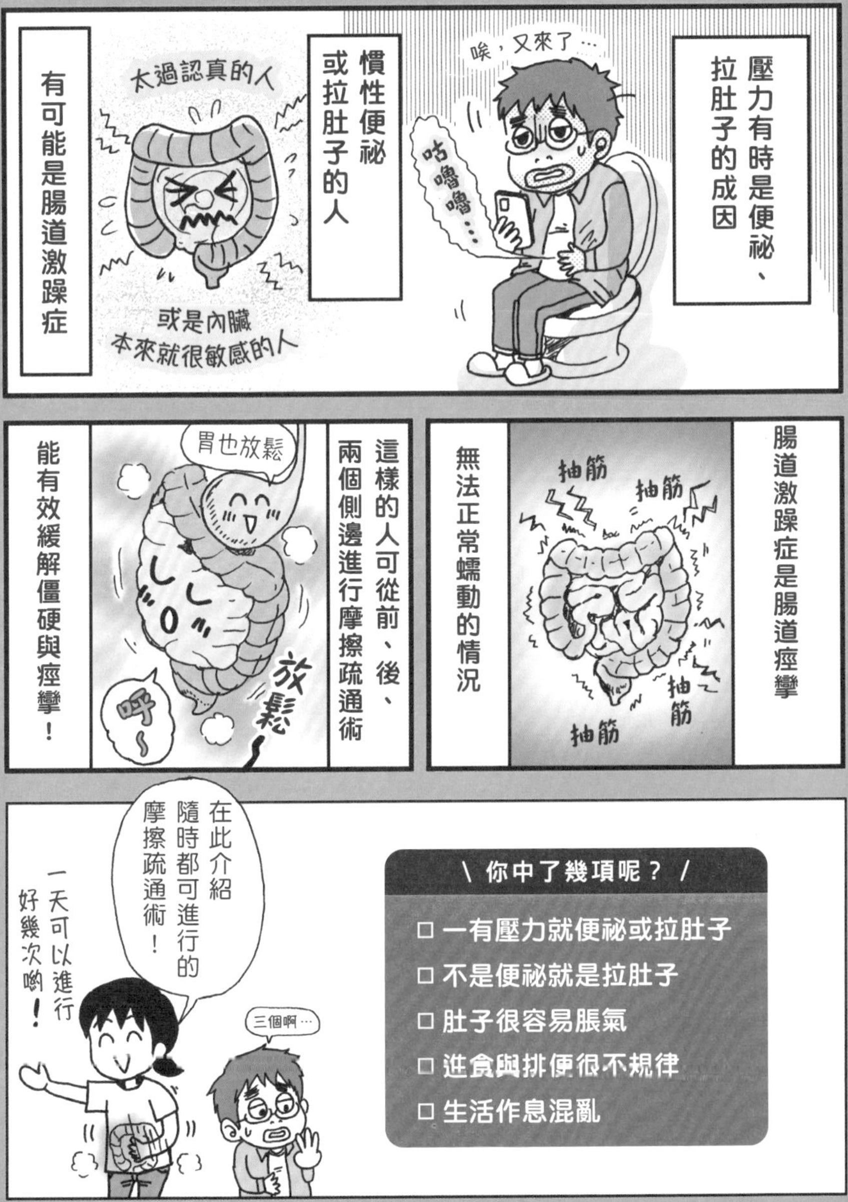

壓力有時是便祕、拉肚子的成因
唉，又來了…
咕嚕嚕…
慣性便祕或拉肚子的人
太過認真的人
或是內臟本來就很敏感的人
有可能是腸道激躁症
腸道激躁症是腸道痙攣
抽筋
抽筋
抽筋
抽筋
無法正常蠕動的情況
這樣的人可從前、後、兩個側邊進行摩擦疏通術
胃也放鬆
放鬆
呼~
能有效緩解僵硬與痙攣！
在此介紹隨時都可進行的摩擦疏通術！
一天可以進行好幾次喲！
三個啊…
\ 你中了幾項呢？ /
□ 一有壓力就便祕或拉肚子
□ 不是便祕就是拉肚子
□ 肚子很容易脹氣
□ 進食與排便很不規律
□ 生活作息混亂

PRACTICE

可以躺著、坐著與站著進行

專治慣性便祕、拉肚子與腸道激躁症
腸道摩擦疏通術

NG! 這樣的人不要做！

按壓時，若是覺得肚子很痛、懷孕、經痛、拉肚子，就不要進行。

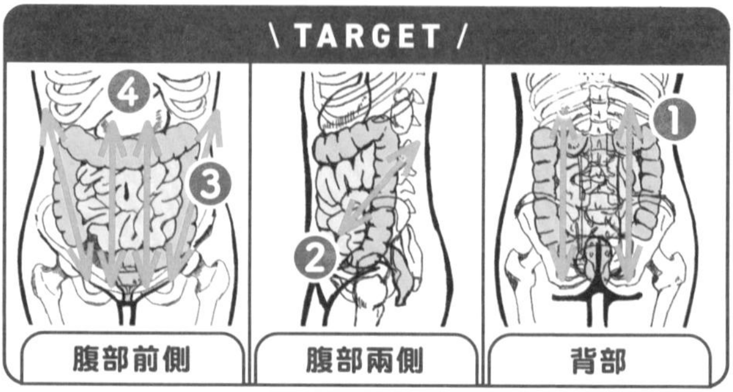

\ TARGET /
4
3
腹部前側
2
腹部兩側
1
背部

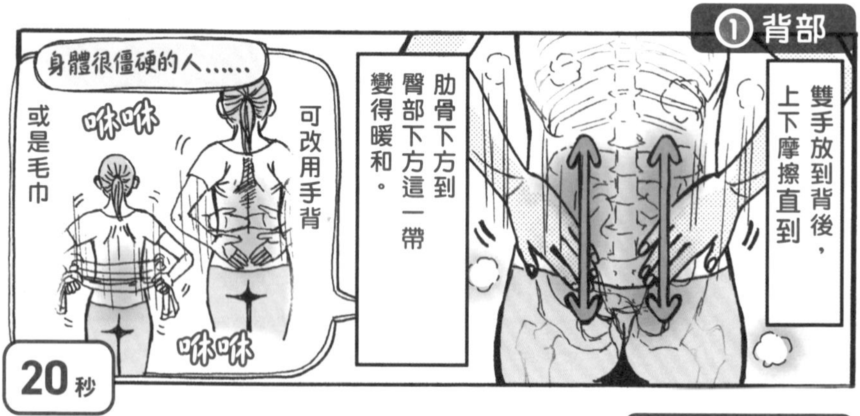

① 背部
雙手放到背後，上下摩擦直到
肋骨下方到臀部下方這一帶變得暖和。
身體很僵硬的人……
可改用手背
或是毛巾
咻咻
咻咻
20秒

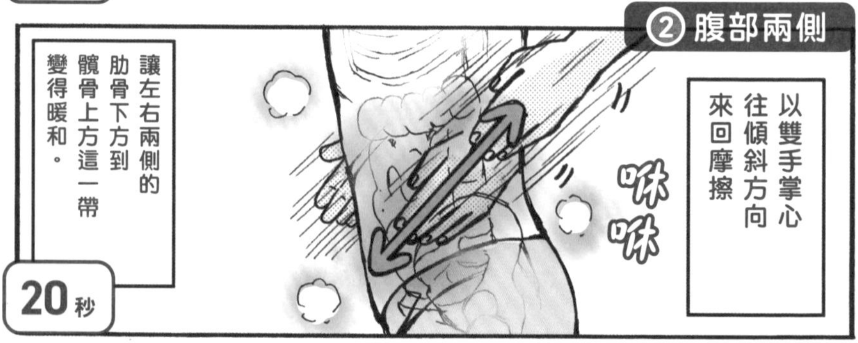

② 腹部兩側
以雙手掌心往傾斜方向來回摩擦
咻咻
讓左右兩側的肋骨下方到髖骨上方這一帶變得暖和。
20秒

③ 腹部前側（傾斜）

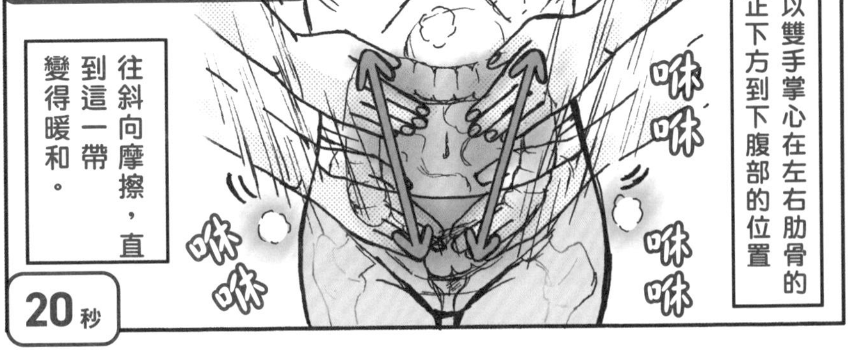
以雙手掌心在左右肋骨的正下方到下腹部的位置
咻咻
咻咻
咻咻
咻咻
往斜向摩擦，直到這一帶變得暖和。
20秒

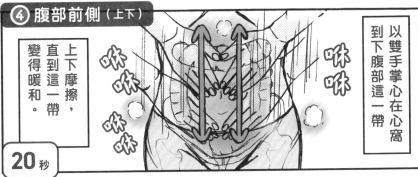

④ 腹部前側（上下）

以雙手掌心在心窩到下腹部這一帶
咻咻
咻咻
咻咻
上下摩擦，直到這一帶變得暖和。
20秒

REPORT 崎田快報

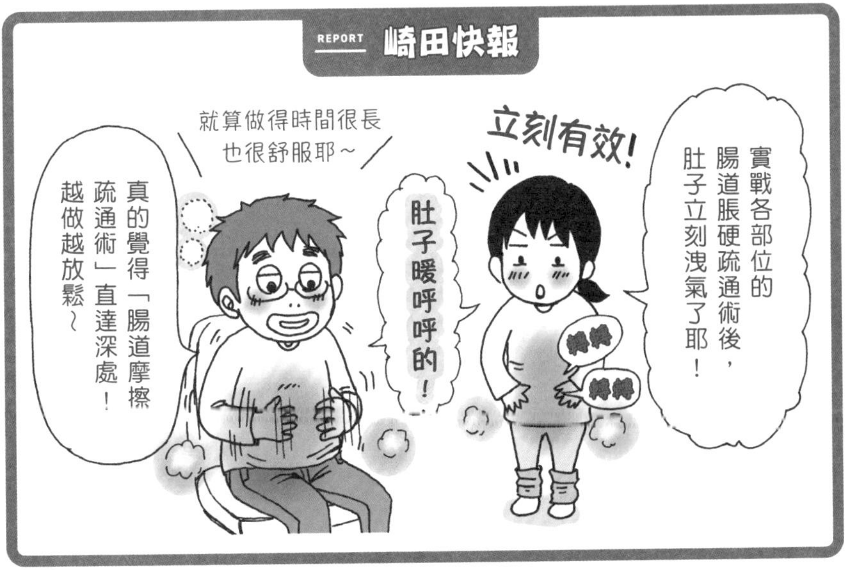
實戰各部位的腸道脹硬疏通術後，肚子立刻洩氣了耶！
立刻有效！
肚子暖呼呼的！
就算做得時間很長也很舒服耶～
真的覺得「腸道摩擦疏通術」直達深處！越做越放鬆～

第7章

消除背部、臀部、
大腿的僵硬與肥胖

利用網球肌肉調理術來放鬆背部

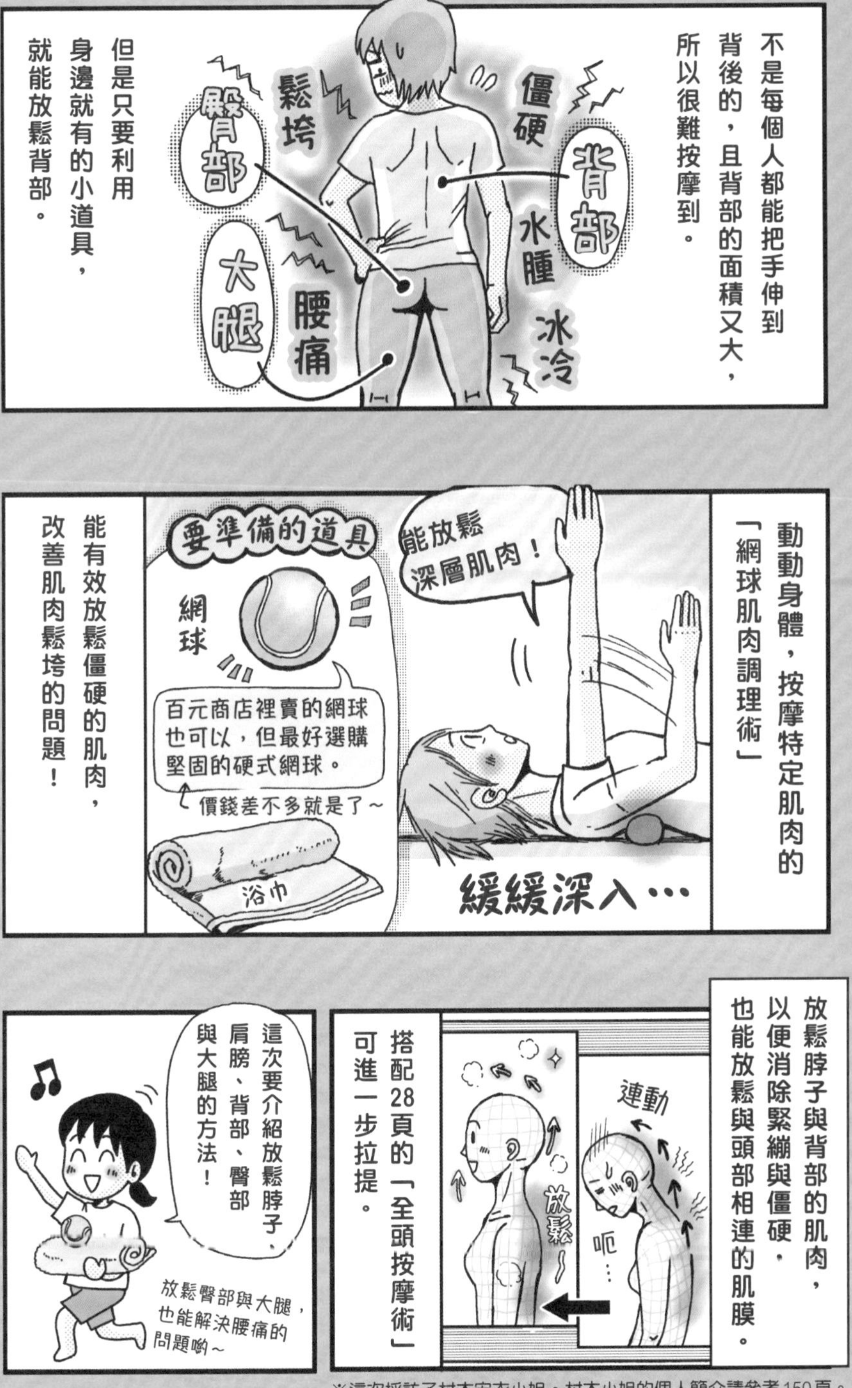

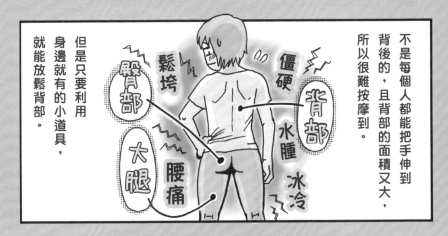

不是每個人都能把手伸到背後的，且背部的面積又大，所以很難按摩到。
背部
僵硬
水腫
冰冷
臀部
鬆垮
大腿
腰痛
但是只要利用身邊就有的小道具，就能放鬆背部。
動動身體，按摩特定肌肉的「網球肌肉調理術」
能放鬆深層肌肉！
要準備的道具
網球
百元商店裡賣的網球也可以，但最好選購堅固的硬式網球。
價錢差不多就是了～
浴巾
緩緩深入…
能有效放鬆僵硬的肌肉，改善肌肉鬆垮的問題！
放鬆脖子與背部的肌肉，以便消除緊繃與僵硬，也能放鬆與頭部相連的肌膜。
連動
呃…
放鬆～
搭配28頁的「全頭按摩術」可進一步拉提。
這次要介紹放鬆脖子、肩膀、背部、臀部與大腿的方法！
放鬆臀部與大腿，也能解決腰痛的問題喲～

※這次採訪了村木宏衣小姐。村木小姐的個人簡介請參考150頁。

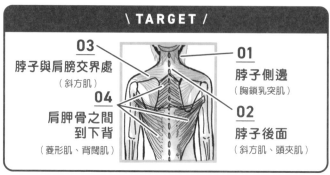

PRACTICE

解決脖子與背部僵硬、鬆垮的問題

躺著放鬆脖子、肩膀與背部

\ TARGET /

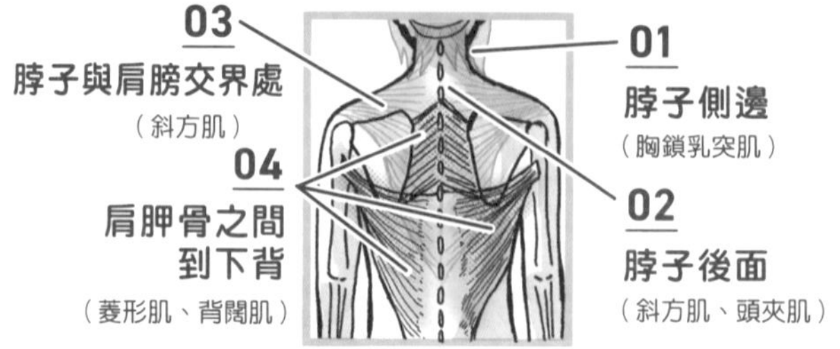

03
脖子與肩膀交界處
（斜方肌）
04
肩胛骨之間
到下背
（菱形肌、背闊肌）
01
脖子側邊
（胸鎖乳突肌）
02
脖子後面
（斜方肌、頭夾肌）

要準備的道具

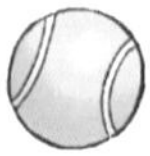

網球

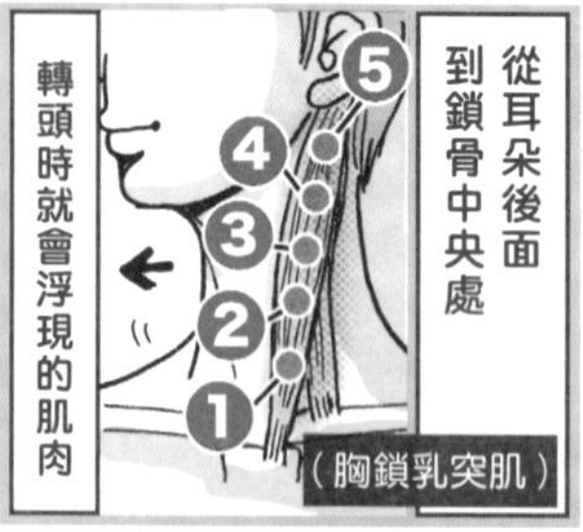

轉頭時就會浮現的肌肉
從耳朵後面到鎖骨中央處
（胸鎖乳突肌）

01 放鬆脖子側邊的肌肉

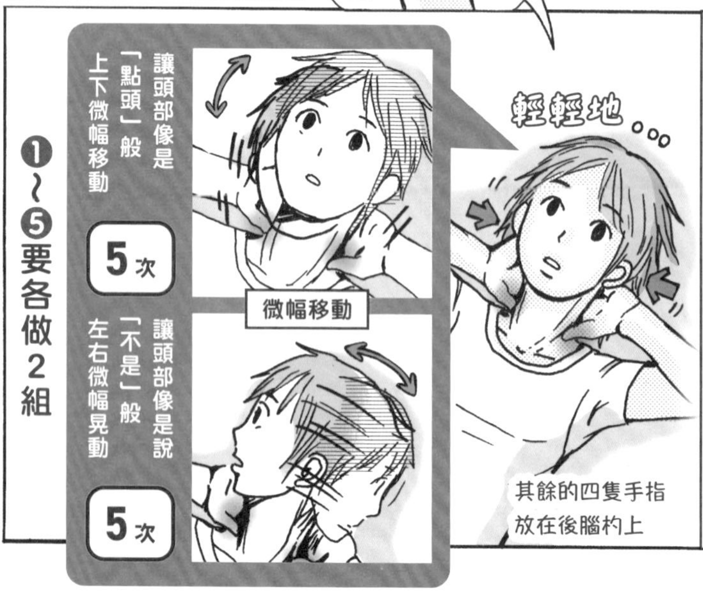

用拇指的指腹
大面積按壓
先躺下來，再依照圖中●的位置，以拇指指腹從脖子旁邊輕輕抵住胸鎖乳突肌。
輕輕地…
其餘的四隻手指放在後腦杓上
讓頭部像是「點頭」般上下微幅移動
5次
微幅移動
讓頭部像是說「不是」般左右微幅晃動
5次
❶～❺要各做2組

02
放鬆脖子後側肌肉

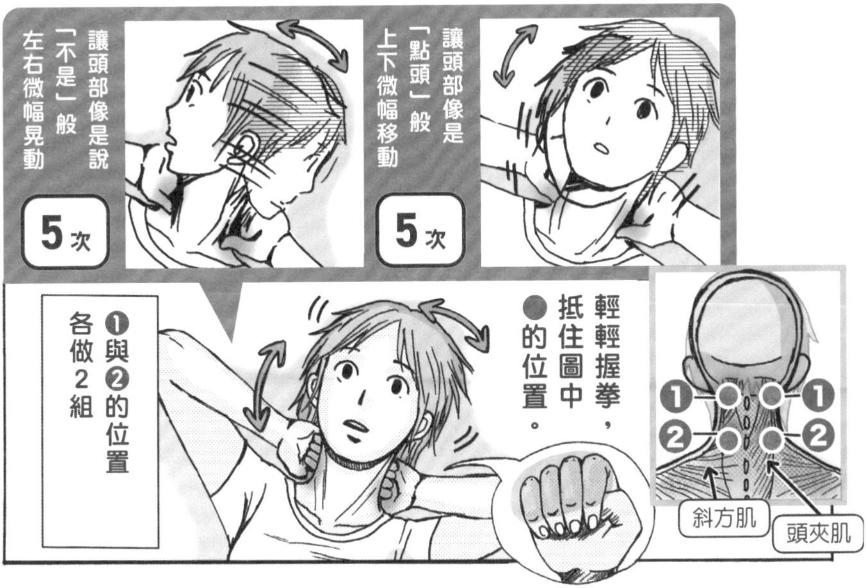
讓頭部像是「點頭」般上下微幅移動
5次
讓頭部像是說「不是」般左右微幅晃動
5次
輕輕握拳，抵住圖中●的位置。
❶與❷的位置各做2組
1
2
斜方肌
頭夾肌

03
放鬆脖子與肩膀交界之處的肌肉

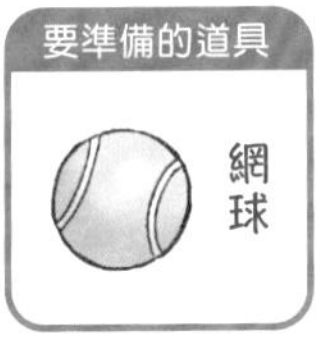
要準備的道具
網球

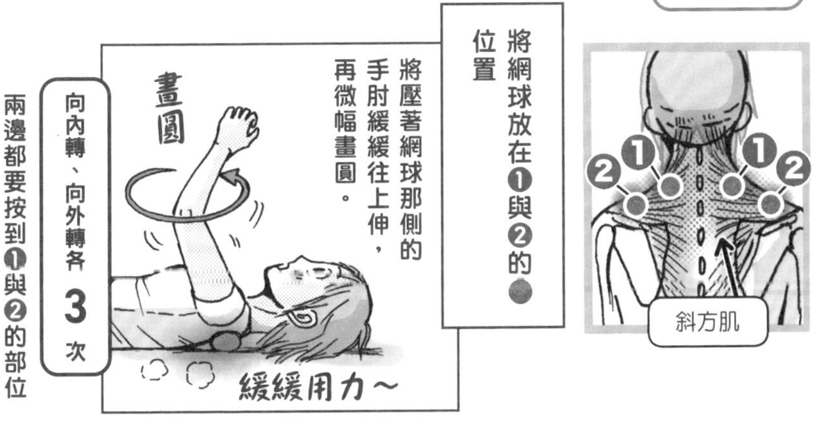
將網球放在❶與❷的●位置
將壓著網球那側的手肘緩緩往上伸，再微幅畫圓。
畫圓
緩緩用力～
向內轉、向外轉各3次
兩邊都要按到❶與❷的部位
1
2
斜方肌

04
放鬆肩胛骨之間到下背的肌肉

依照❶～❺的順序放置網球來活化手臂
要注意的是，不要將網球放在脊椎的正下方，腰部也不要離開地面！
嘿咻
活動手臂時，從頭到尾腋下都要夾緊！

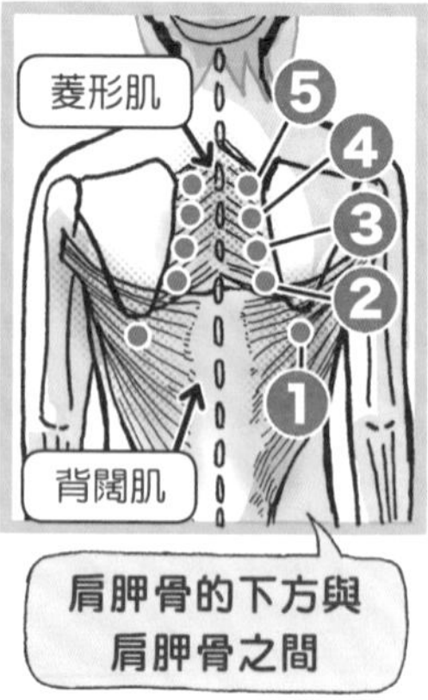
菱形肌
背闊肌
肩胛骨的下方與肩胛骨之間

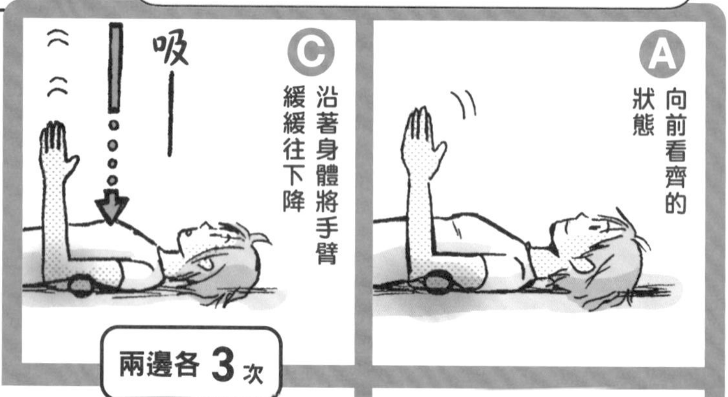
A 向前看齊的狀態
B 手臂盡可能地往上伸直
伸——
C 沿著身體將手臂緩緩往下降
吸——
兩邊各 3 次

依照❶～❺的順序

要準備的道具

網球

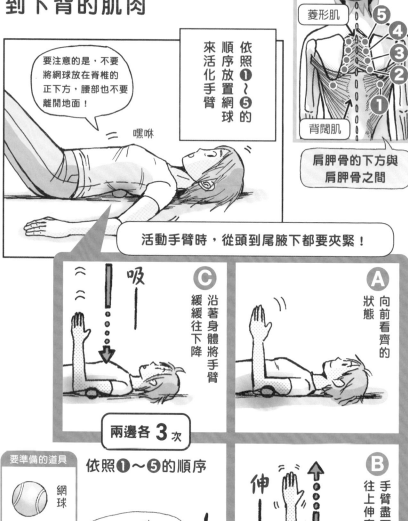

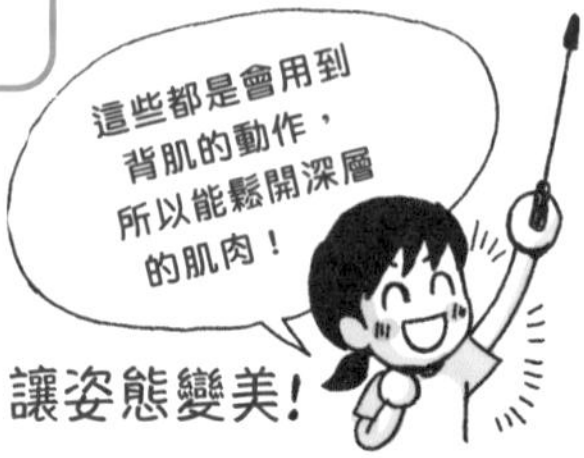
這些都是會用到背肌的動作，所以能鬆開深層的肌肉！
讓姿態變美！

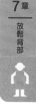

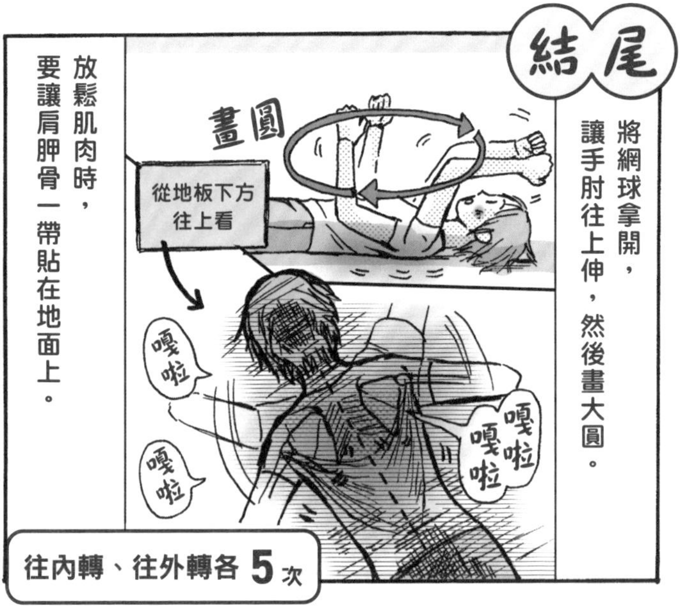
結尾
將網球拿開，讓手肘往上伸，然後畫大圓。
畫圓
從地板下方往上看
嘎啦
嘎啦
嘎啦
嘎啦
放鬆肌肉時，要讓肩胛骨一帶貼在地面上。
往內轉、往外轉各5次

放鬆自己專欄
HOGUSHI COLUMN

專為怕痛的人設計的「網球肌肉調理術」

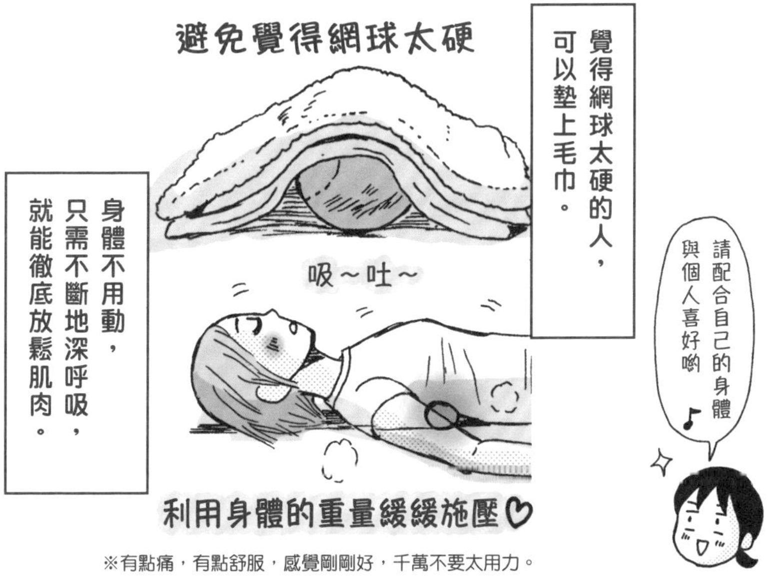
避免覺得網球太硬
覺得網球太硬的人，可以墊上毛巾。
吸～吐～
身體不用動，只需不斷地深呼吸，就能徹底放鬆肌肉。
請配合自己的身體與個人喜好喲♪
利用身體的重量緩緩施壓♡

※有點痛，有點舒服，感覺剛剛好，千萬不要太用力。

PRACTICE

改善腰痛、腳部冰冷、水腫，預防橘皮組織增長

徹底放鬆臀部、大腿的肌肉

\ TARGET /

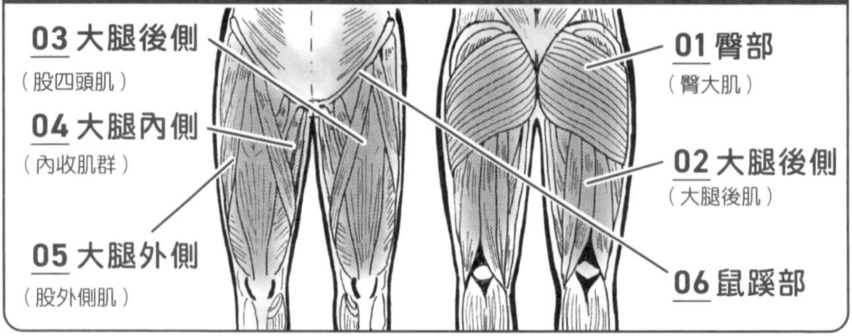

03 大腿後側
（股四頭肌）
04 大腿內側
（內收肌群）
05 大腿外側
（股外側肌）
01 臀部
（臀大肌）
02 大腿後側
（大腿後肌）
06 鼠蹊部

要準備的道具

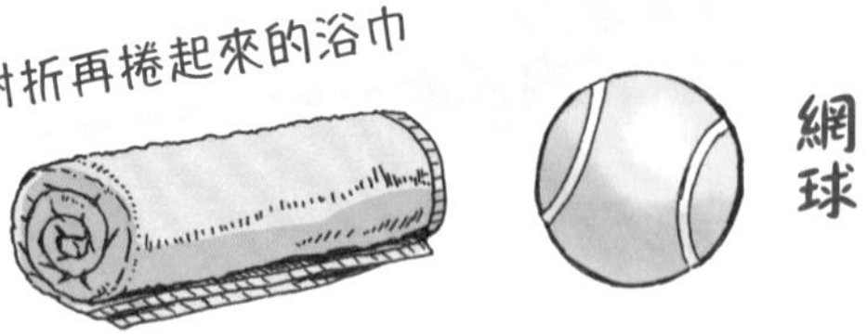

對折再捲起來的浴巾
網球

01
放鬆臀部肌肉

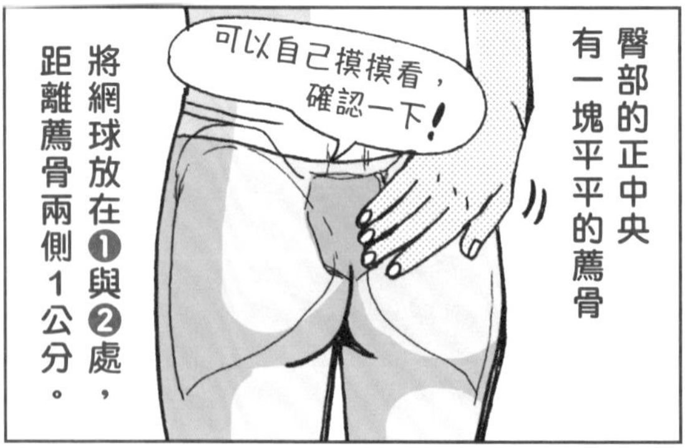

將網球放在❶與❷處，距離薦骨兩側1公分。
可以自己摸摸看，確認一下！
臀部的正中央有一塊平平的薦骨

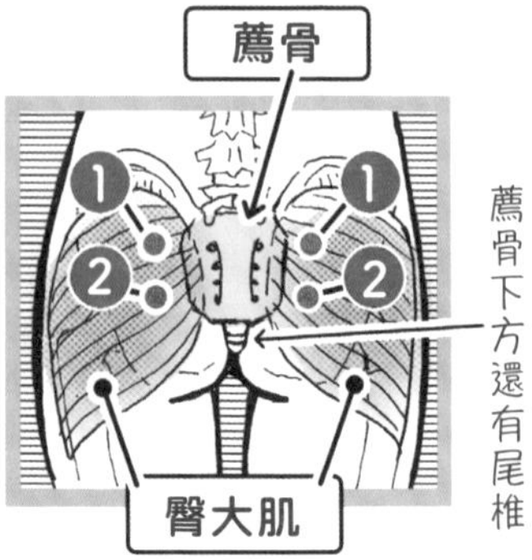

薦骨
1
2
臀大肌
薦骨下方還有尾椎

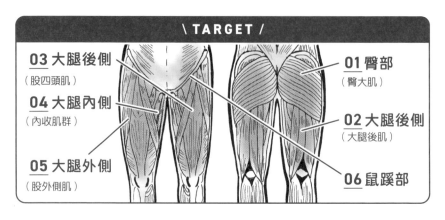

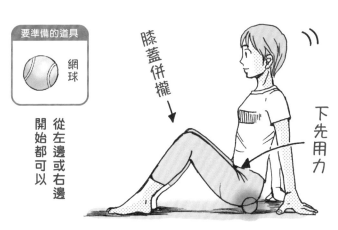

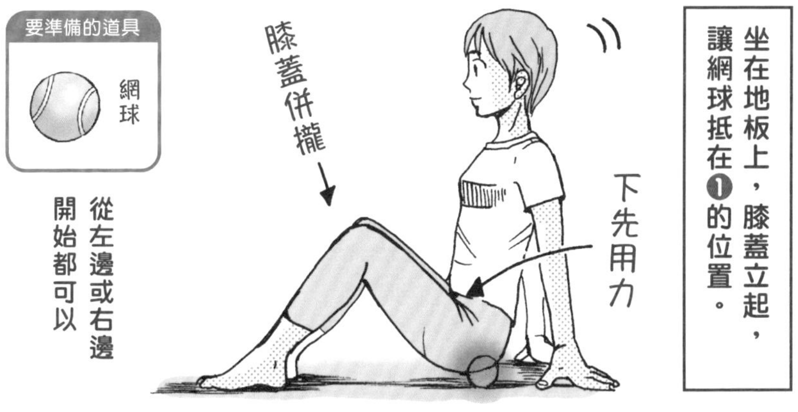
坐在地板上，膝蓋立起，讓網球抵在❶的位置。
下先用力
膝蓋併攏
要準備的道具
網球
從左邊或右邊開始都可以

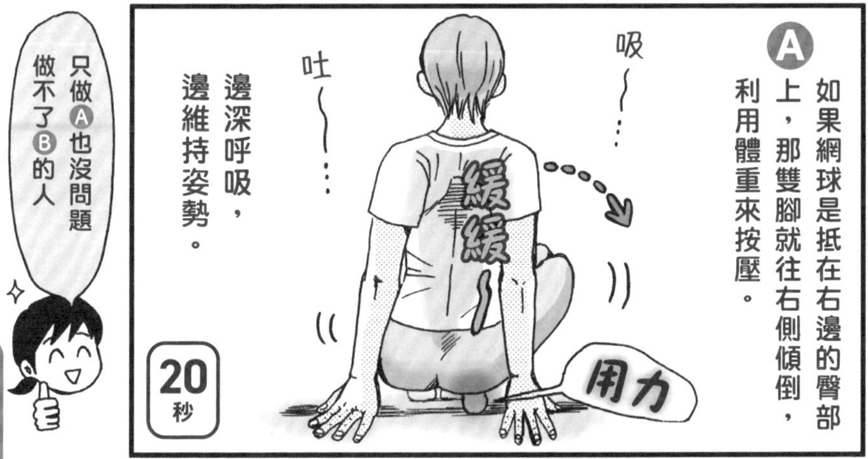
Ⓐ如果網球是抵在右邊的臀部上，那雙腳就往右側傾倒，利用體重來按壓。
吸～……
吐～……
邊深呼吸，邊維持姿勢。
緩緩～
用力
20秒
只做Ⓐ也沒問題
做不了Ⓑ的人

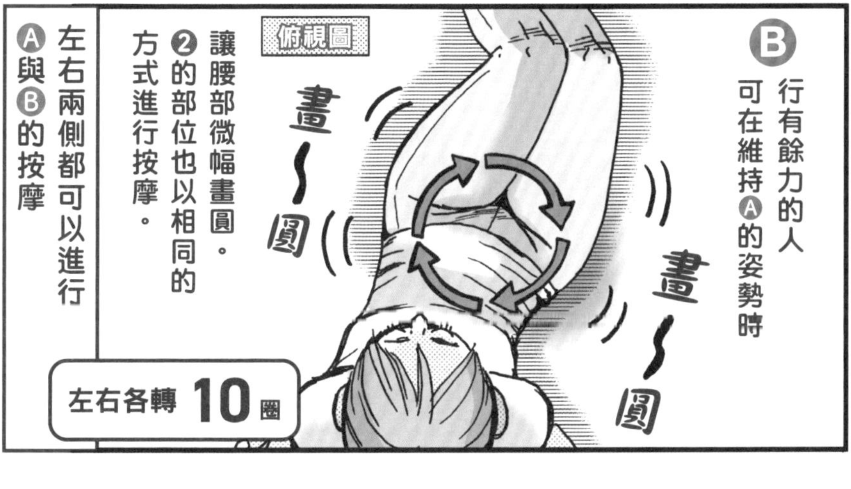
Ⓑ行有餘力的人可在維持Ⓐ的姿勢時
讓腰部微幅畫圓。❷的部位也以相同的方式進行按摩。
俯視圖
畫～圓
畫～圓
左右兩側都可以進行Ⓐ與Ⓑ的按摩
左右各轉10圈

7章 放鬆背部

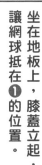

02 放鬆大腿後側的肌肉

雙腳與腰同寬，不要太開。

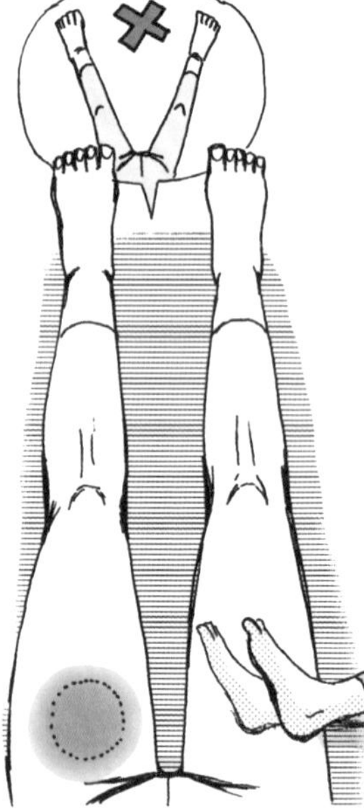

坐在地板後，雙腳打直，將網球放在❶的位置。從左邊或右邊開始都可以。

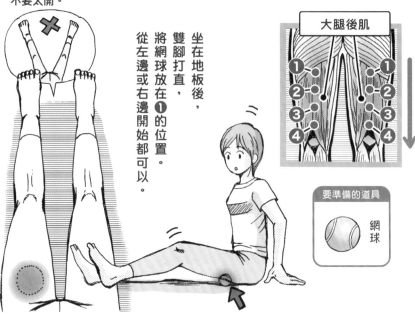

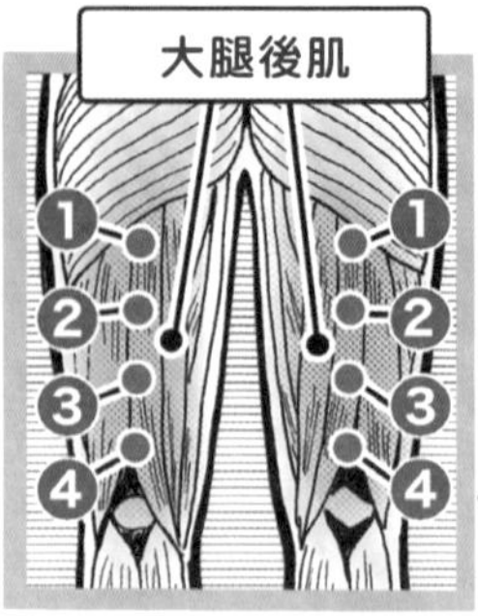
大腿後肌
1
2
3
4
1
2
3
4

要準備的道具

網球

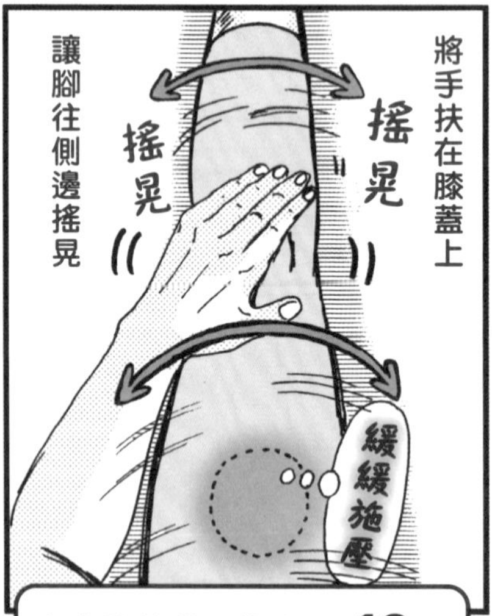
將手扶在膝蓋上
讓腳往側邊搖晃
搖晃
搖晃
緩緩施壓

左右腳的❶～❹各做10次

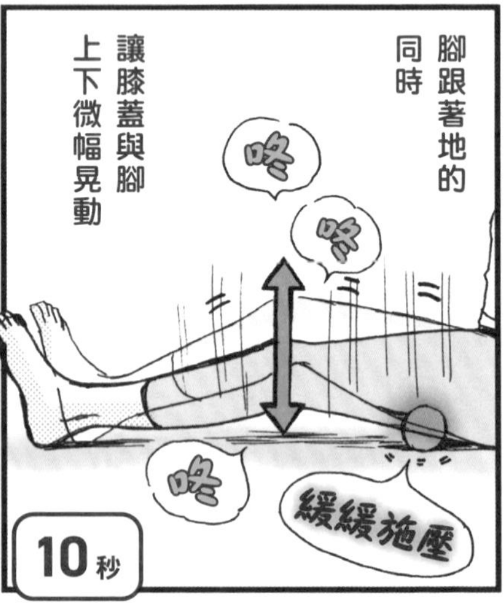
腳跟著地的同時
讓膝蓋與腳上下微幅晃動
咚
咚
咚
緩緩施壓

10秒

03
放鬆大腿前側的肌肉

要準備的道具

對折之後
捲起來的浴巾
如果是用毛巾
就能對折墊高
紮實！

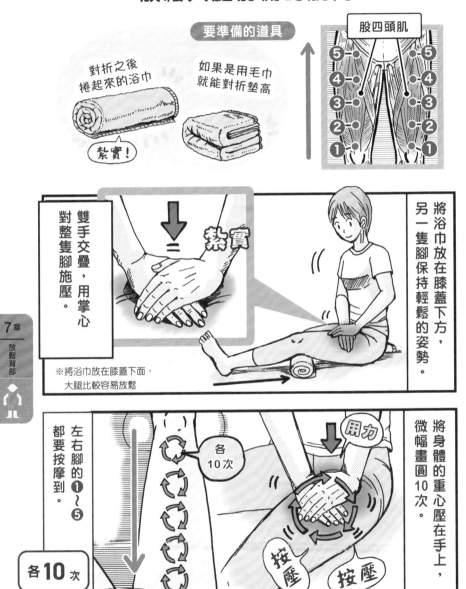

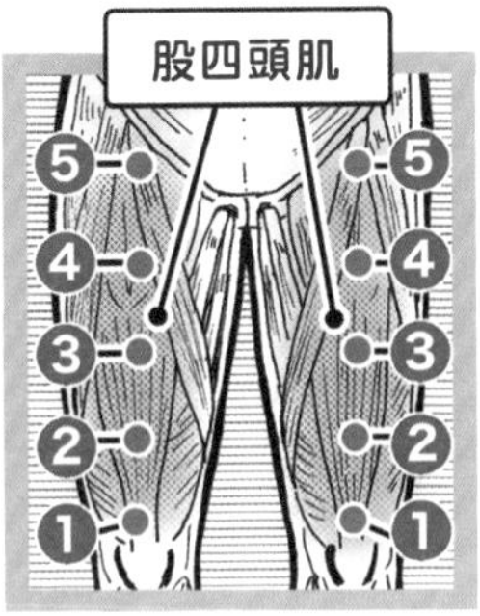
股四頭肌
❶
❷
❸
❹
❺

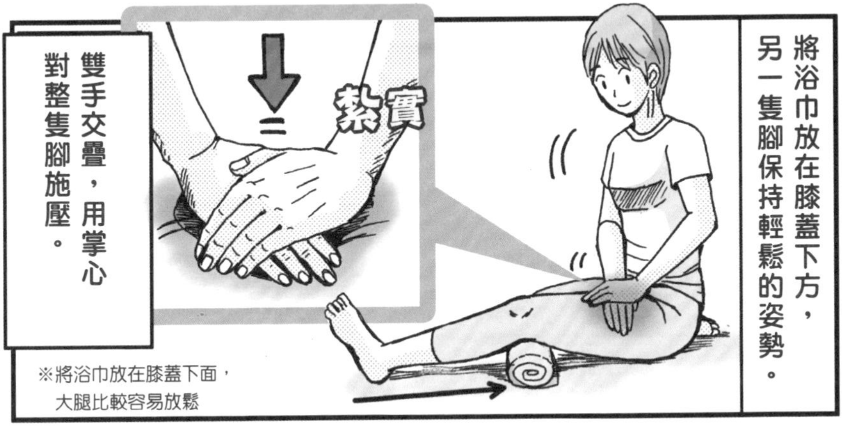
將浴巾放在膝蓋下方，另一隻腳保持輕鬆的姿勢。
紮實
雙手交疊，用掌心對整隻腳施壓。
※將浴巾放在膝蓋下面，大腿比較容易放鬆

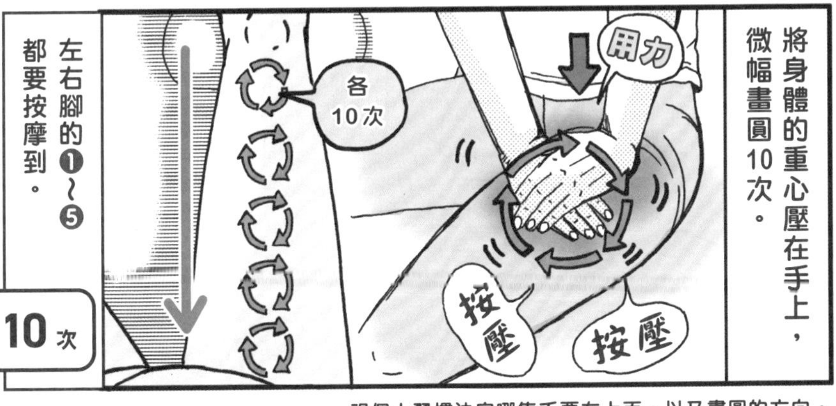
將身體的重心壓在手上，微幅畫圓10次。
用力
按壓
按壓
各10次
左右腳的❶~❺都要按摩到。
各10次

視個人習慣決定哪隻手要在上面，以及畫圓的方向。

04
放鬆大腿內側的肌肉

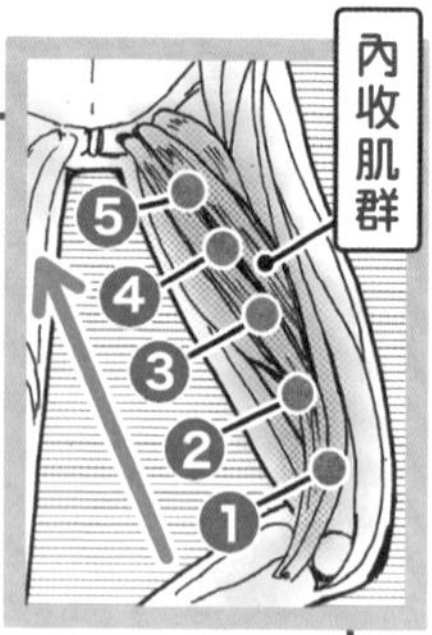
內收肌群
5
4
3
2
1

坐好，單邊膝蓋彎曲，

另一隻腳放鬆
用力
用力

將體重壓在雙手上，再微幅畫圓。

單腳的❶～❺各做 **10** 次

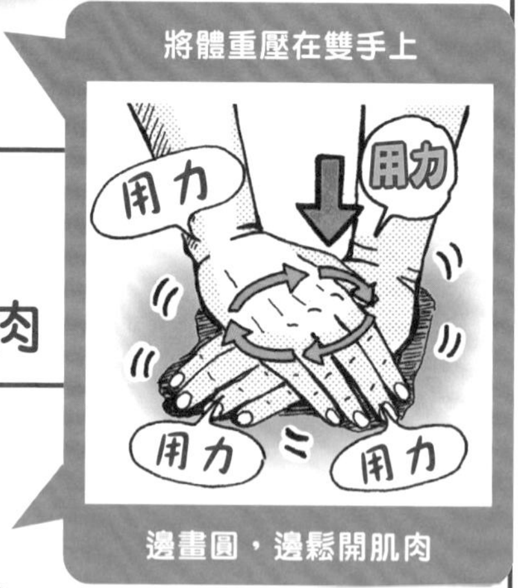
將體重壓在雙手上
用力
用力
用力
用力
邊畫圓，邊鬆開肌肉

05
放鬆大腿外側的肌肉

膝蓋往內側倒，讓腳貼在地面，

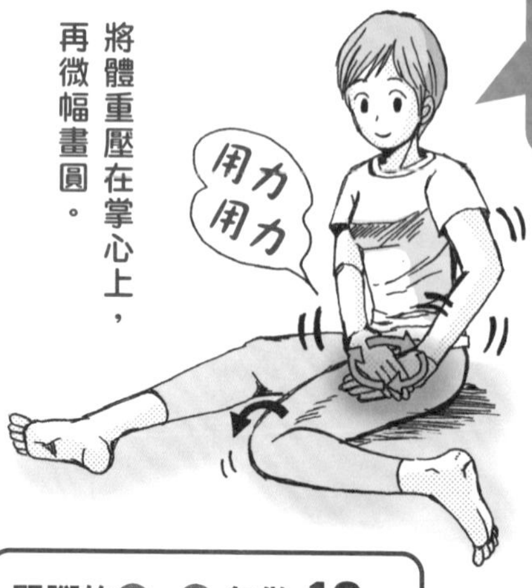
用力
用力

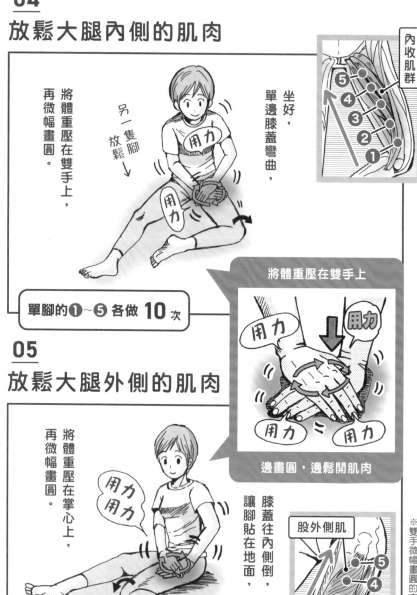

將體重壓在掌心上，再微幅畫圓。

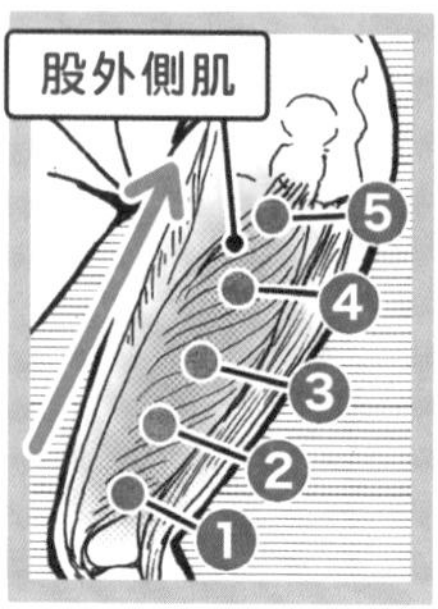
股外側肌
5
4
3
2
1

單腳的❶～❺各做 **10** 次

※雙手微幅畫圓的方式以舒適為準。

06
鬆開鼠蹊部的肌肉

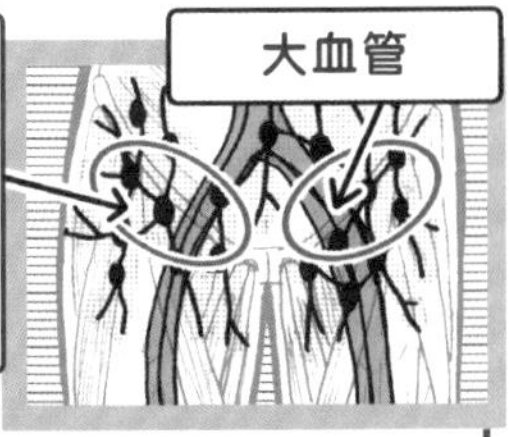
鼠蹊部淋巴結
大血管

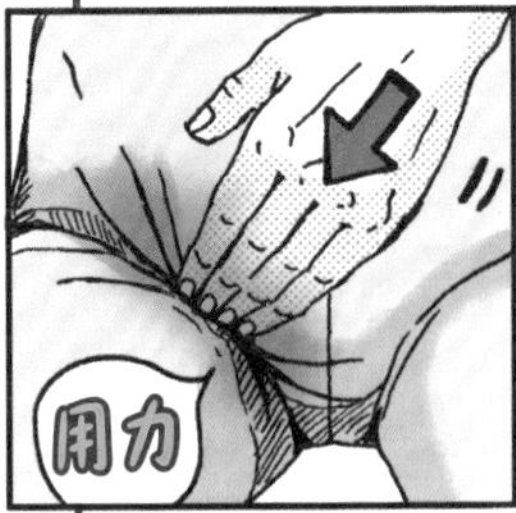
用力

用左手四隻手指的指尖按壓右側的鼠蹊部。

（另一邊也這樣按）

右腳打直，將捲好的浴巾放在膝蓋下方。

緩緩施壓
晃動
晃動

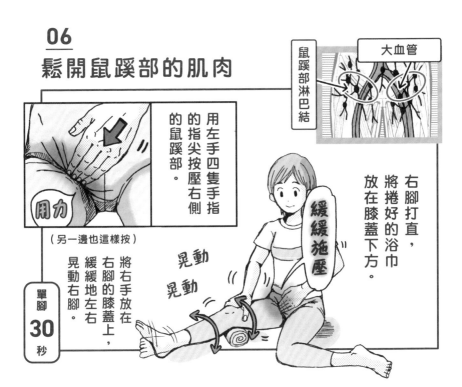

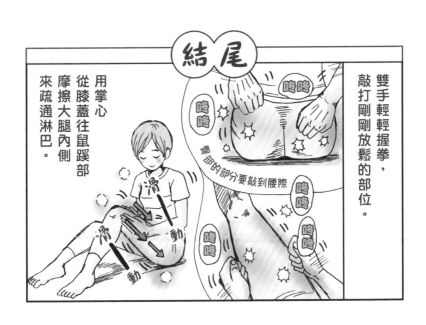

將右手放在右腳的膝蓋上，緩緩地左右晃動右腳。

單腳 30 秒

結尾

雙手輕輕握拳，敲打剛剛放鬆的部位。

咚咚
咚咚
臀部的部分要敲到腰際
咚咚
咚咚
咚咚

用掌心從膝蓋往鼠蹊部摩擦大腿內側來疏通淋巴。

滑動
滑動

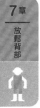

第8章

消除膝蓋與手肘下方的冰冷與疲勞

精油按摩術

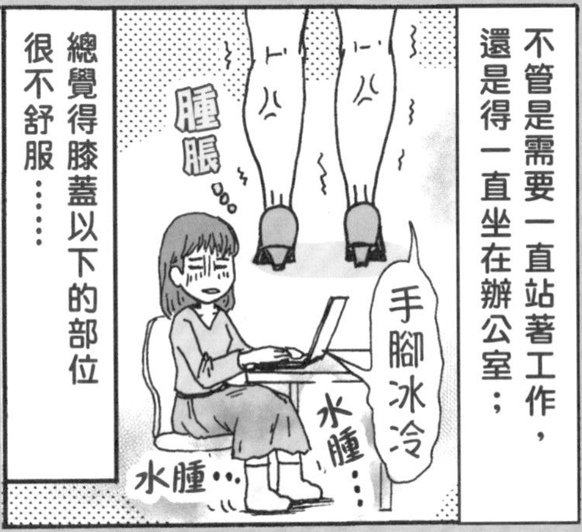
不管是需要一直站著工作，
還是得一直坐在辦公室；
手腳冰冷
腫脹
水腫…
水腫…
總覺得膝蓋以下的部位
很不舒服……

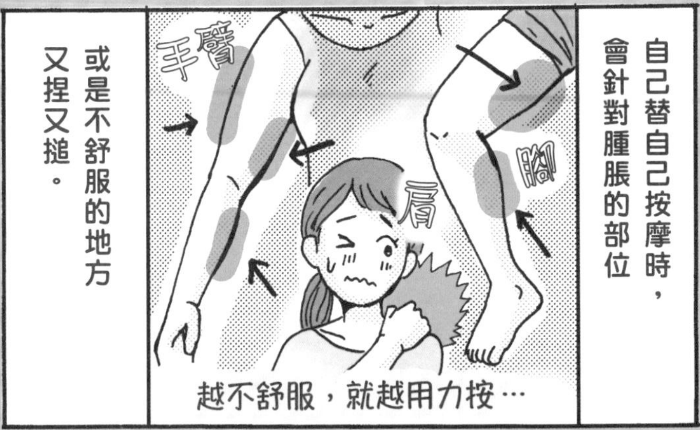
自己替自己按摩時，
會針對腫脹的部位
腳
肩
手臂
或是不舒服的地方
又捏又搥。
越不舒服，就越用力按…

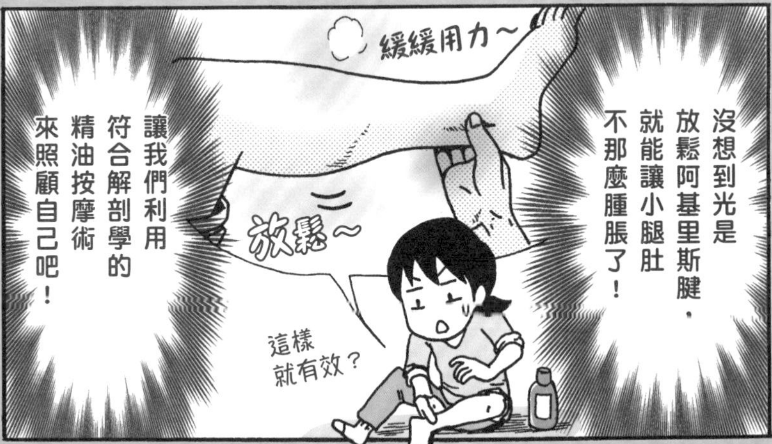
沒想到光是
放鬆阿基里斯腱，
就能讓小腿肚
不那麼腫脹了！
緩緩用力～
放鬆～
這樣
就有效？
讓我們利用
符合解剖學的
精油按摩術
來照顧自己吧！

按摩肌肉末端，讓全身跟著放鬆！

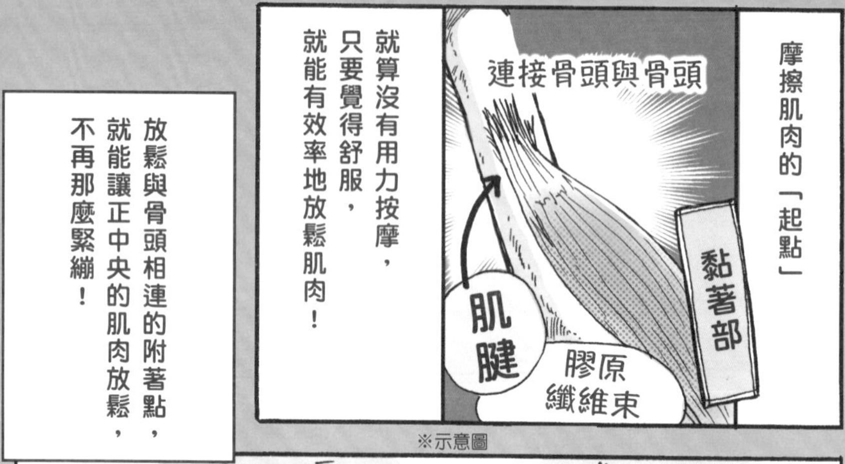
摩擦肌肉的「起點」
連接骨頭與骨頭
黏著部
肌腱
膠原纖維束
就算沒有用力按摩，只要覺得舒服，就能有效率地放鬆肌肉！
放鬆與骨頭相連的附著點，就能讓正中央的肌肉放鬆，不再那麼緊繃！

※示意圖

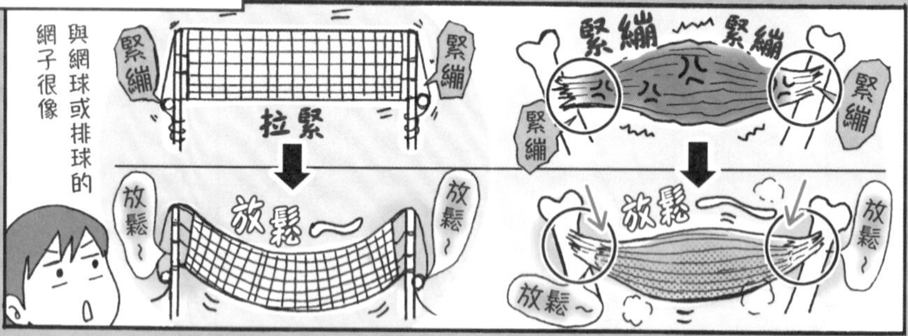
緊繃 緊繃
緊繃
緊繃
拉緊
放鬆～
放鬆～
放鬆～
緊繃
緊繃
拉緊
放鬆～
放鬆～
放鬆～
與網球或排球的網子很像

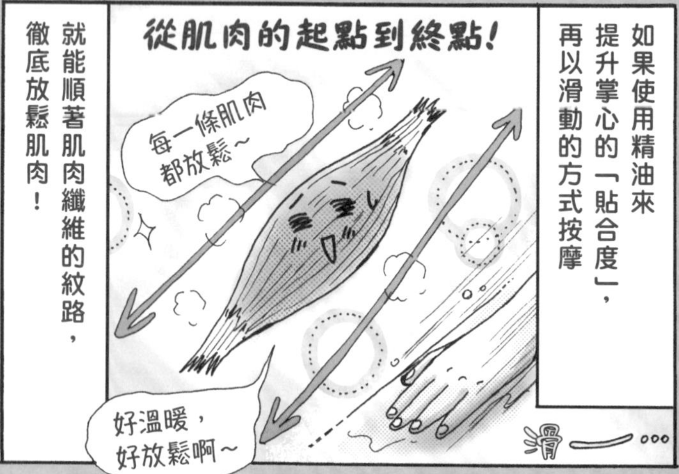
如果使用精油來提升掌心的「貼合度」，再以滑動的方式按摩
從肌肉的起點到終點！
每一條肌肉都放鬆～
好溫暖，好放鬆啊～
滑—ooo
就能順著肌肉纖維的紋路，徹底放鬆肌肉！

※肌腱的形狀有：繩狀、帶狀、膜狀以及各種形狀。

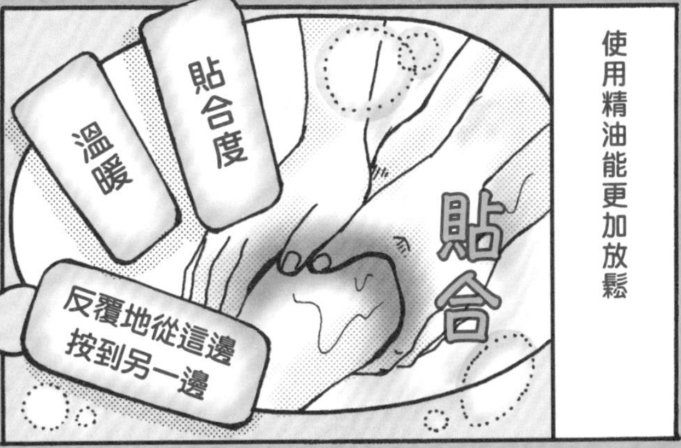
使用精油能更加放鬆
貼合
貼合度
溫暖
反覆地從這邊按到另一邊

對身心都有益處
幸福荷爾蒙
血清素
視丘下方
皮膚
C型神經纖維
這就是效果顯著的精油摩擦法

※這次採訪了「Effective Touch」學校校長小澤智子小姐。
個人簡介請參考151頁

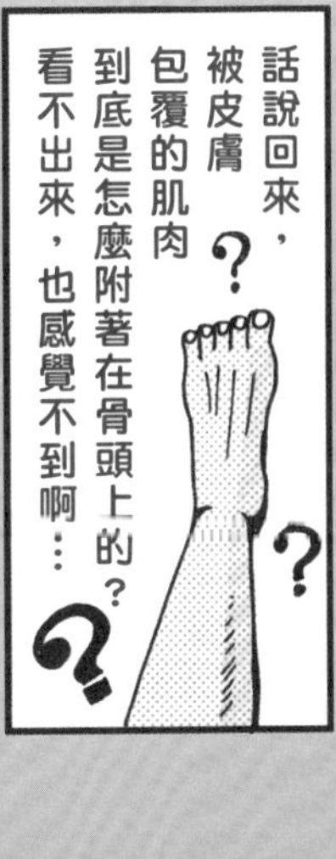
話說回來，被皮膚包覆的肌肉到底是怎麼附著在骨頭上的？看不出來，也感覺不到啊……
?
?
?

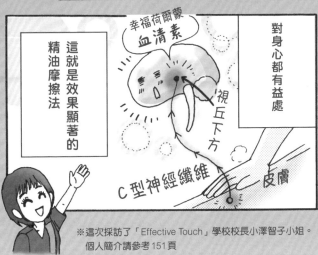

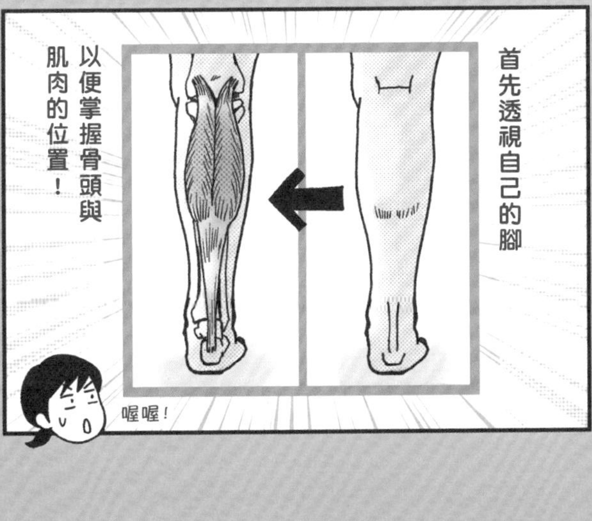
首先透視自己的腳
以便掌握骨頭與肌肉的位置！
喔喔！

掌握膝蓋下方的肌肉形狀
提升放鬆效果！

01
小腿肚（小腿三頭肌）

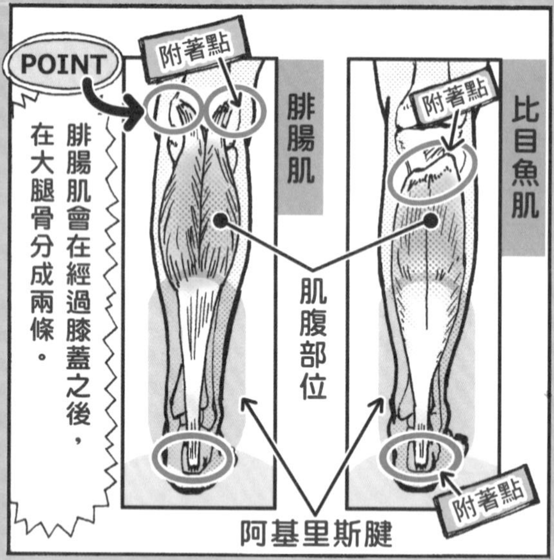
POINT
腓腸肌會在經過膝蓋之後，在大腿骨分成兩條。
附著點
腓腸肌
附著點
比目魚肌
肌腹部位
附著點
阿基里斯腱

阿基里斯腱比想像中長
肌腹就是會特別腫脹的部位。
可利用自己的腳確認看看
沒想到居然有膝蓋下方½的長度啊
我從來沒想過肌肉的起點耶，真是有趣！

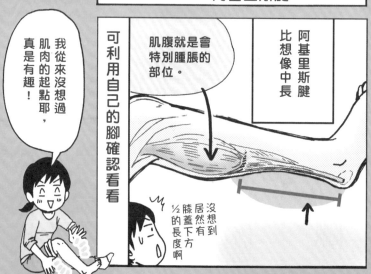

02 脛骨（脛前肌）

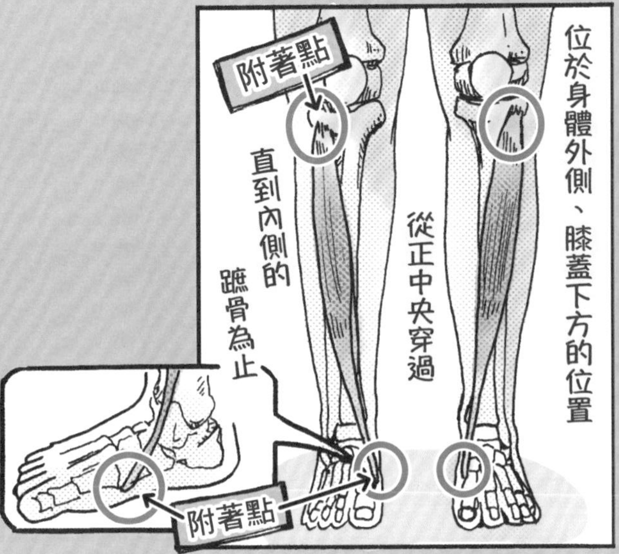
位於身體外側、膝蓋下方的位置
附著點
直到內側的蹠骨為止
從正中央穿過
附著點

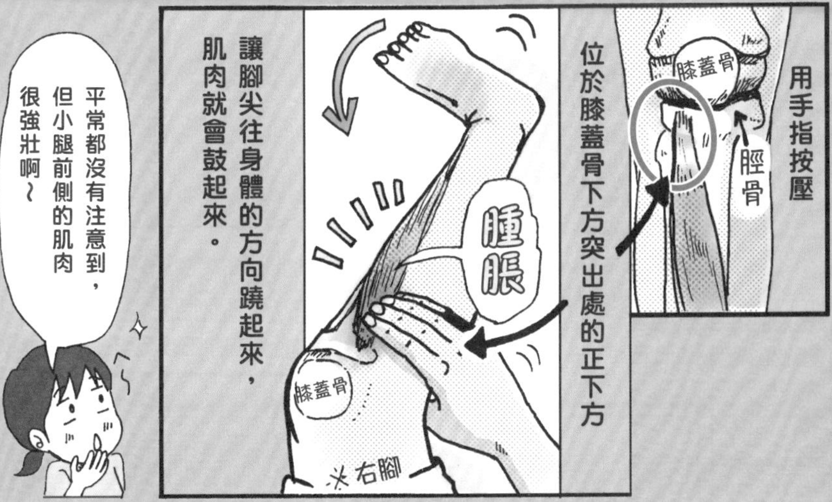
用手指按壓
膝蓋骨
脛骨
位於膝蓋骨下方突出處的正下方
讓腳尖往身體的方向蹺起來，肌肉就會鼓起來。
腫脹
膝蓋骨
※右腳
平常都沒有注意到，但小腿前側的肌肉很強壯啊～

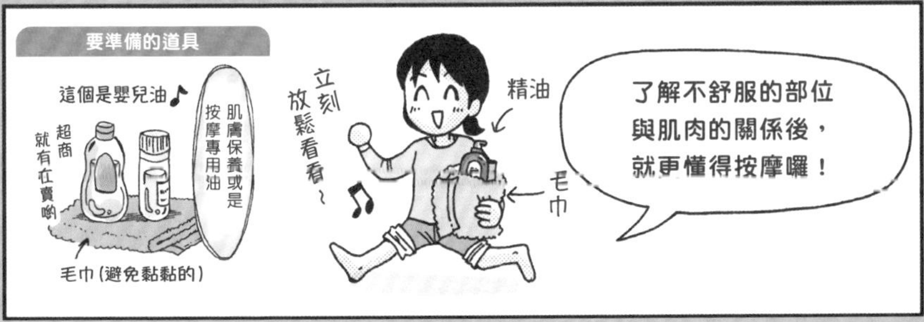
要準備的道具
這個是嬰兒油♪
超商就有在賣喲
肌膚保養或是按摩專用油
毛巾（避免黏黏的）
立刻放鬆看看～
精油
毛巾
了解不舒服的部位
與肌肉的關係後，
就更懂得按摩囉！

PRACTICE

消除水腫、手腳冰冷與肌肉疲勞

針對膝蓋下方的精油按摩術

按摩的力道

按摩附著點時，真的不需要太用力。

貼緊
皮膚
脂肪（皮下組織）
肌肉
骨頭
貼緊

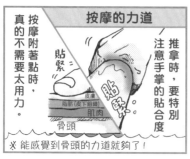

推拿時，要特別注意手掌的貼合度

※能感覺到骨頭的力道就夠了！

\ TARGET /

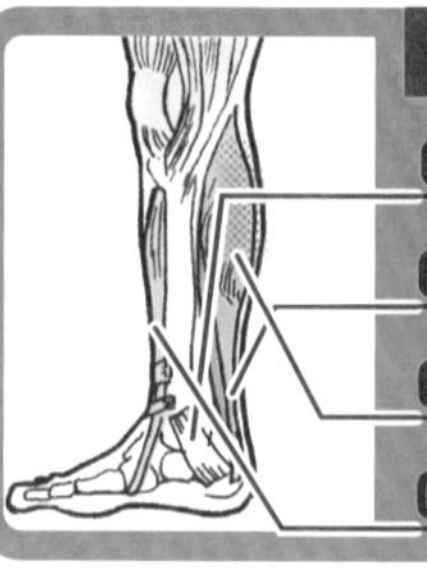

01 腳踝
02 阿基里斯腱
03 小腿肚
04 脛骨

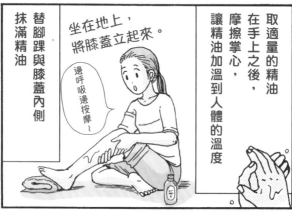

START

前置作業

取適量的精油在手上之後，摩擦掌心，讓精油加溫到人體的溫度

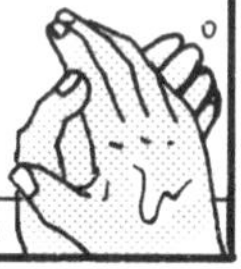

坐在地上，將膝蓋立起來。

替腳踝與膝蓋內側抹滿精油

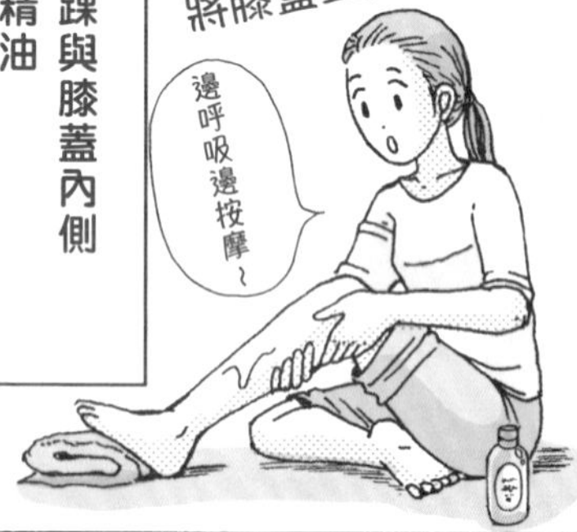
邊呼吸邊按摩～

毛巾小技巧

在進行膝蓋以下的精油按摩術時，可以將毛巾放在腳底下來放鬆腳踝。

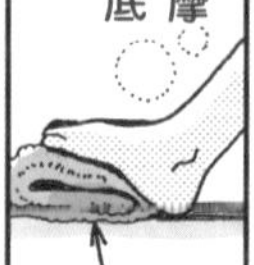
將毛巾折成一定的高度

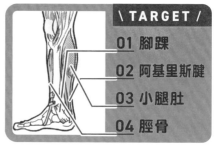

01 放鬆腳踝

用雙手的指腹

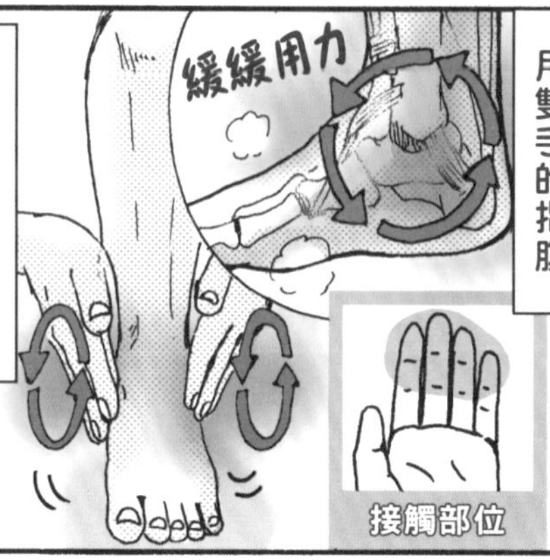
緩緩用力
接觸部位

順著腳踝的骨頭外側畫圓

單腳 30 次

※另一腳也以相同的方式按摩。

02
放鬆阿基里斯腱

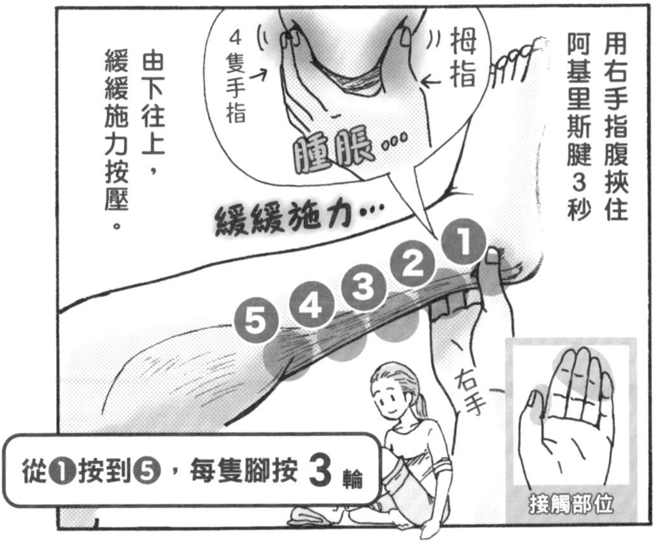
用右手指腹挾住阿基里斯腱3秒
拇指
4隻手指
腫脹…
緩緩施力…
由下往上，緩緩施力按壓。
1
2
3
4
5
右手
接觸部位
從❶按到❺，每隻腳按3輪

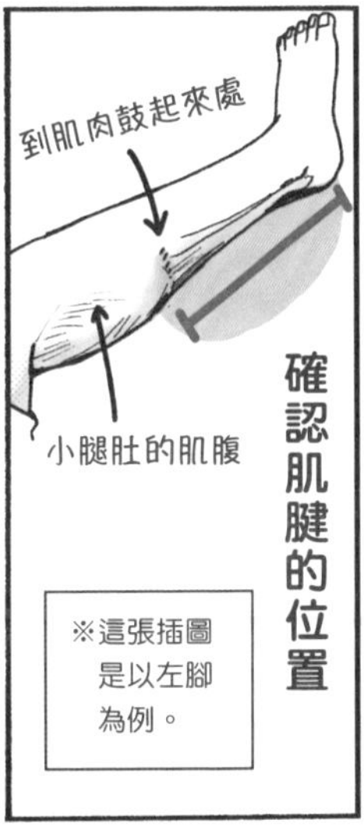
確認肌腱的位置
到肌肉鼓起來處
小腿肚的肌腹
※這張插圖是以左腳為例。

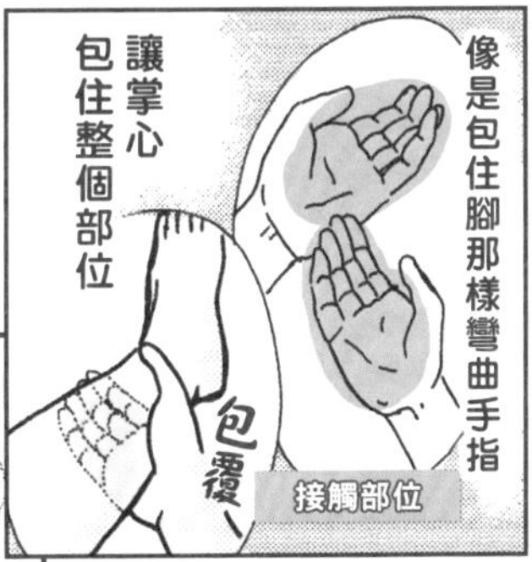
像是包住腳那樣彎曲手指
讓掌心包住整個部位
包覆
接觸部位

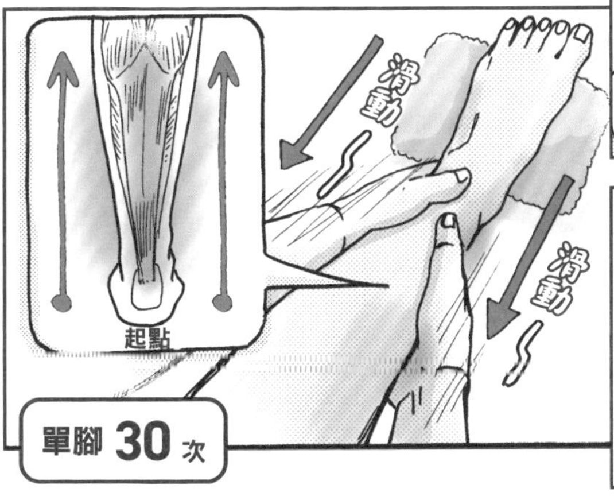
滑動
滑動
起點
單腳30次

左右兩手輪流從腳踝按到肌腹

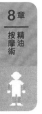

03
小腿肚按摩術

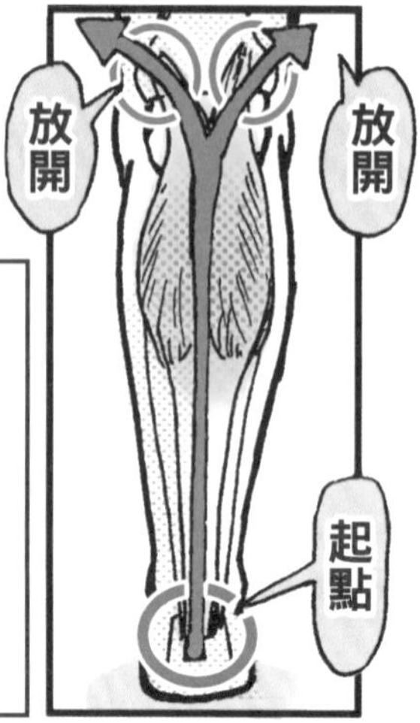

放開
放開
起點

先確認肌肉的位置
與按摩的路線
（包含阿基里斯腱）

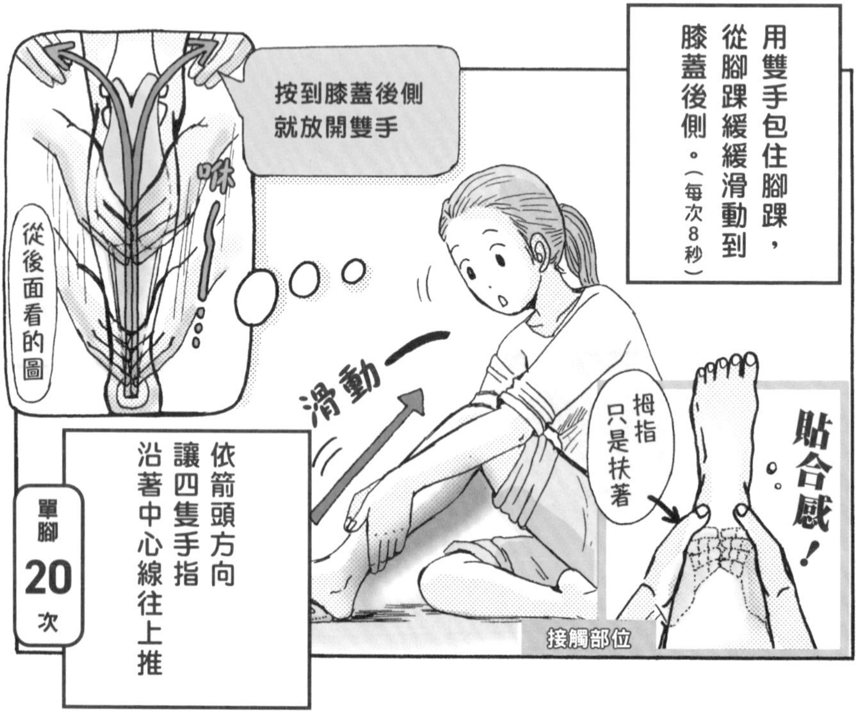

用雙手包住腳踝，從腳踝緩緩滑動到膝蓋後側。（每次8秒）
按到膝蓋後側就放開雙手
咻
從後面看的圖
滑動
拇指只是扶著
貼合感！
接觸部位
依箭頭方向讓四隻手指沿著中心線往上推
單腳20次

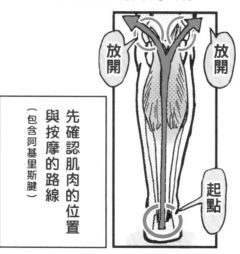

04
小腿前側按摩術

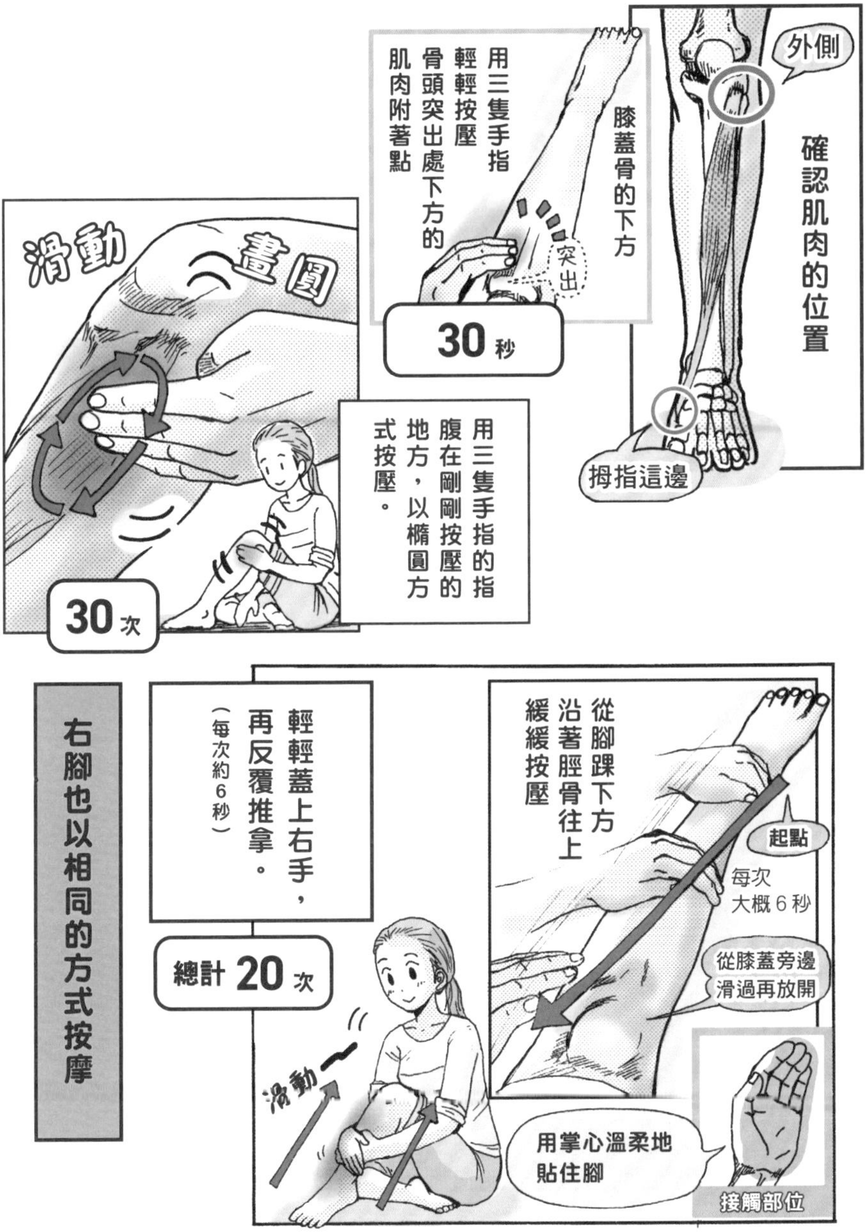

確認肌肉的位置
外側
拇指這邊
膝蓋骨的下方
用三隻手指輕輕按壓骨頭突出處下方的肌肉附著點
突出
30秒
用三隻手指的指腹在剛剛按壓的地方，以橢圓方式按壓。
滑動
畫圓
30次
從腳踝下方沿著脛骨往上緩緩按壓
起點
每次大概6秒
從膝蓋旁邊滑過再放開
用掌心溫柔地貼住腳
接觸部位
輕輕蓋上右手，再反覆推拿。
（每次約6秒）
總計20次
滑動～
右腳也以相同的方式按摩

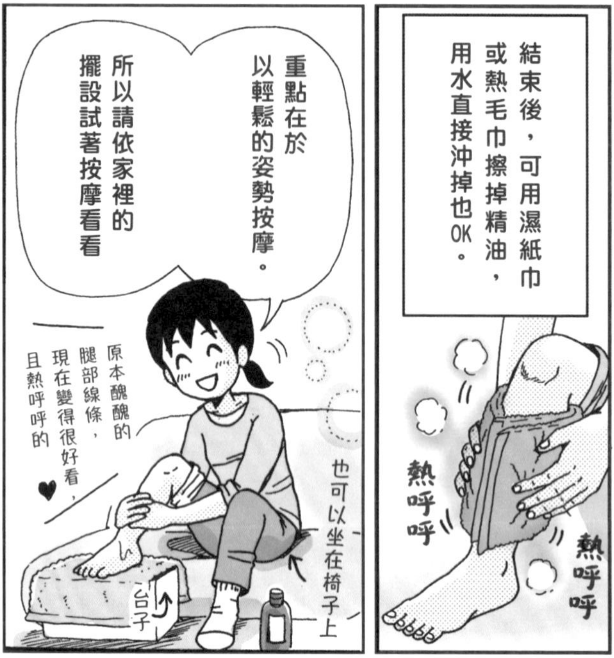
結束後，可用濕紙巾或熱毛巾擦掉精油，用水直接沖掉也OK。
熱呼呼
熱呼呼
重點在於以輕鬆的姿勢按摩。所以請依家裡的擺設試著按摩看看
原本醜醜的腿部線條，現在變得很好看，且熱呼呼的♥
也可以坐在椅子上
台子

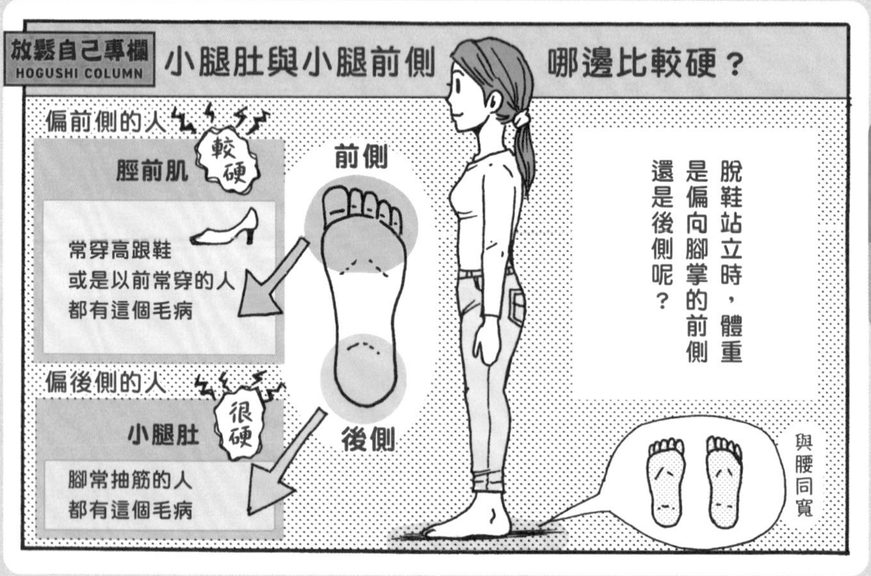
放鬆自己專欄
HOGUSHI COLUMN
小腿肚與小腿前側　哪邊比較硬？
偏前側的人
脛前肌
較硬
常穿高跟鞋
或是以前常穿的人
都有這個毛病
偏後側的人
小腿肚
很硬
腳常抽筋的人
都有這個毛病
前側
後側
脫鞋站立時，體重是偏向腳掌的前側還是後側呢？
與腰同寬

輕輕按摩手肘的下方肌肉 就能消除手指疲勞

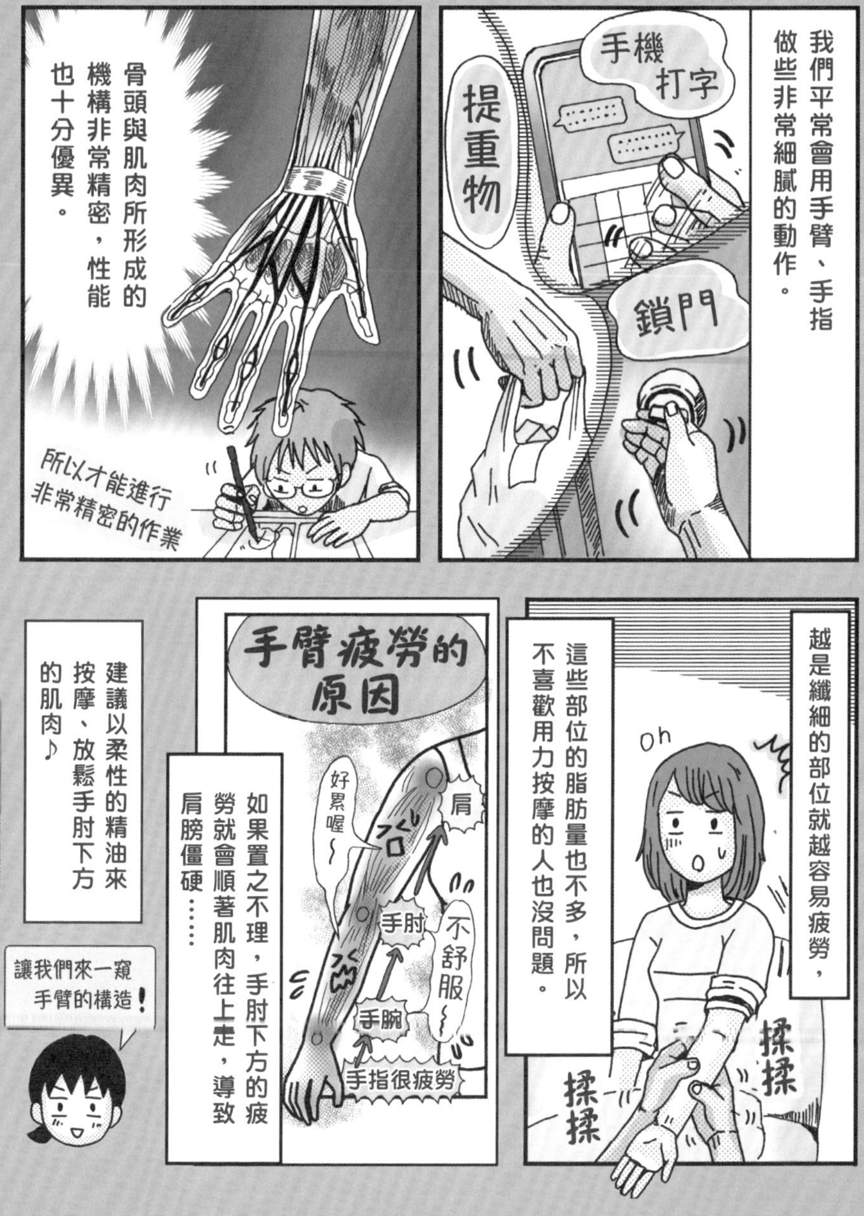

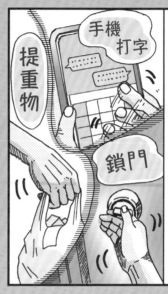

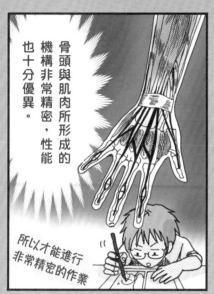

我們平常會用手臂、手指做些非常細膩的動作。
手機打字
提重物
鎖門
骨頭與肌肉所形成的機構非常精密，性能也十分優異。
所以才能進行非常精密的作業
越是纖細的部位就越容易疲勞，
這些部位的脂肪量也不多，所以不喜歡用力按摩的人也沒問題。
Oh
揉揉
揉揉
手臂疲勞的原因
好累喔～
肩
手肘
不舒服～
手腕
手指很疲勞
如果置之不理，手肘下方的疲勞就會順著肌肉往上走，導致肩膀僵硬……
建議以柔性的精油來按摩、放鬆手肘下方的肌肉♪
讓我們來一窺手臂的構造！

\ 這樣做效果加倍！/

掌握手肘下方的肌肉位置

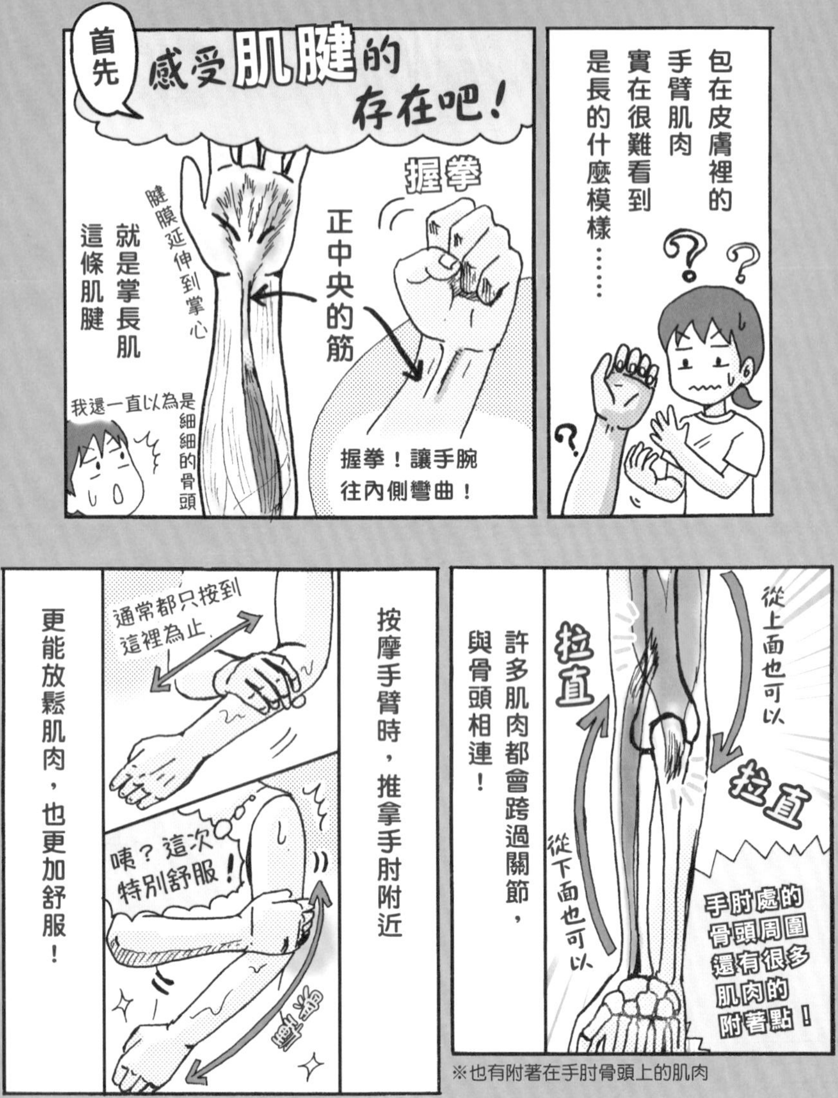
首先
感受肌腱的存在吧！
握拳
正中央的筋
腱膜延伸到掌心
就是掌長肌這條肌腱
我還一直以為是細細的骨頭
握拳！讓手腕往內側彎曲！
包在皮膚裡的手臂肌肉實在很難看到是長的什麼模樣……
從上面也可以
拉直
拉直
許多肌肉都會跨過關節，與骨頭相連！
從下面也可以
手肘處的骨頭周圍還有很多肌肉的附著點！
按摩手臂時，推拿手肘附近
通常都只按到這裡為止
咦？這次特別舒服！
更能放鬆肌肉，也更加舒服！

※也有附著在手肘骨頭上的肌肉

每天都會用到的雙手與手臂肌肉
試著透視自己的手臂吧！

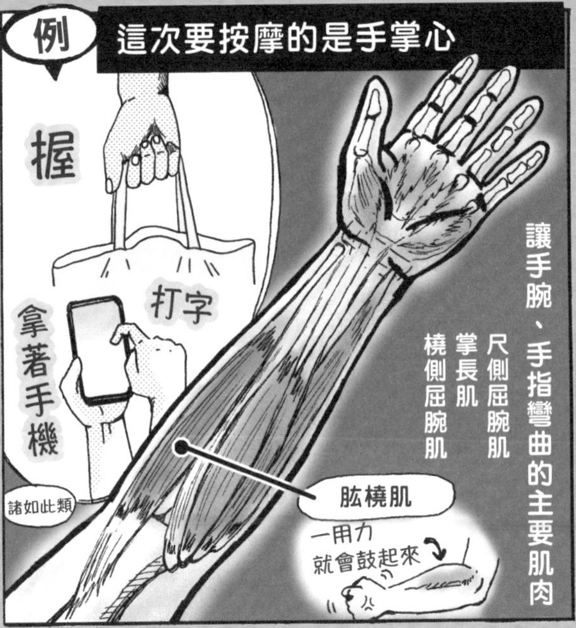
例
這次要按摩的是手掌心
握
打字
拿著手機
諸如此類
讓手腕、手指彎曲的主要肌肉
尺側屈腕肌
掌長肌
橈側屈腕肌
肱橈肌
一用力就會鼓起來

讓我們來試著進行**放鬆肌肉附著點**的手臂按摩術吧！

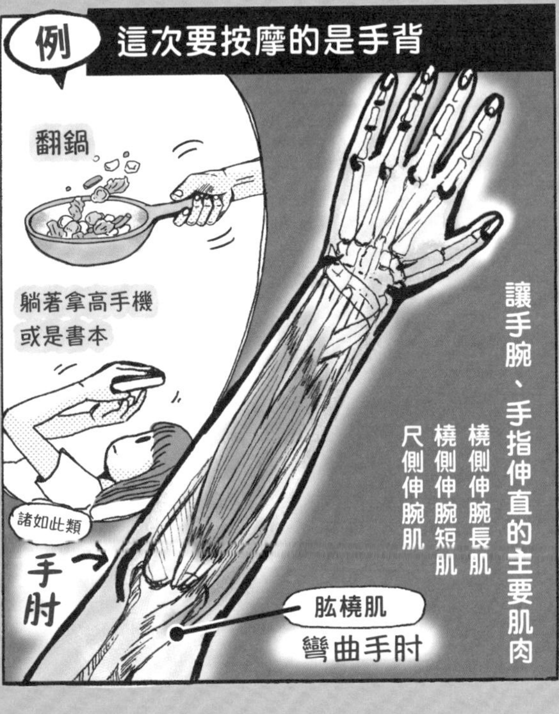
例
這次要按摩的是手背
翻鍋
躺著拿高手機或是書本
諸如此類
手肘
讓手腕、手指伸直的主要肌肉
橈側伸腕長肌
橈側伸腕短肌
尺側伸腕肌
肱橈肌
彎曲手肘

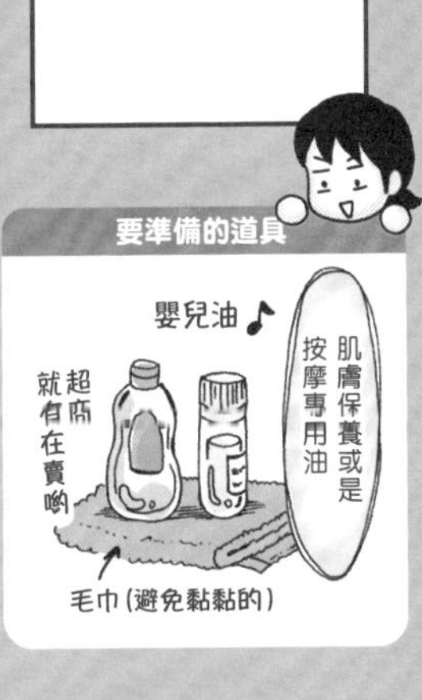
要準備的道具
嬰兒油♪
超商就有在賣喲
肌膚保養或是按摩專用油
毛巾(避免黏黏的)

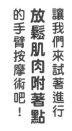

PRACTICE

專治手腕、手臂疲勞、冰冷與水腫

放鬆手肘下方肌肉的精油按摩術

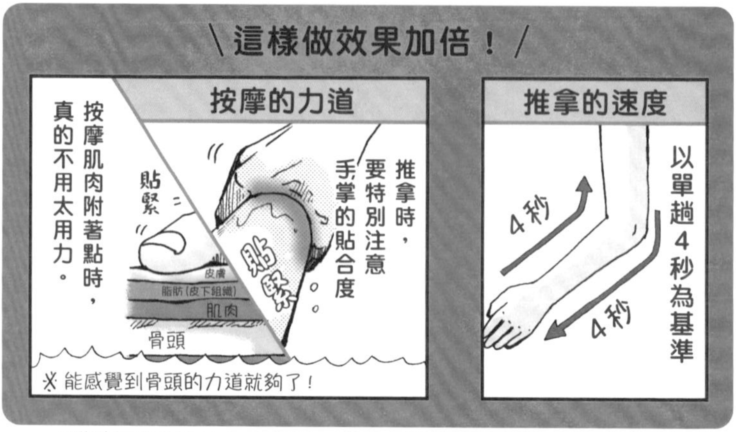
\ 這樣做效果加倍！ /
按摩的力道
按摩肌肉附著點時，
真的不用太用力。
貼緊
皮膚
脂肪（皮下組織）
肌肉
骨頭
貼緊
推拿時，
要特別注意
手掌的貼合度
※能感覺到骨頭的力道就夠了！
推拿的速度
以單趟4秒為基準
4秒
4秒

※先將精油倒在掌心上，互相搓一搓掌心，當精油變得溫溫的之後，再塗在手臂上！

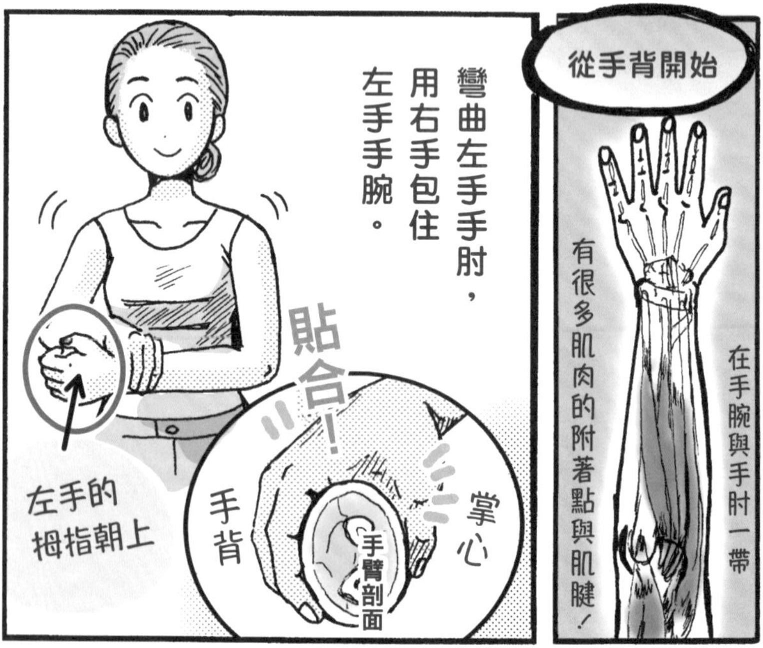
彎曲左手手肘，
用右手包住
左手手腕。
左手的
拇指朝上
貼合！
手背
掌心
手臂剖面
從手背開始
在手腕與手肘一帶
有很多肌肉的附著點與肌腱！

01

讓手肘徹底放鬆的按摩術

❶ 用右手包住左手手腕，往手肘的方向推拿。

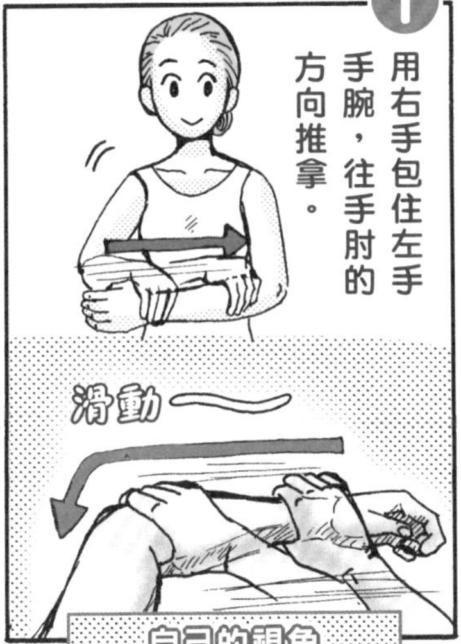

手掌貼住手臂重覆進行推拿

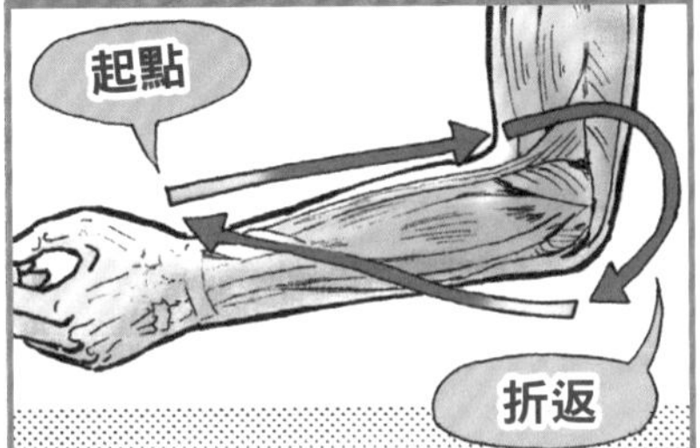

讓手掌從手腕上方滑動到手肘的上方，再往手掌方向折返。過程要維持一定的節奏。

就能讓肌肉慢慢放鬆

❷ 經過手肘上方後，右手手腕往手肘的另一側繞過去，用掌心和手指包住手肘。

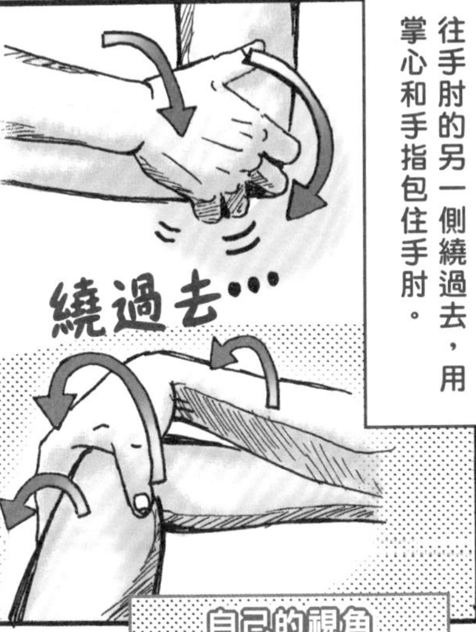

❸ 讓右手手腕慢慢回到起點

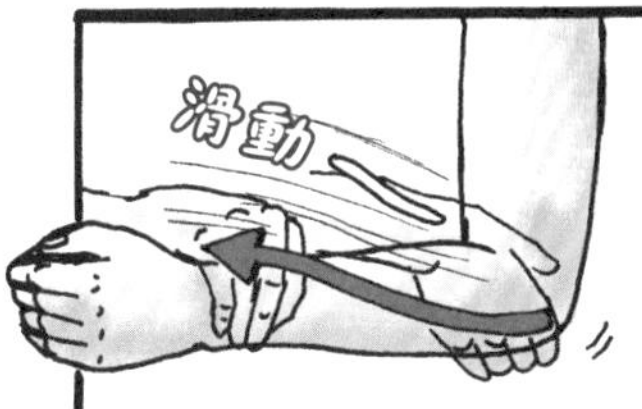

右手掌心回到手腕後，重覆❶～❸的步驟。

單手 10 次往返

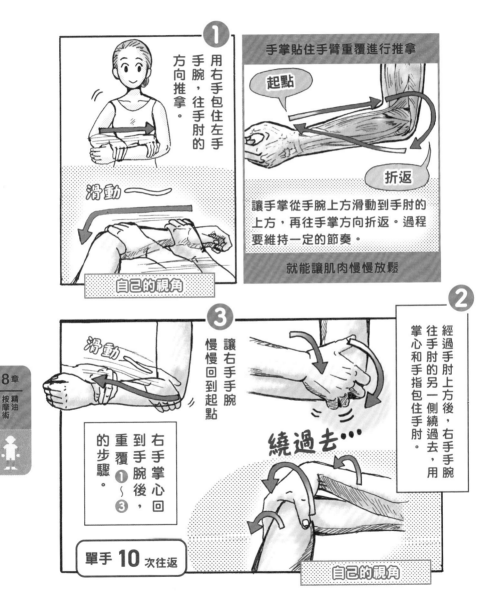

02
放鬆骨頭銜接處的按摩術

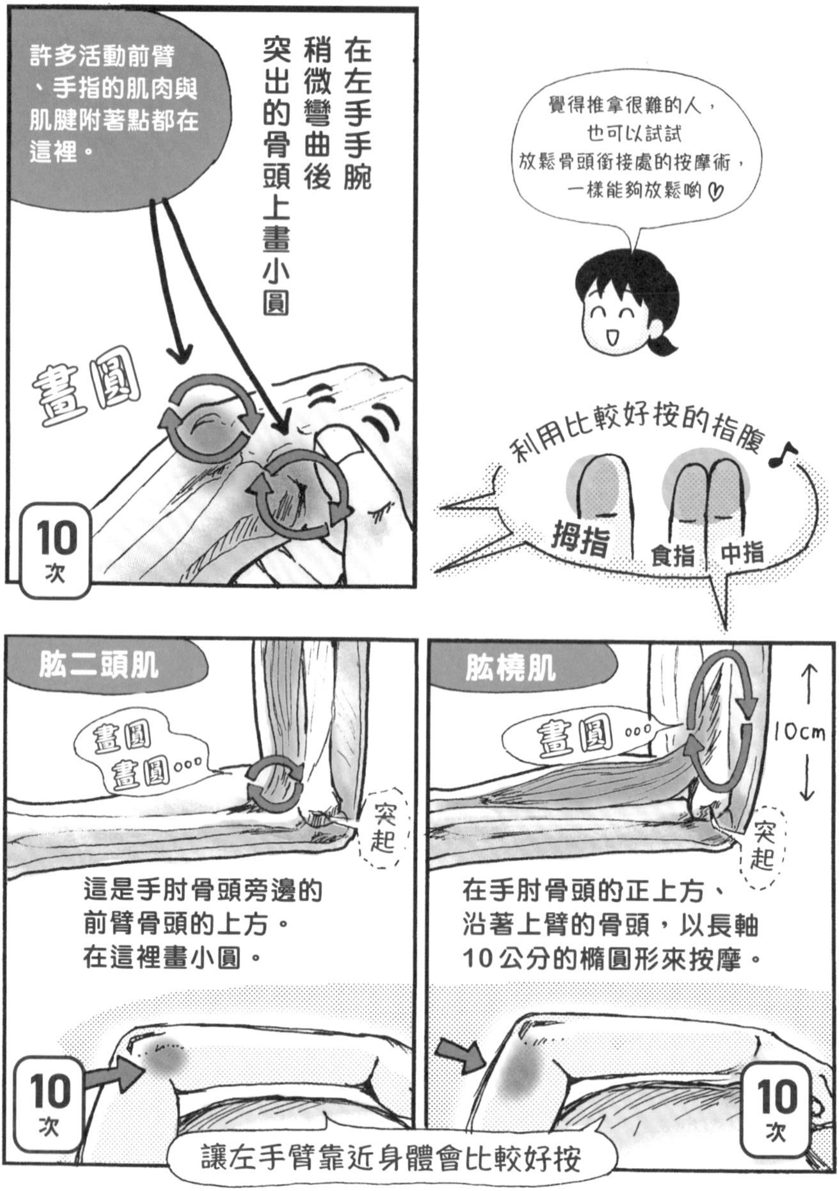

在左手手腕稍微彎曲後突出的骨頭上畫小圓
許多活動前臂、手指的肌肉與肌腱附著點都在這裡。
畫圓
10次
覺得推拿很難的人，也可以試試放鬆骨頭銜接處的按摩術，一樣能夠放鬆喲♡
利用比較好按的指腹♪
拇指
食指
中指
肱二頭肌
畫圓 畫圓…
突起
這是手肘骨頭旁邊的前臂骨頭的上方。在這裡畫小圓。
10次
肱橈肌
畫圓…
10cm
突起
在手肘骨頭的正上方、沿著上臂的骨頭，以長軸10公分的橢圓形來按摩。
10次
讓左手臂靠近身體會比較好按

※另一隻手也以相同的方式按摩

03
單趟推拿按摩術

掌心
可進行精密的作業
也能拿重物

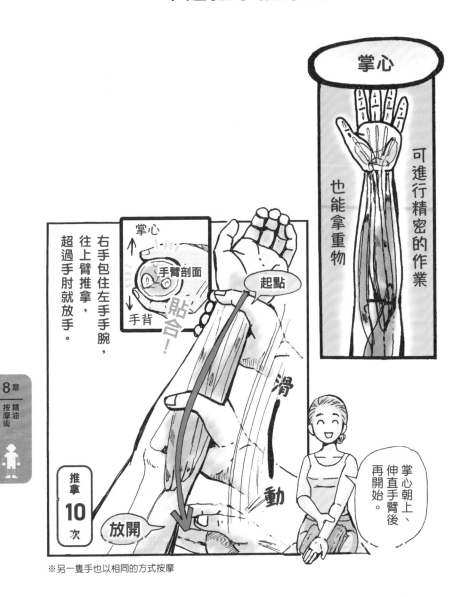

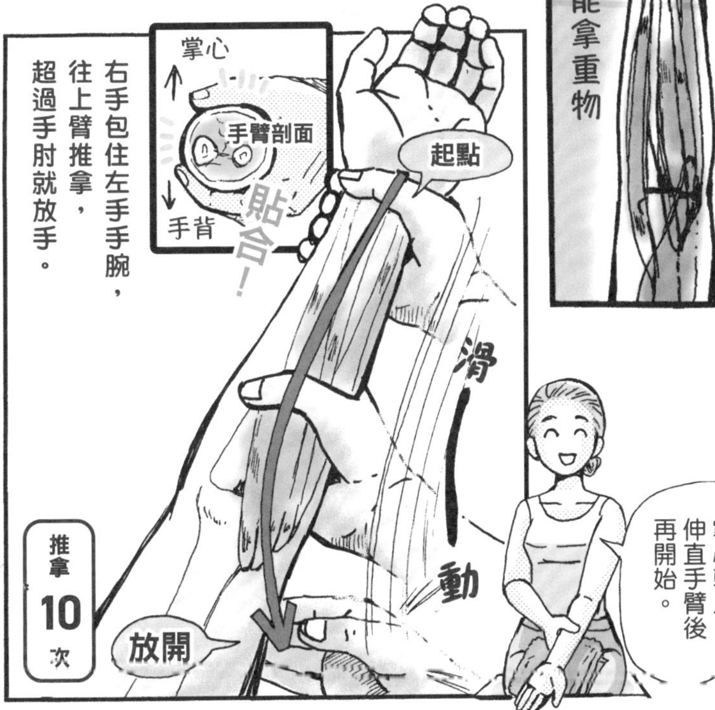
右手包住左手手腕，往上臂推拿，超過手肘就放手。
掌心
手臂剖面
手背
貼合！
起點
滑動
放開
推拿10次
掌心朝上、伸直手臂後再開始。

※另一隻手也以相同的方式按摩

04 放鬆手肘的內側骨頭銜接處

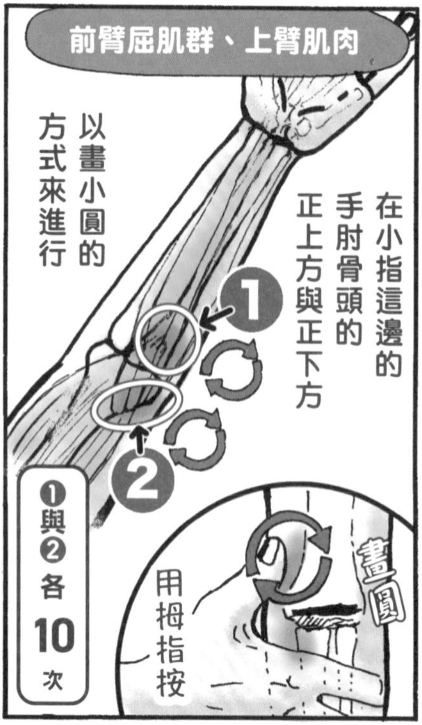
前臂屈肌群、上臂肌肉
在小指這邊的手肘骨頭的正上方與正下方
以畫小圓的方式來進行
1
2
❶與❷各10次
用拇指按
畫圓

※另一側也以相同的方式按摩

※從正面看左手肘

05 掌心腱膜按摩術

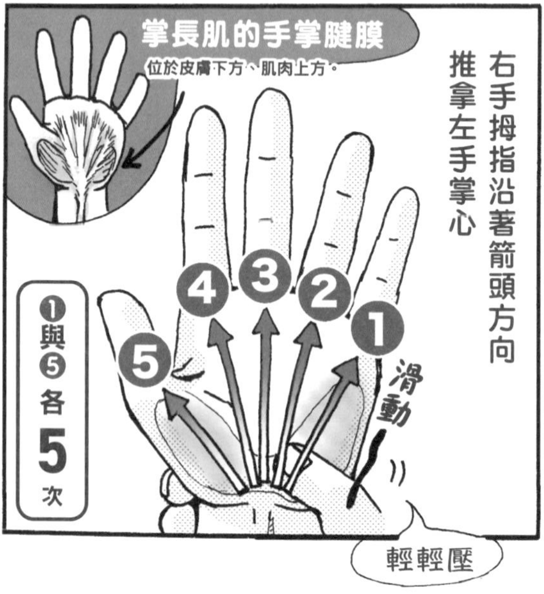
掌長肌的手掌腱膜
位於皮膚下方、肌肉上方。
右手拇指沿著箭頭方向推拿左手掌心
1
2
3
4
5
滑動
❶與❺各5次
輕輕壓

右手也以相同的順序按摩

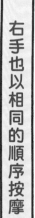

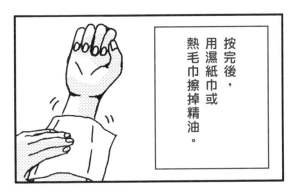

按完後，用濕紙巾或熱毛巾擦掉精油。

REPORT **崎田快報**

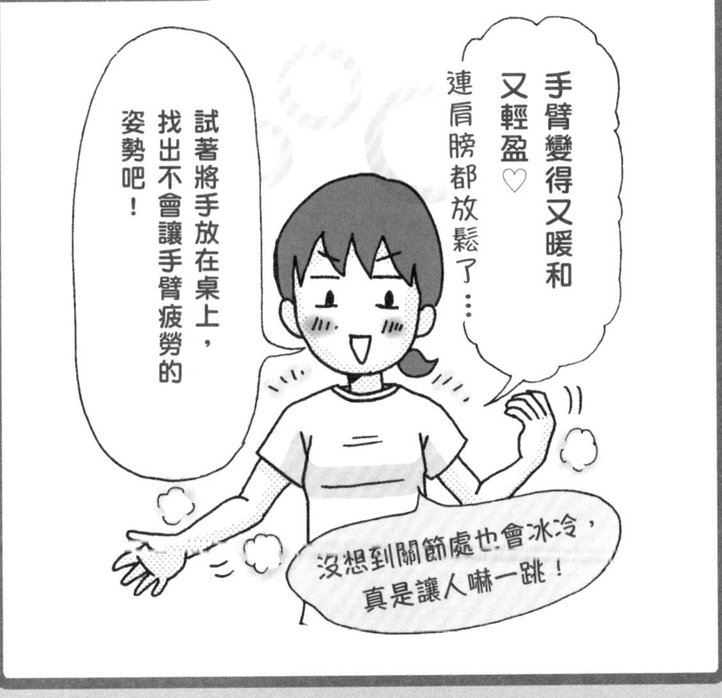
手臂變得又暖和又輕盈♡
連肩膀都放鬆了……
試著將手放在桌上，找出不會讓手臂疲勞的姿勢吧！
沒想到關節處也會冰冷，真是讓人嚇一跳！

第9章

調理內臟不適、
減緩疼痛

按摩腳底與手部的反射區

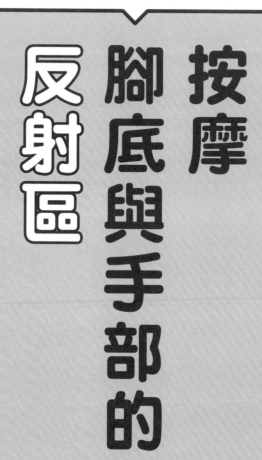

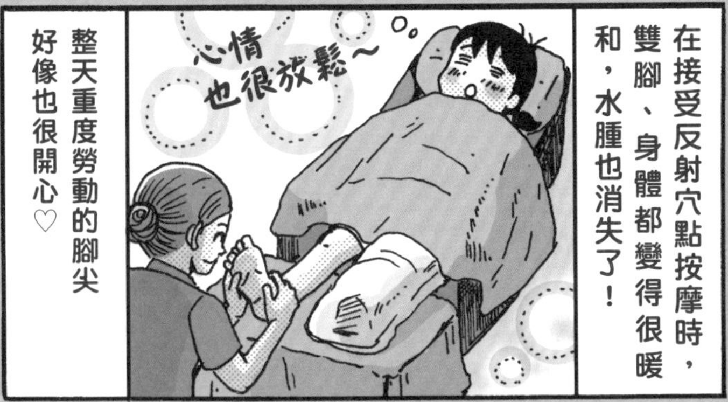
在接受反射穴點按摩時，雙腳、身體都變得很暖和，水腫也消失了！
心情也很放鬆～
整天重度勞動的腳尖好像也很開心♡

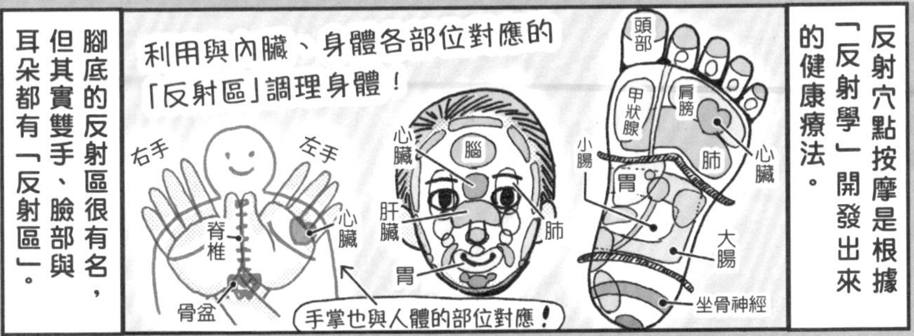
反射穴點按摩是根據「反射學」開發出來的健康療法。
利用與內臟、身體各部位對應的「反射區」調理身體！
頭部
甲狀腺
肩膀
心臟
肺
小腸
胃
大腸
坐骨神經
心臟
腦
肝臟
肺
胃
右手
左手
脊椎
心臟
骨盆
手掌也與人體的部位對應！
腳底的反射區很有名，但其實雙手、臉部與耳朵都有「反射區」。

※雙手與雙腳靠齊之後，就會與人體的部位對應

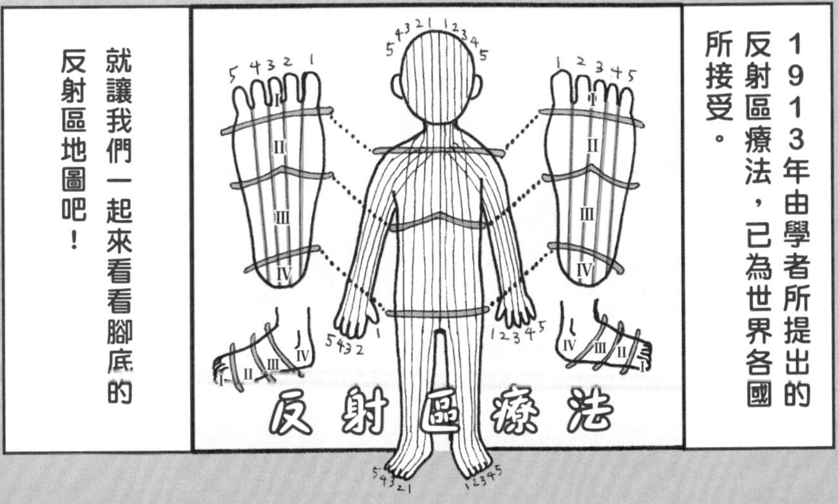
1913年由學者所提出的反射區療法，已為世界各國所接受。
反射區療法
就讓我們一起來看看腳底的反射區地圖吧！

腳底就是全身的縮圖！

腳底的反射區MAP

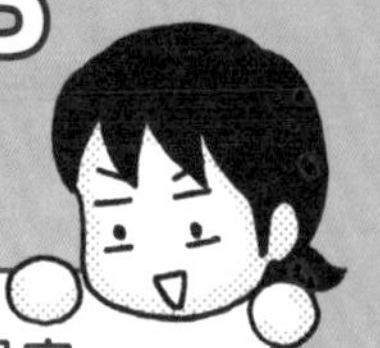

左腳

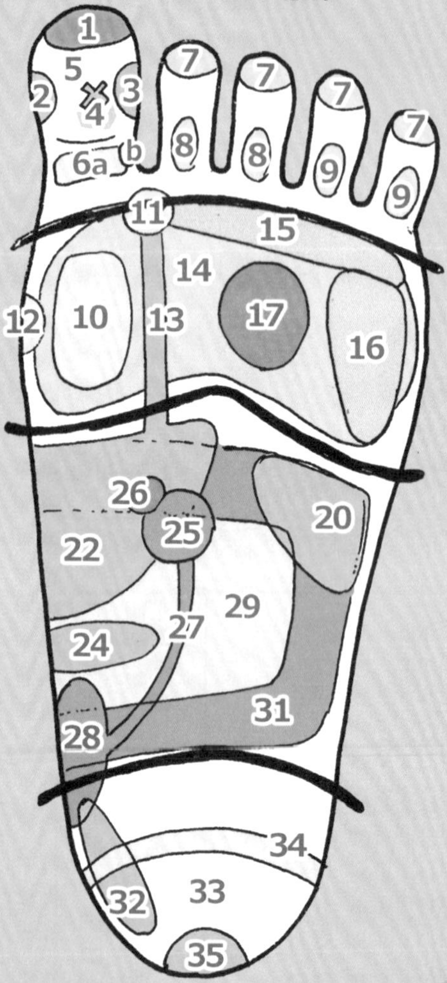

左右對應的器官
不同喲！

1. 頭頂
2. 視丘下方
3. 松果體
4. 腦下垂體
5. 頭部
6. a 後腦杓
   b 乳突
7. 鼻竇
8. 眼睛
9. 耳朵
10. 甲狀腺
11. 副甲狀腺
12. 胸腺
13. 支氣管／食道
14. 肺
15. 肩膀
16. 肩胛骨
17. 心臟
18. 肩線
19. 肝臟
20. 脾臟
21. 膽囊
22. 胃
23. 十二指腸
24. 胰臟
25. 腎臟
26. 腎上腺
27. 尿管
28. 膀胱
29. 小腸
30. 迴盲瓣
31. 大腸
32. 子宮
33. 骨盆腔內部
34. 坐骨神經
35. 肛門
36. 橫膈膜線
37. 臀線

× 為反射點
（局部的小區塊）

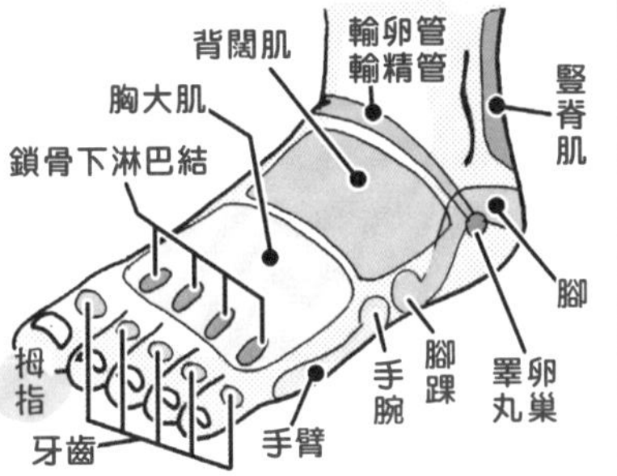
背闊肌
輸卵管
輸精管
豎脊肌
胸大肌
鎖骨下淋巴結
腳
拇指
手腕
腳踝
睪丸
卵巢
牙齒
手臂

腳背與腳側面
也有反射區

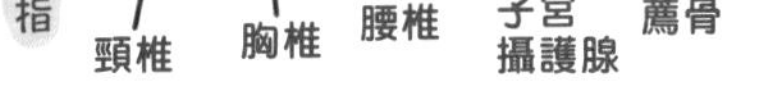
鼻子
嘴巴
胸大肌
背闊肌
豎脊肌
鼠蹊部淋巴結
→拇指
頸椎
胸椎
腰椎
子宮
攝護腺
薦骨

右腳

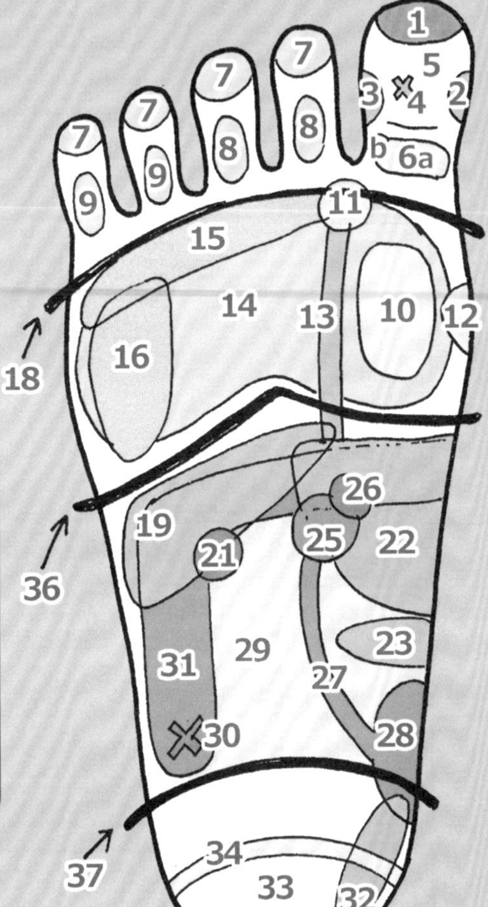
1
5
3
4
2
7
7
7
7
8
8
b
6a
9
9
11
15
14
13
10
12
16
18
19
26
25
22
21
36
23
29
31
27
30
28
37
34
33
32
35

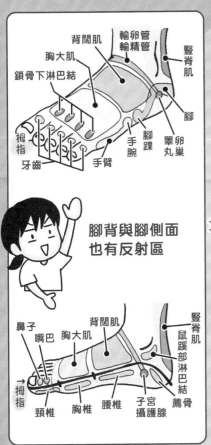

光是揉開氣結就能紓緩內臟不適？

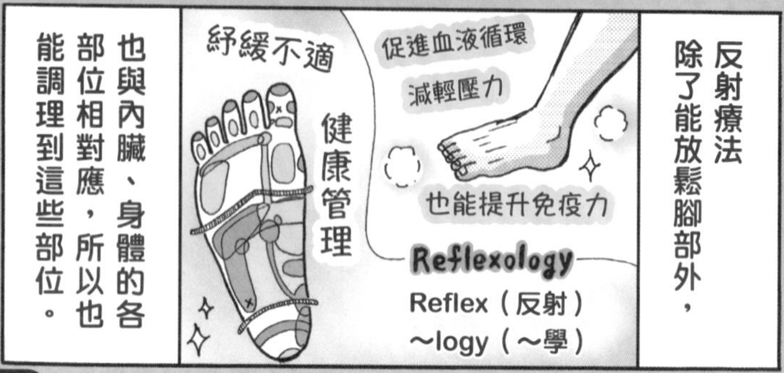
反射療法除了能放鬆腳部外，
促進血液循環
減輕壓力
也能提升免疫力
Reflexology
Reflex（反射）
~logy（~學）
紓緩不適
健康管理
也與內臟、身體的各部位相對應，所以也能調理到這些部位。

試著做看看！

\CHECK!/

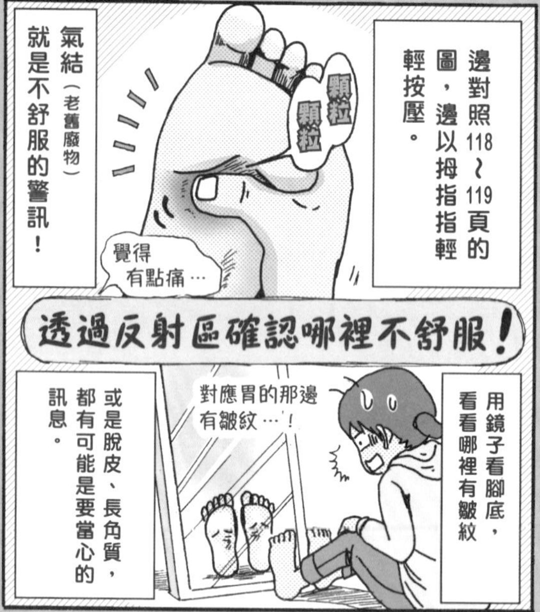
邊對照118~119頁的圖，邊以拇指指輕輕按壓。
顆粒
顆粒
覺得有點痛…
氣結（老舊廢物）就是不舒服的警訊！
透過反射區確認哪裡不舒服！
用鏡子看看腳底，看看哪裡有皺紋，
對應胃的那邊有皺紋…！
或是脫皮、長角質，都有可能是要當心的訊息。

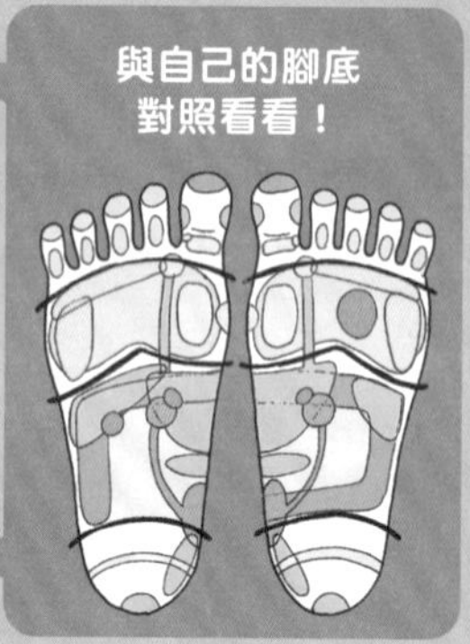
與自己的腳底對照看看！

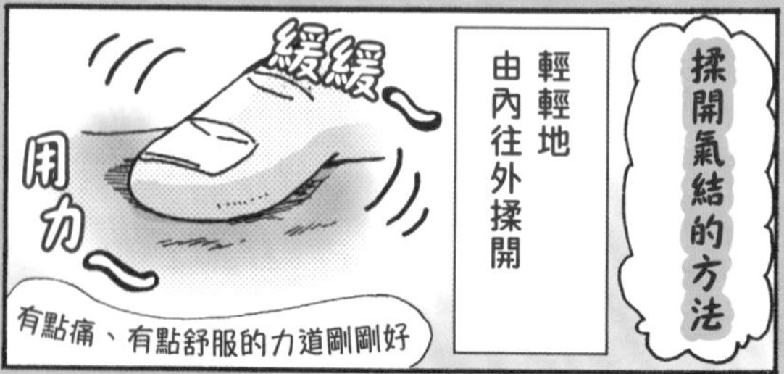
揉開氣結的方法
輕輕地由內往外揉開
緩緩~
用力~
有點痛、有點舒服的力道剛剛好

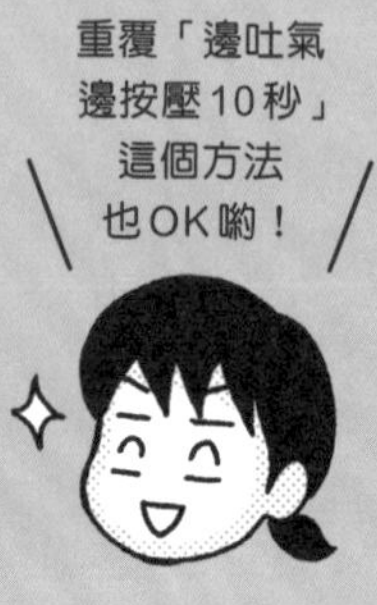
重覆「邊吐氣邊按壓10秒」這個方法也OK喲！

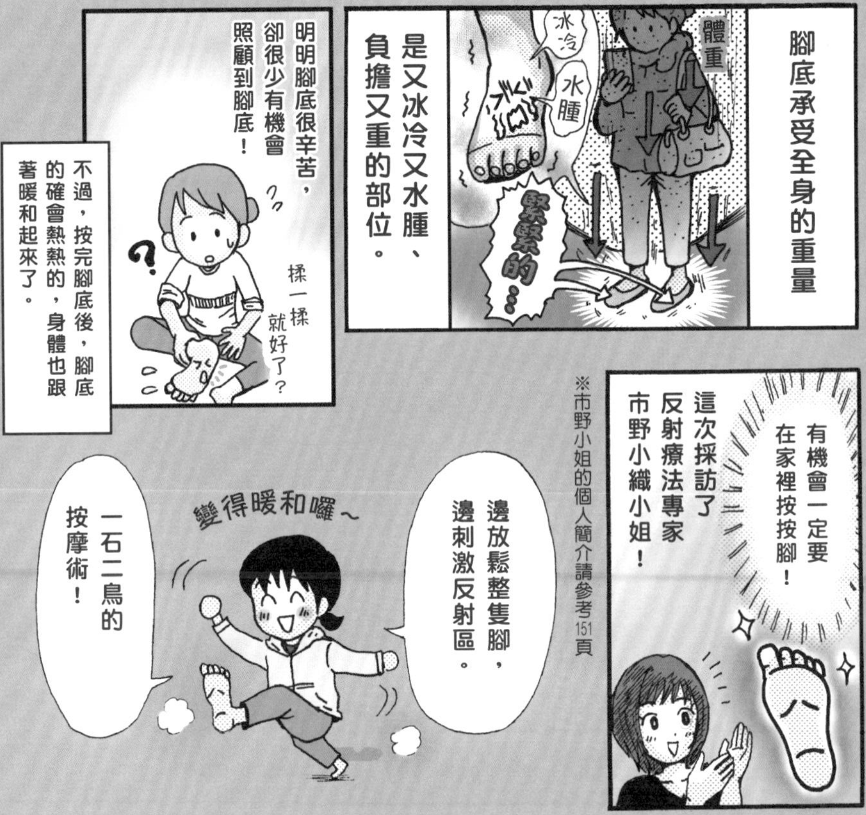
腳底承受全身的重量
體重
冰冷
水腫
緊緊的……
是又冰冷又水腫、負擔又重的部位。
明明腳底很辛苦，卻很少有機會照顧到腳底！
揉一揉就好了？
不過，按完腳底後，腳底的確會熱熱的，身體也跟著暖和起來了。
有機會一定要在家裡按按腳！
這次採訪了反射療法專家市野小織小姐！
※市野小姐的個人簡介請參考151頁
邊放鬆整隻腳，邊刺激反射區。
一石二鳥的按摩術！
變得暖和囉～

放鬆自己專欄
HOGUSHI COLUMN

粗略的 腳底按摩與反射療法的差異

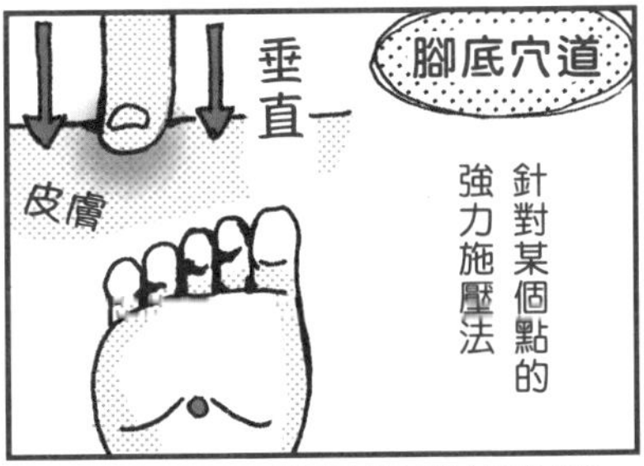
腳底穴道
垂直
皮膚
針對某個點的強力施壓法

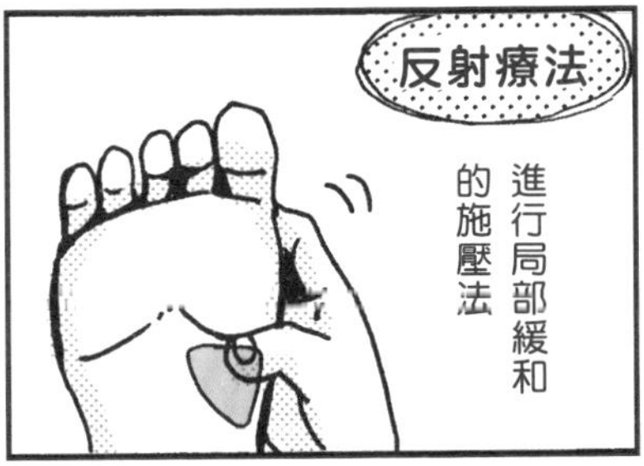
反射療法
進行局部緩和的施壓法

※腳底穴道屬於中醫的概念。

PRACTICE

消除水腫、活化腸骨

腳底反射區按摩術

START

前置作業

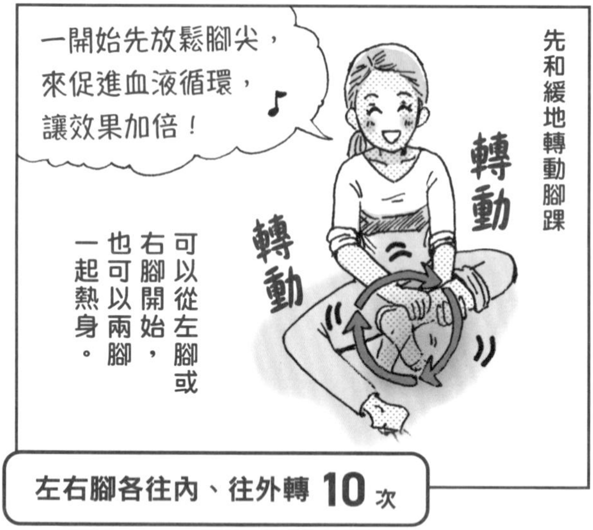
先和緩地轉動腳踝
一開始先放鬆腳尖，來促進血液循環，讓效果加倍！
轉動
轉動
可以從左腳或右腳開始，也可以兩腳一起熱身。
左右腳各往內、往外轉 10 次

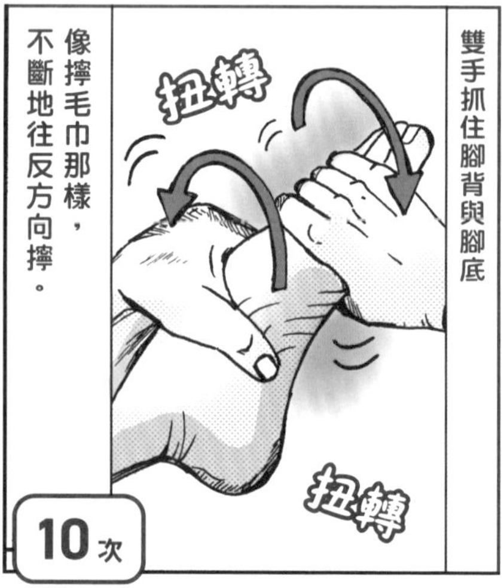
雙手抓住腳背與腳底
像擰毛巾那樣，不斷地往反方向擰。
扭轉
扭轉
10 次

讓指腹在腳踝與腳跟、阿基里斯腱這個區塊中滑動。
讓這一帶熱起來！
轉動
轉動
各 10 次
滑動
滑動
從腳跟往上滑動

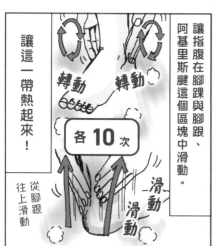

01 放鬆上半身

利用拇指指腹

像是用雙手畫個大半圓那樣，朝腳尖按壓整個腳背。

重覆5次

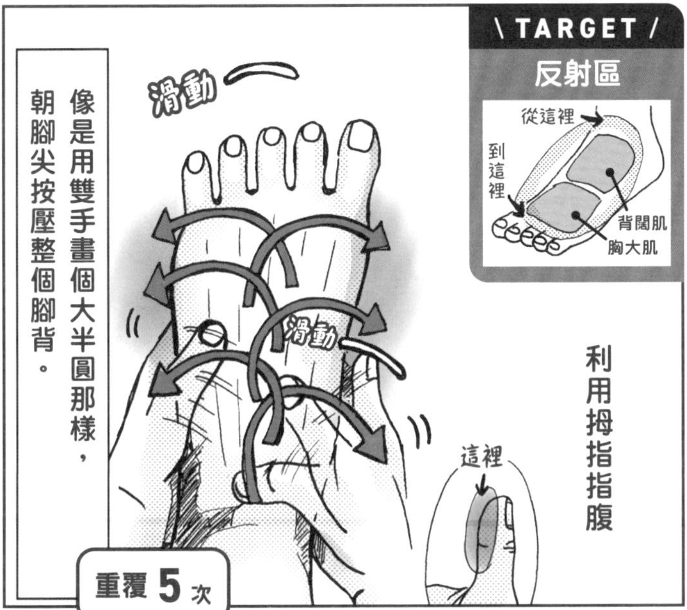

\ TARGET /
反射區
從這裡
到這裡
背闊肌
胸大肌
滑動
滑動
這裡

02 消除水腫

用雙手拇指在腳趾骨頭間的❶與❷處往返滑動5次。

讓拇指在鎖骨下淋巴結的區域輕輕滑動、按壓8秒。

依照❶與❷的順序按2次

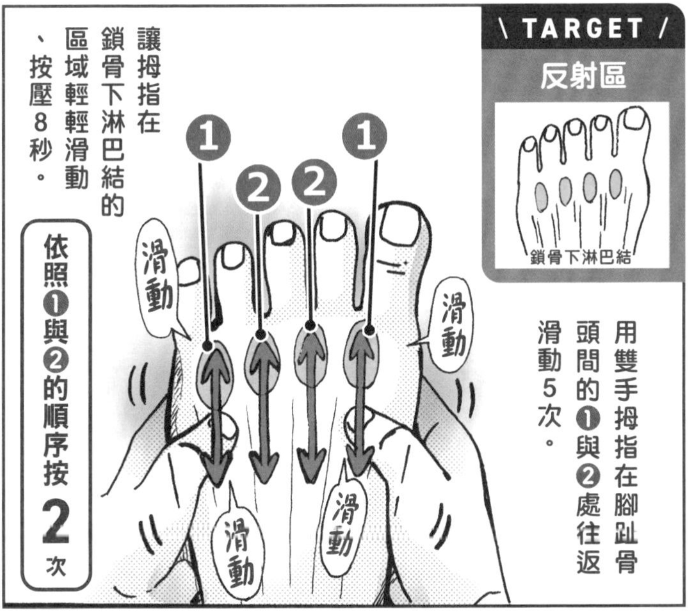

\ TARGET /
反射區
鎖骨下淋巴結
1
2
2
1
滑動
滑動
滑動
滑動

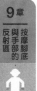

03 利用頭頸反射區放鬆頭部與脖子

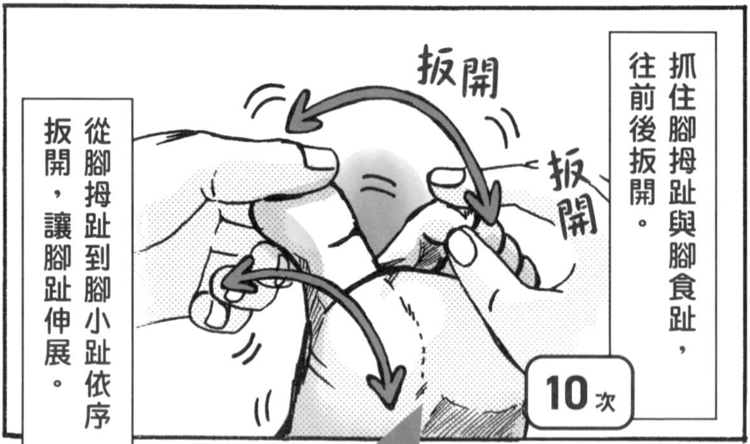

抓住腳拇趾與腳食趾，往前後扳開。
扳開
扳開
從腳拇趾到腳小趾依序扳開，讓腳趾伸展。
10次

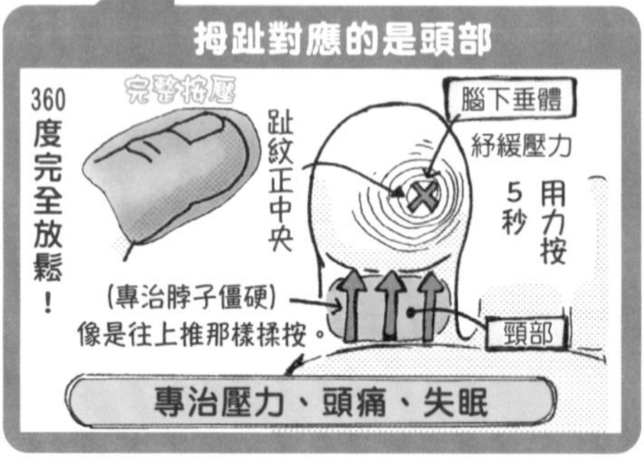

拇趾對應的是頭部
360度完全放鬆！
完整按壓
趾紋正中央
腦下垂體
紓緩壓力
用力按5秒
(專治脖子僵硬)
像是往上推那樣揉按。
頭部
專治壓力、頭痛、失眠

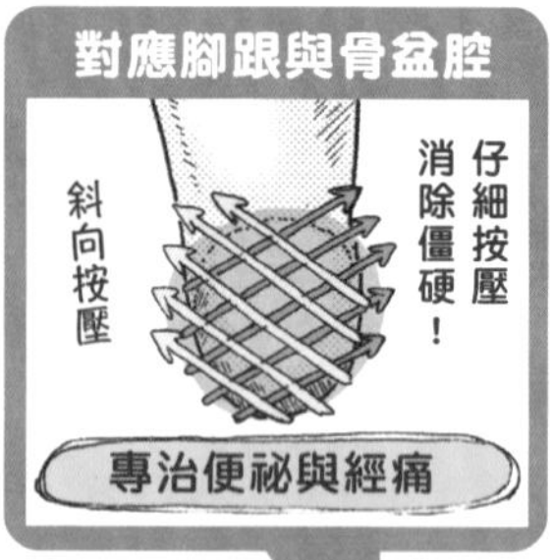

對應腳跟與骨盆腔
仔細按壓消除僵硬！
斜向按壓
專治便祕與經痛

04 找出僵硬的部位

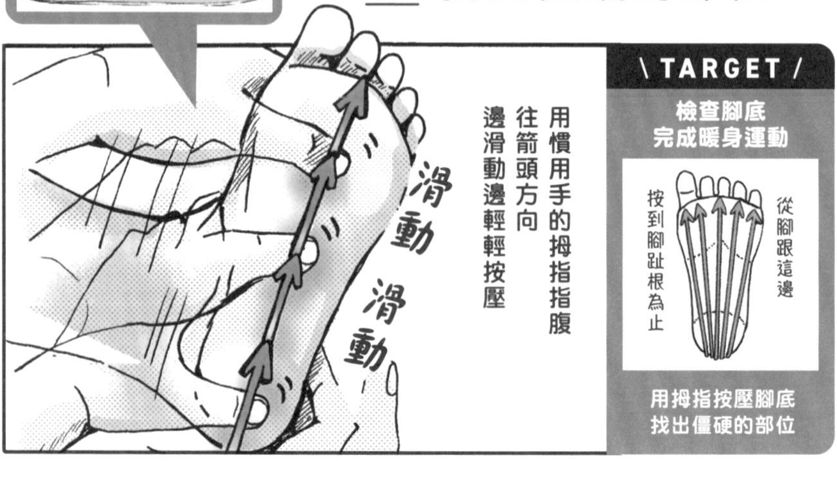

用慣用手的拇指指腹往箭頭方向邊滑動邊輕輕按壓
滑動
滑動
\ TARGET /
檢查腳底
完成暖身運動
從腳跟這邊
按到腳趾根為止
用拇指按壓腳底
找出僵硬的部位

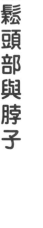

05 活化內臟機能

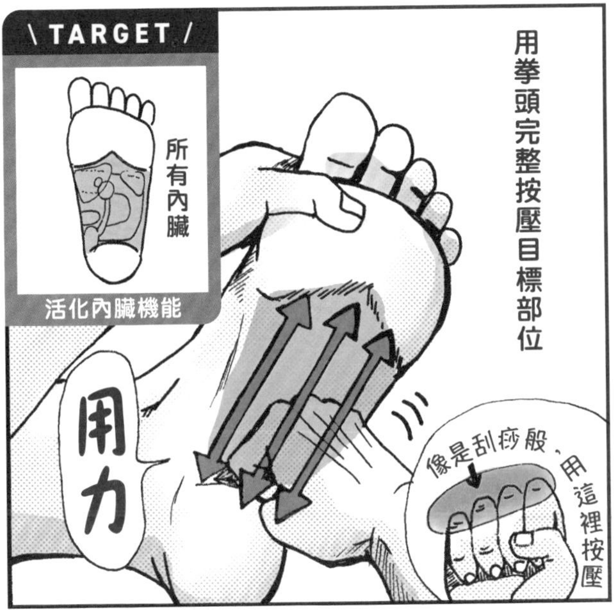

06 按壓胃部反射區調整胃部機能

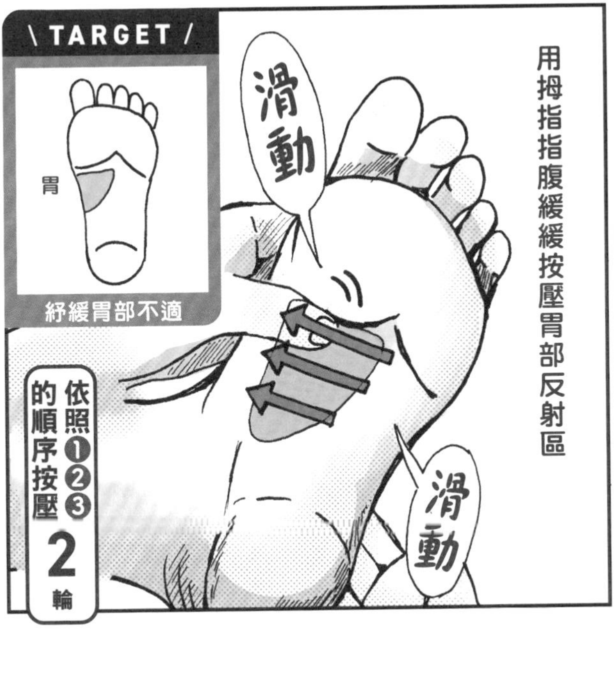

※從01按到06，再以相同方法按壓另一隻腳。

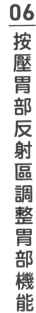

07

揉捏腸道反射區改善便祕問題

\ TARGET / 反射區

大腸反射區橫跨雙腳

可從右腳按到左腳來解決大腸的問題。

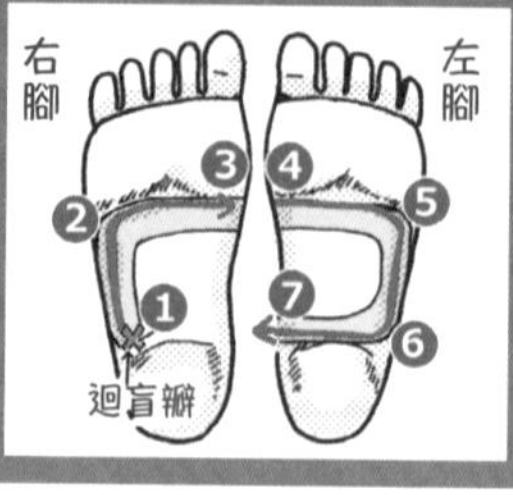

右腳
左腳
迴盲瓣

※按壓大腸反射區時，務必依序按壓。仔細按壓轉角的部位，效果更加顯著！

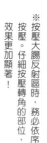

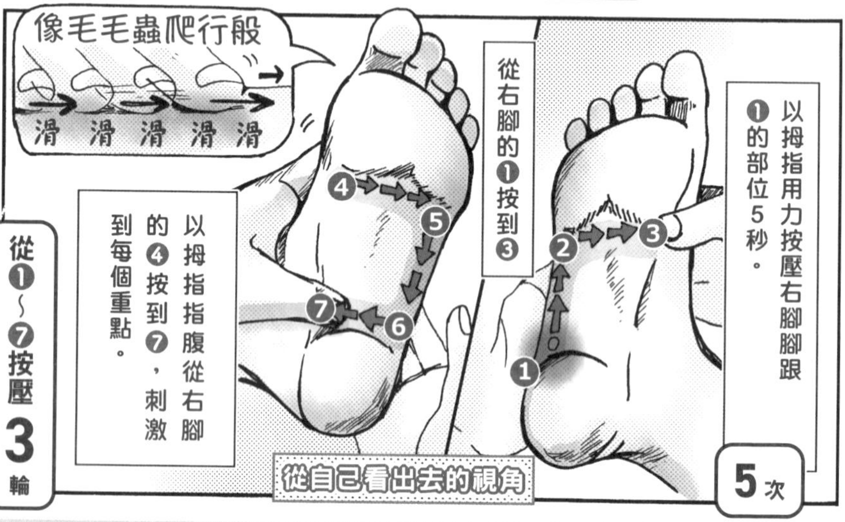

以拇指用力按壓右腳腳跟❶的部位5秒。
5次
從右腳的❶按到❸
以拇指指腹從右腳的❹按到❼，刺激到每個重點。
像毛毛蟲爬行般
滑 滑 滑 滑 滑
從❶~❼按壓3輪
從自己看出去的視角

REPORT 崎田快報

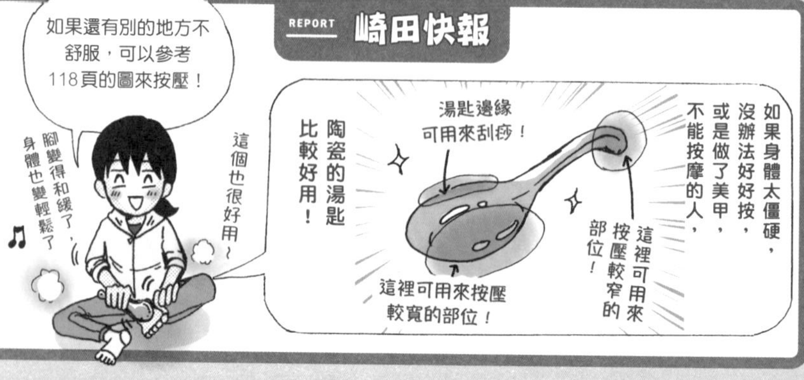

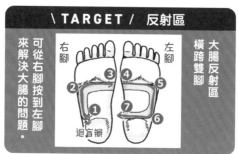

如果還有別的地方不舒服，可以參考118頁的圖來按壓！
腳變得和緩了，身體也變輕鬆了
這個也很好用～
如果身體太僵硬，沒辦法好好按，或是做了美甲，不能按摩的人，
陶瓷的湯匙比較好用！
湯匙邊緣可用來刮痧！
這裡可用來按壓較窄的部位！
這裡可用來按壓較寬的部位！

手也有全身的反射區！隨時都能按壓是最大的優點

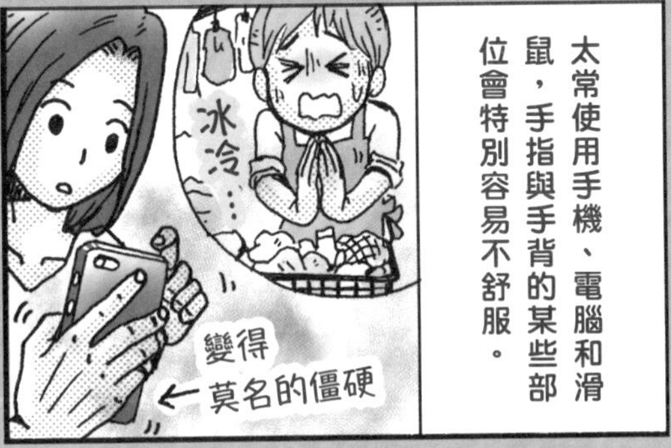
太常使用手機、電腦和滑鼠，手指與手背的某些部位會特別容易不舒服。
冰冷⋯
變得莫名的僵硬

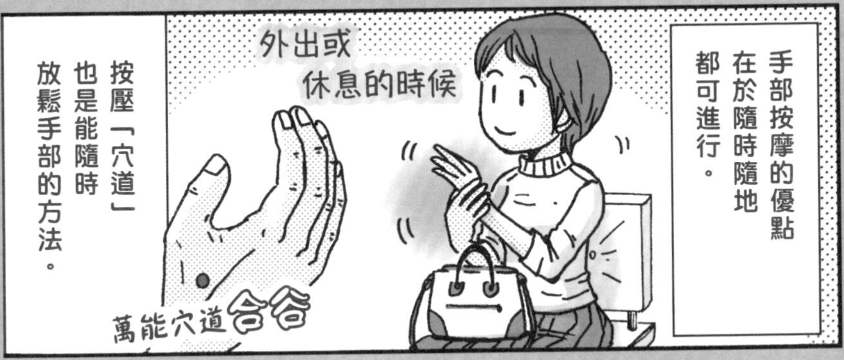
手部按摩的優點在於隨時隨地都可進行。
外出或休息的時候
按壓「穴道」也是能隨時放鬆手部的方法。
萬能穴道合谷

※穴道屬於中醫的概念

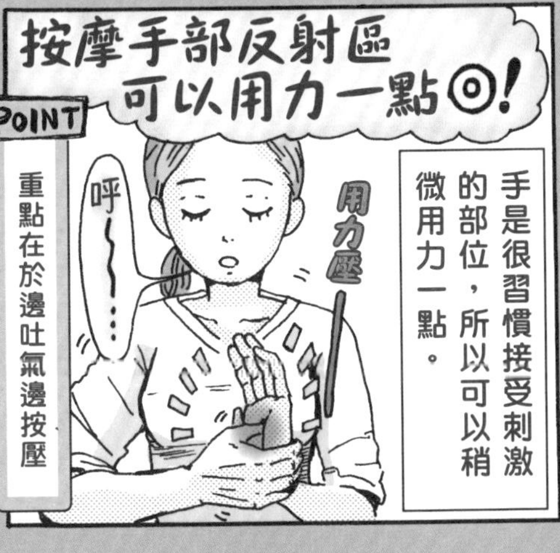
按摩手部反射區可以用力一點◎！
POINT
手是很習慣接受刺激的部位，所以可以稍微用力一點。
用力壓
呼～～⋯
重點在於邊吐氣邊按壓

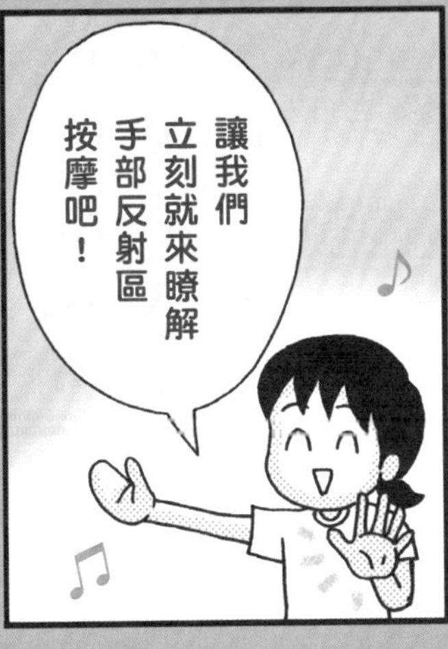
讓我們立刻就來瞭解手部反射區按摩吧！

可快速紓緩上半身的不適

手部反射區MAP

掌心部分

多為內臟相關區域

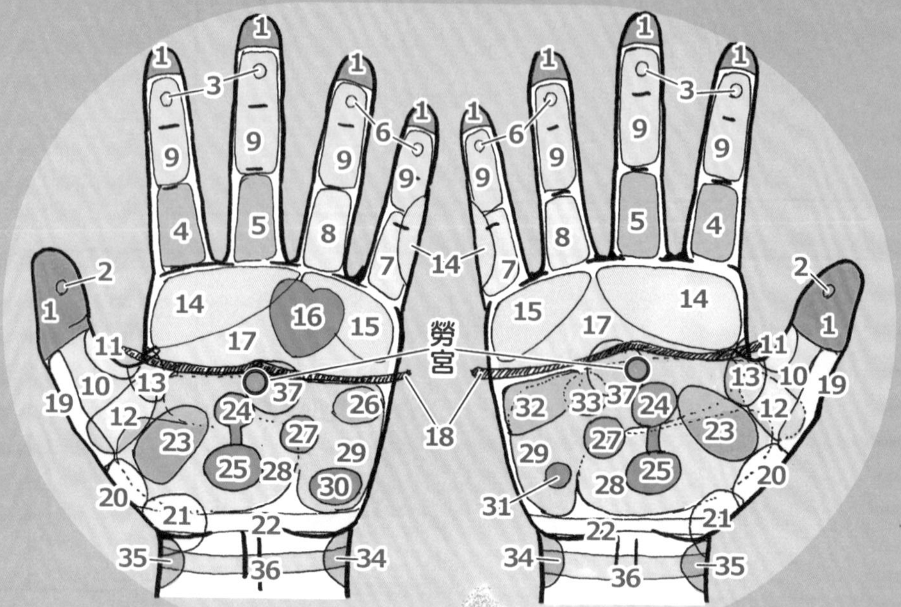

掌心部分

編號	部位
1	頭部
2	腦下垂體
3	眼睛
4	眼球
5	視力
6	耳朵
7	聽力
8	三半規管
9	鼻竇
10	脖子
11	喉嚨
12	甲狀腺
13	淋巴結
14	肩膀
15	肩胛骨
16	心臟
17	肺
18	橫膈膜線
19	頸椎
20	胸椎
21	薦骨
22	腰椎
23	胃
24	腎臟
25	膀胱
26	脾臟
27	胰臟
28	小腸
29	大腸
30	直腸
31	迴盲瓣
32	肝臟
33	膽囊
34	卵巢、精巢
35	子宮、前列腺
36	輸卵管、生殖器
37	太陽神經叢

手背部分

多為背部、肩膀與軀幹相關的區域

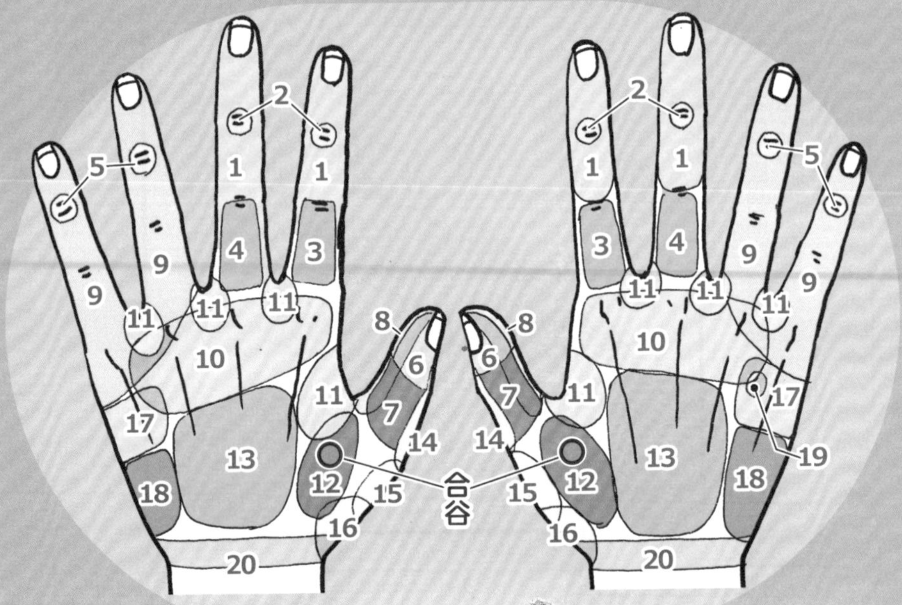
合谷

手背部分

1 臉部
2 眼睛
3 眼球
4 視力
5 耳朵
6 鼻子
7 嘴巴
8 三叉神經、顏面神經
9 肩膀
10 背部
11 上半身淋巴結
12 胸部
13 腹肌
14 頸椎
15 胸椎
16 薦骨
17 手臂
18 腳部
19 膽囊
20 髖關節、下半身淋巴結

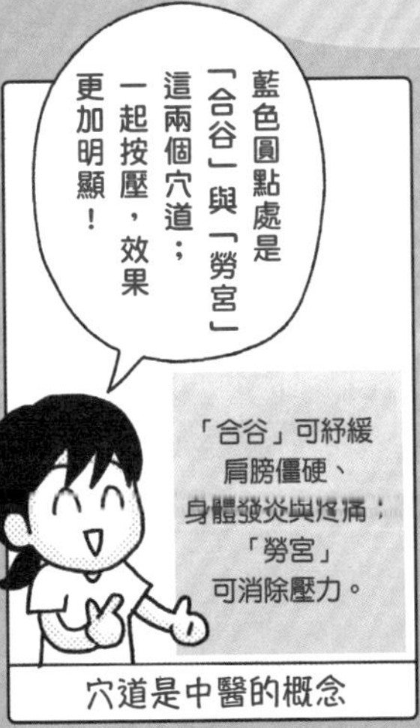
藍色圓點處是「合谷」與「勞宮」這兩個穴道；一起按壓，效果更加明顯！
「合谷」可紓緩肩膀僵硬、身體發炎與疼痛；「勞宮」可消除壓力。
穴道是中醫的概念

PRACTICE

緩解肩膀、背部緊繃，解決鼻塞與緊張

手部反射區按摩

下圖的暖身運動可從左手或右手開始，也可以雙手一起做。

START

前置作業

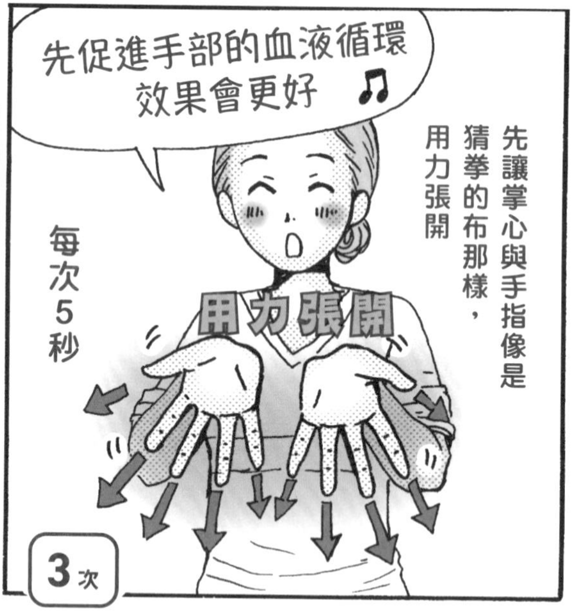
先促進手部的血液循環
效果會更好♪
先讓掌心與手指像是猜拳的布那樣，用力張開
每次5秒
用力張開
3次

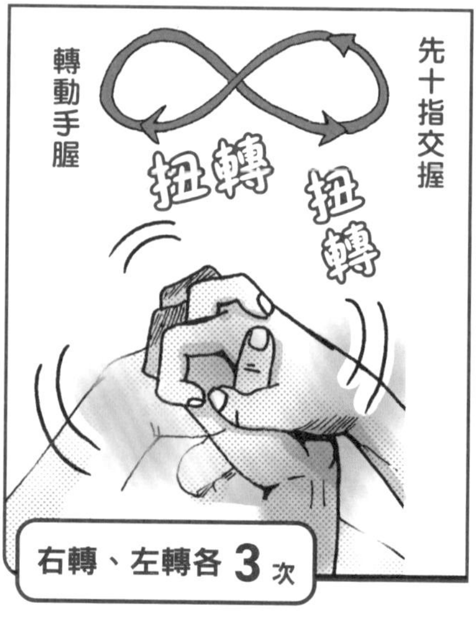
先十指交握
轉動手腥
扭轉
扭轉
右轉、左轉各3次

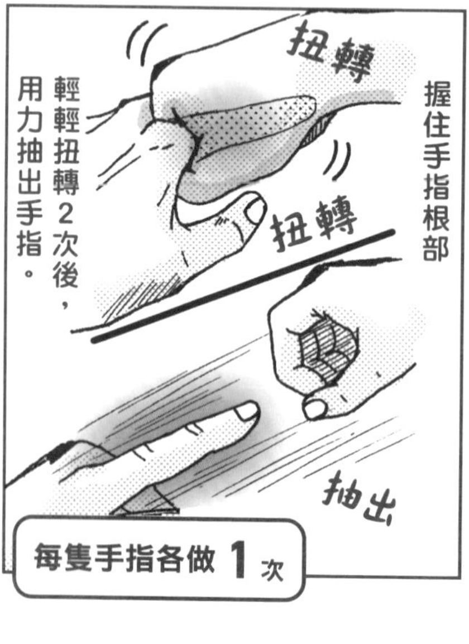
握住手指根部
輕輕扭轉2次後，用力抽出手指。
扭轉
扭轉
抽出
每隻手指各做1次

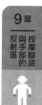

01 放鬆上半身

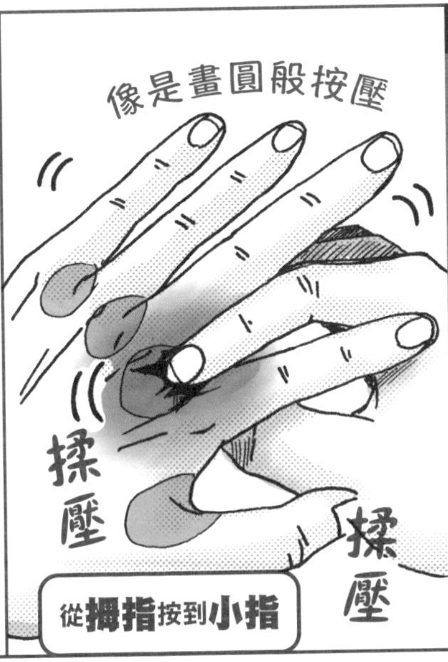
像是畫圓般按壓
揉壓
揉壓
從拇指按到小指

最後捏住皮膚，同時抽手

※另一隻手也要這樣按壓。

\ TARGET /

反射區

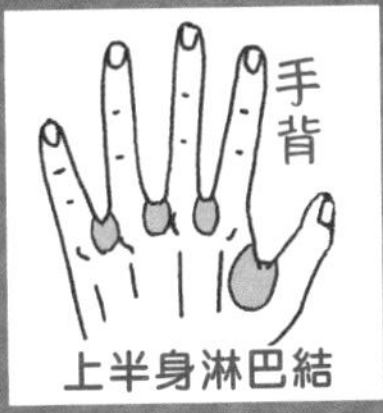
手背
上半身淋巴結

消除水腫

按壓每隻手指的根部，將骨頭撐開。

02 利用萬能的穴道促進血液循環

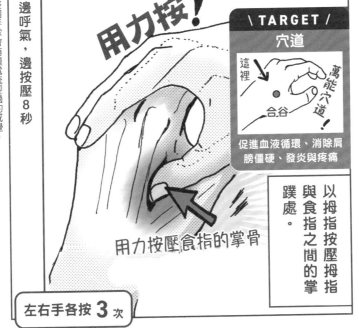

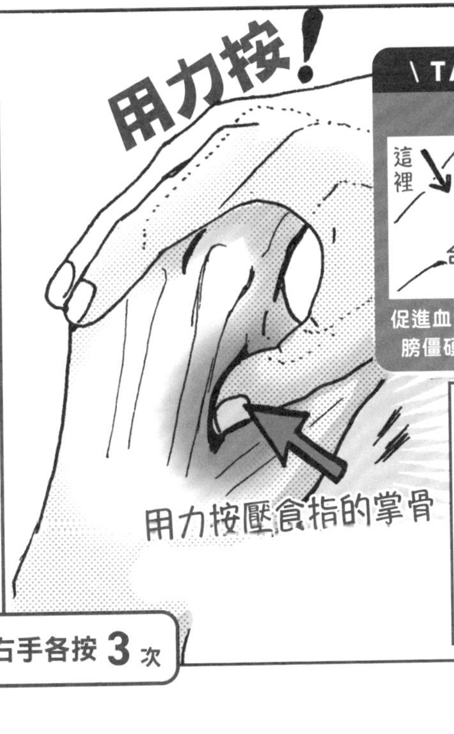
用力按！
用力按壓食指的掌骨
左右手各按3次

邊呼氣，邊按壓8秒

※整個手掌會有種電流經過的感覺。

\ TARGET /

穴道

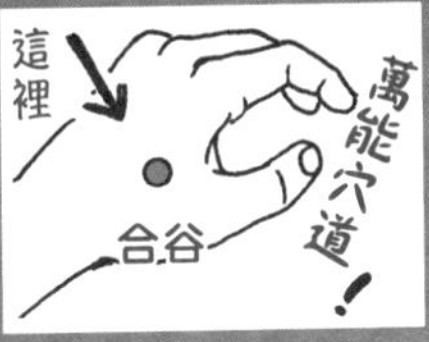
這裡
萬能穴道！
合谷

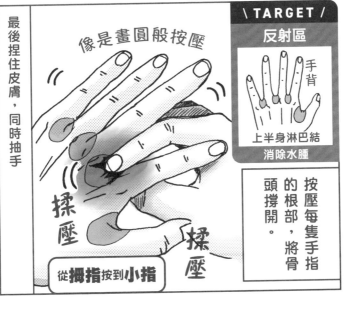

促進血液循環、消除肩膀僵硬、發炎與疼痛

以拇指按壓拇指與食指之間的掌蹼處。

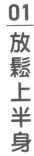

03 放鬆手指根部 讓肩膀也跟著放鬆

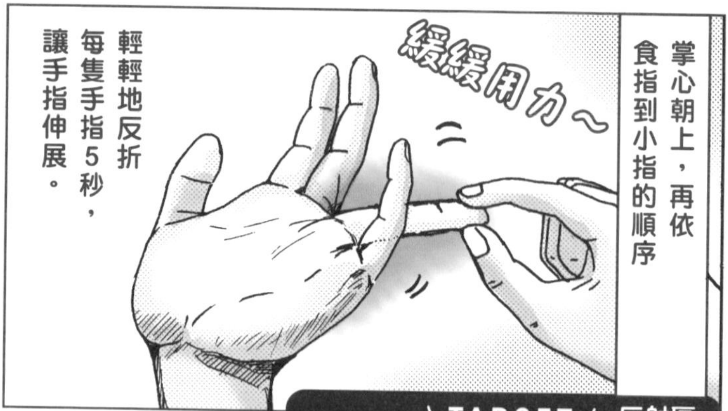

掌心朝上，再依食指到小指的順序
輕輕地反折每隻手指5秒，讓手指伸展。
緩緩用力～

※另一隻手也要這樣做

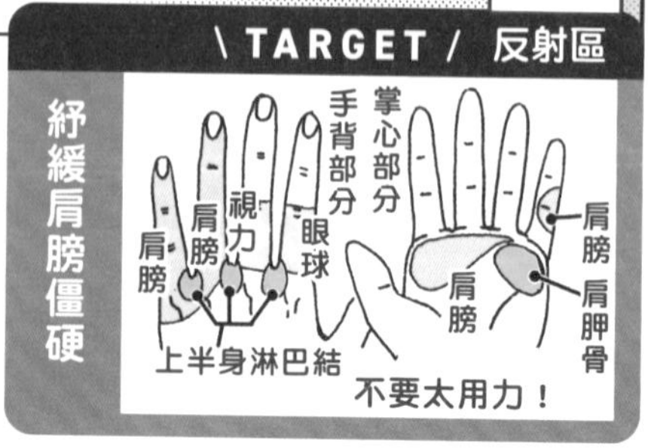

\ TARGET / 反射區
紓緩肩膀僵硬
掌心部分
手背部分
肩膀
肩膀
視力
眼球
上半身淋巴結
肩膀
肩膀
肩胛骨
肩膀
不要太用力！

04 放鬆手背 讓上半身也跟著放鬆

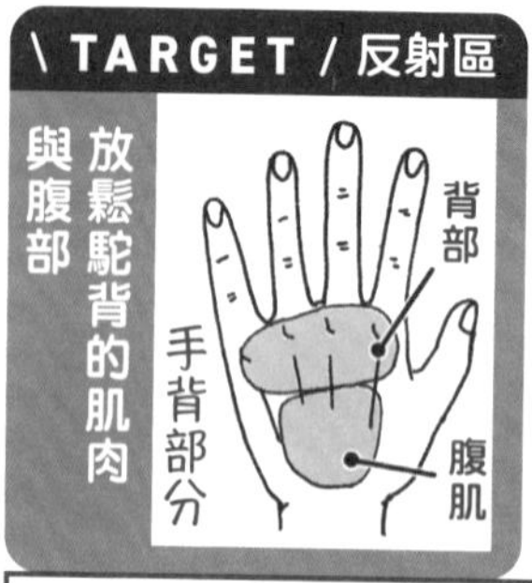

\ TARGET / 反射區
放鬆駝背的肌肉與腹部
手背部分
背部
腹肌

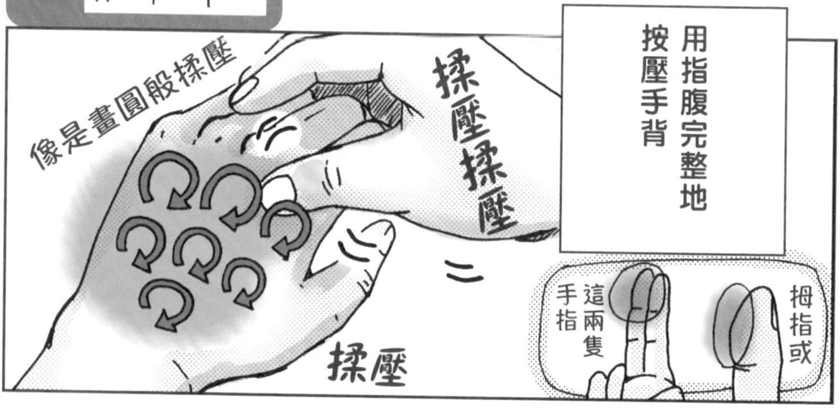

用指腹完整地按壓手背
像是畫圓般揉壓
揉壓揉壓
揉壓
拇指或這兩隻手指

※另一隻手也要這樣按。

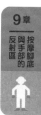

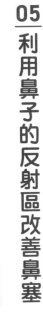

05 利用鼻子的反射區改善鼻塞

由下往上，揉壓掌心的鼻竇反射區。

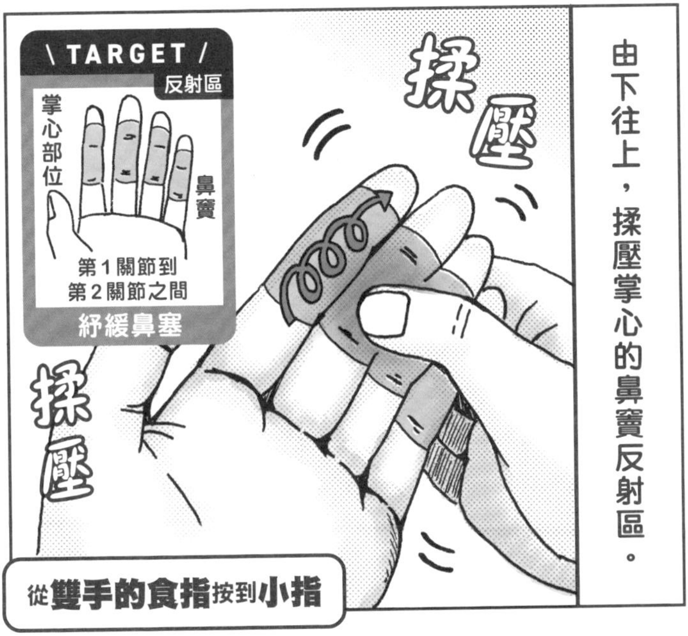
TARGET
反射區
掌心部位
鼻竇
第1關節到
第2關節之間
紓緩鼻塞
揉壓
揉壓
從雙手的食指按到小指

06 利用橫膈膜線讓呼吸變深

將拇指彎成鉤狀，以關節按壓橫膈膜線，從拇指端到小指端。

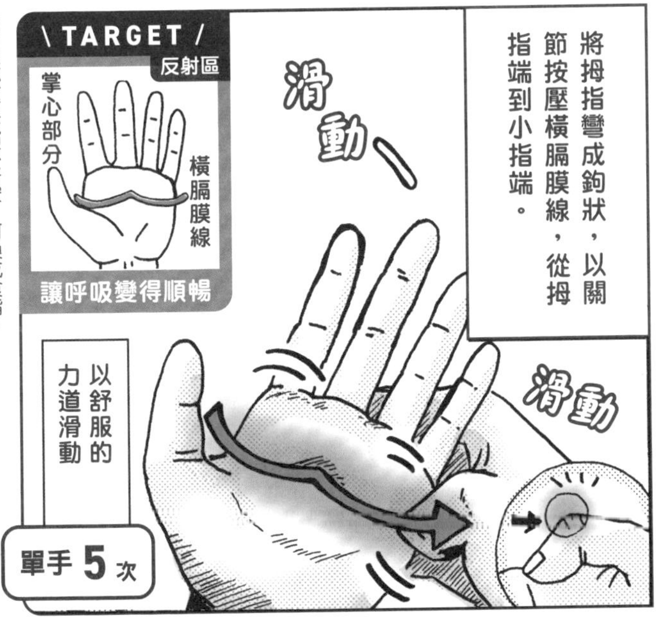
TARGET
反射區
掌心部分
橫膈膜線
讓呼吸變得順暢
滑動
滑動
以舒服的力道滑動
單手5次

※如果覺得拇指不好按，可換成食指。

07 利用小腸的反射區活化腸道機能

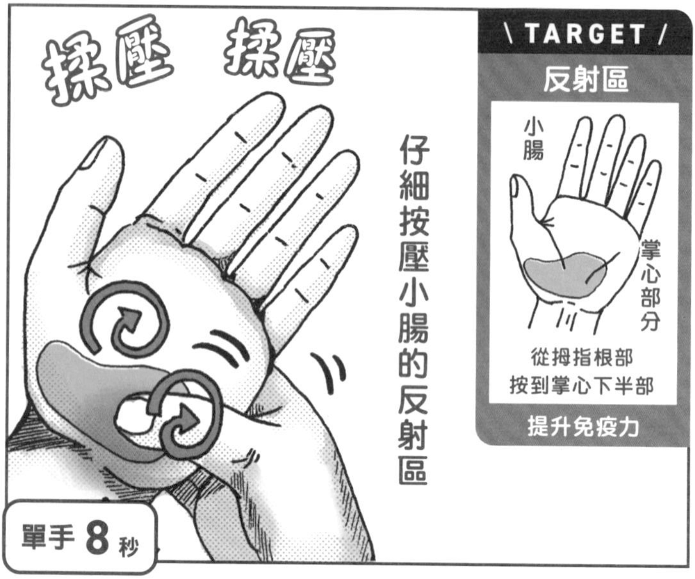
揉壓 揉壓
仔細按壓小腸的反射區
\ TARGET /
反射區
小腸
掌心部分
從拇指根部
按到掌心下半部
提升免疫力
單手 8 秒

※另一隻手也要這樣按。

08 放鬆因壓力而變得僵硬的穴道，藉此釋放壓力

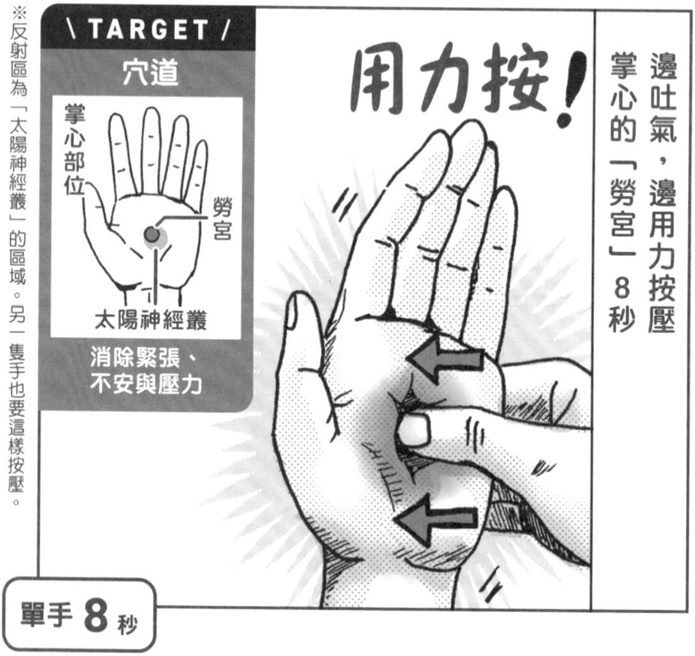
\ TARGET /
穴道
掌心部位
勞宮
太陽神經叢
消除緊張、
不安與壓力
用力按！
邊吐氣，邊用力按壓
掌心的「勞宮」8秒
單手 8 秒

※反射區為「太陽神經叢」的區域。另一隻手也要這樣按壓。

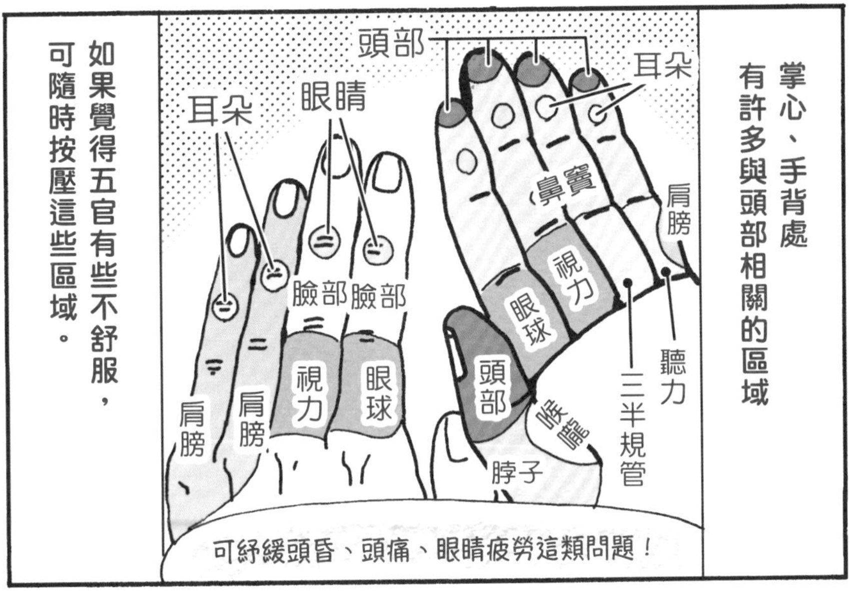
掌心、手背處有許多與頭部相關的區域
頭部
耳朵
鼻竇
肩膀
視力
眼球
頭部
聽力
三半規管
喉嚨
脖子
眼睛
耳朵
臉部
臉部
視力
眼球
肩膀
肩膀
可紓緩頭昏、頭痛、眼睛疲勞這類問題！
如果覺得五官有些不舒服，可隨時按壓這些區域。

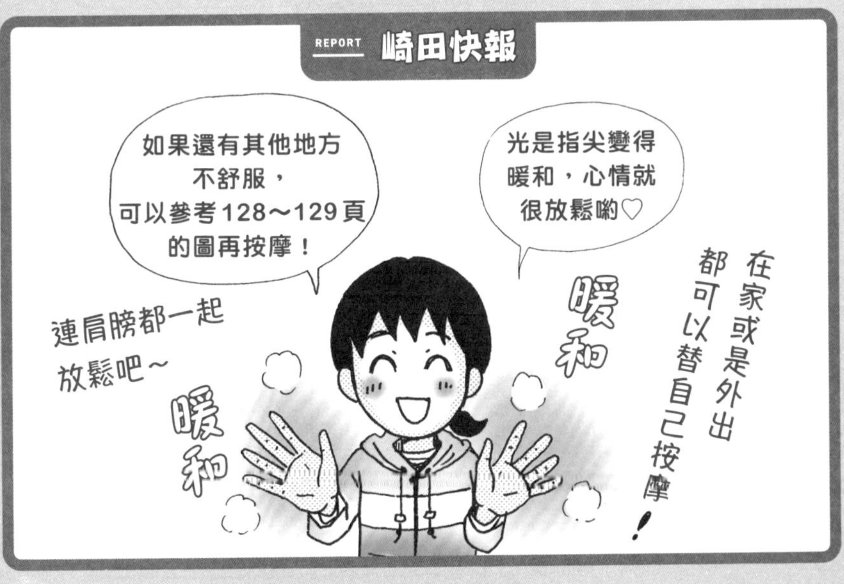
REPORT
崎田快報
光是指尖變得暖和，心情就很放鬆喲♡
如果還有其他地方不舒服，可以參考128～129頁的圖再按摩！
在家或是外出都可以替自己按摩！
暖和
連肩膀都一起放鬆吧～
暖和

放鬆自己專欄
HOGUSHI COLUMN

\進一步放鬆！/

專治偏頭痛、紓緩壓力「指尖反射區按摩」

\ TARGET /
反射區
調整荷爾蒙分泌
腦下垂體
指紋的正中央
用力壓！
邊吐氣邊按 10 秒

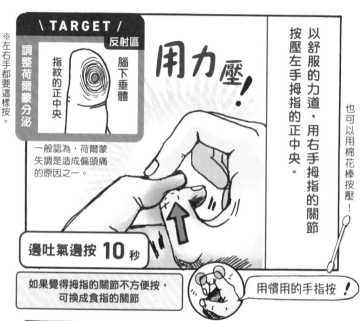

※左右手都要這樣按。

一般認為，荷爾蒙失調是造成偏頭痛的原因之一。

以舒服的力道，用右手拇指的關節按壓左手拇指的正中央。

也可以用棉花棒按壓！

如果覺得拇指的關節不方便按，可換成食指的關節

用慣用的手指按！

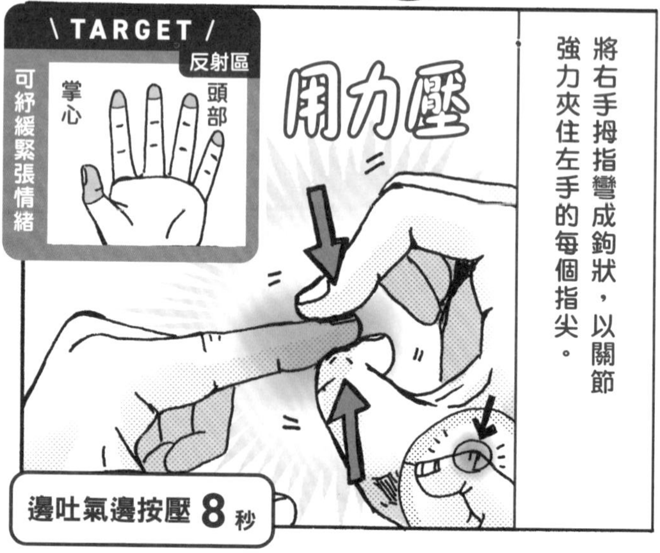
\ TARGET /
反射區
可紓緩緊張情緒
掌心
頭部
用力壓
邊吐氣邊按壓 8 秒

※左右手的5隻手指都可以這樣按壓。

將右手拇指彎成鉤狀，以關節強力夾住左手的每個指尖。

9章 按摩腳底與手部的反射區

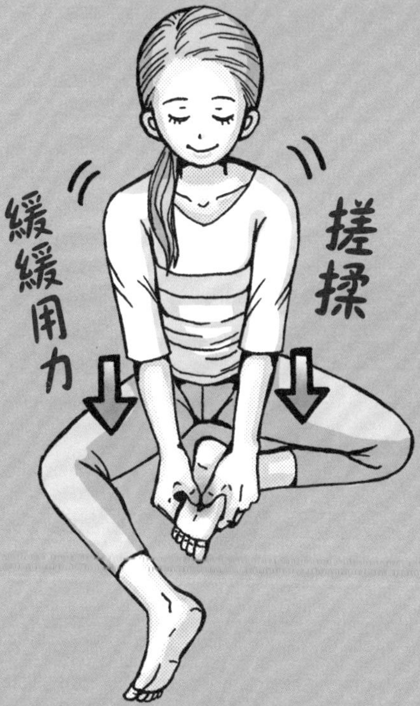
緩緩用力
搓揉

第10章

消除不安
提升自我肯定的情緒

輕觸五官、胸部、頭皮的按摩術

「輕輕觸摸」就能放鬆心情

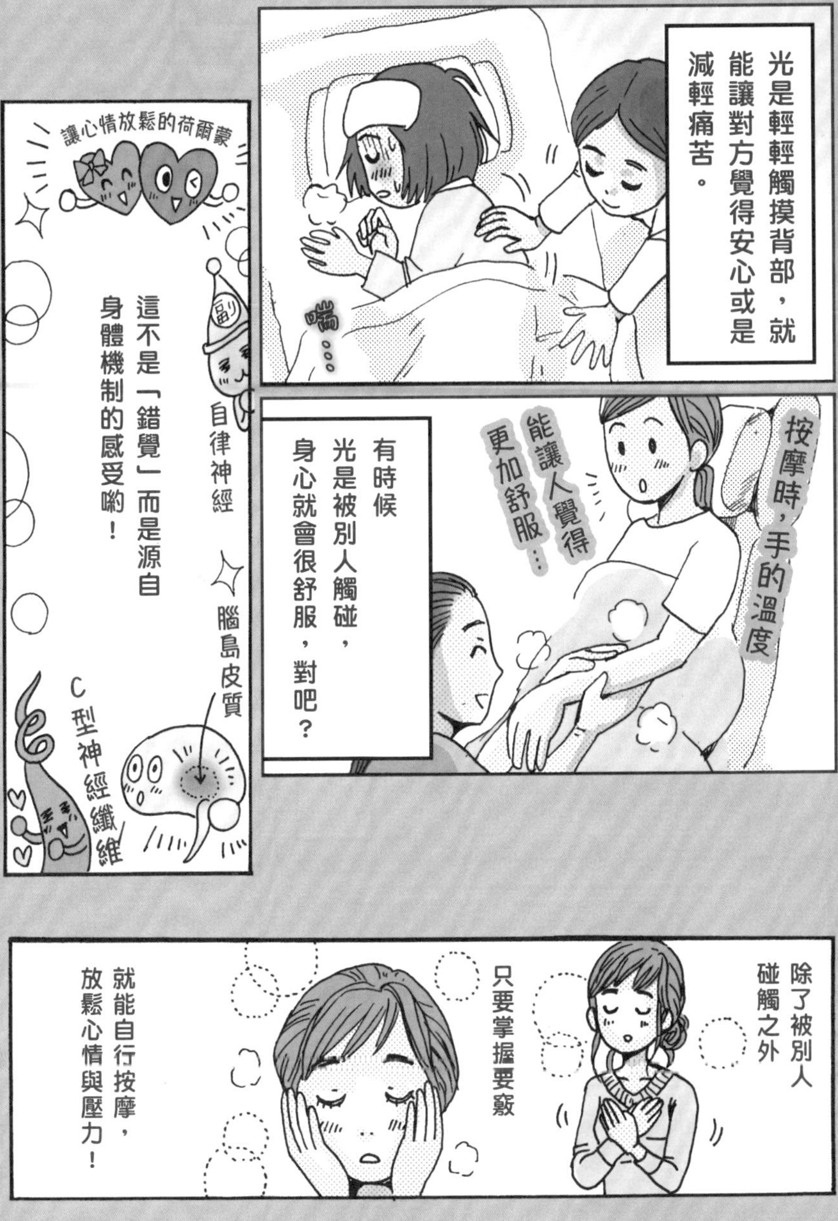
光是輕輕觸摸背部，就能讓對方覺得安心或是減輕痛苦。
喘…
按摩時，手的溫度
能讓人覺得更加舒服…
有時候光是被別人觸碰，身心就會很舒服，對吧？
讓心情放鬆的荷爾蒙
副
自律神經
這不是「錯覺」而是源自身體機制的感受喲！
腦島皮質
C型神經纖維
除了被別人碰觸之外
只要掌握要竅
就能自行按摩，放鬆心情與壓力！

輕輕的觸摸可促進讓人放鬆的荷爾蒙分泌！

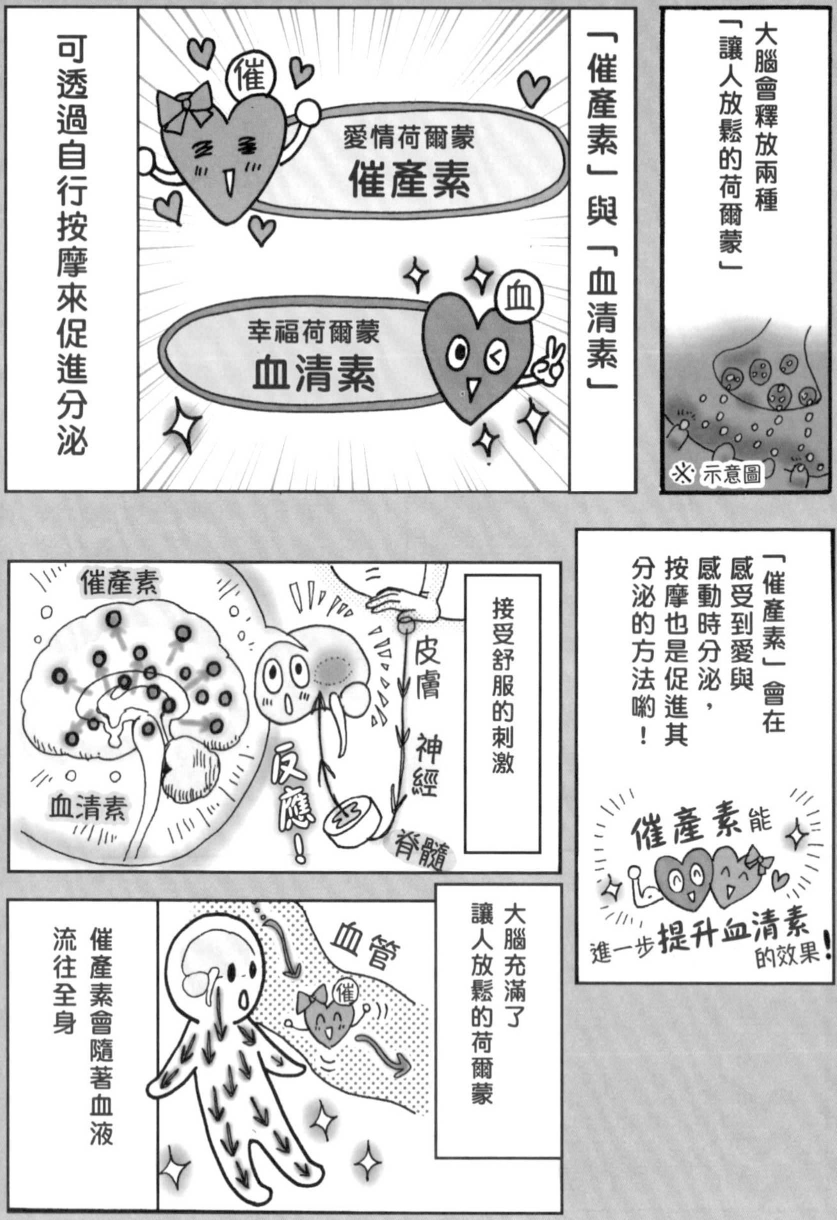
大腦會釋放兩種「讓人放鬆的荷爾蒙」
※示意圖
「催產素」與「血清素」
催
愛情荷爾蒙
催產素
血
幸福荷爾蒙
血清素
可透過自行按摩來促進分泌
「催產素」會在感受到愛與感動時分泌，按摩也是促進其分泌的方法喲！
催產素能
進一步提升血清素的效果！
接受舒服的刺激
皮膚
神經
脊髓
反應！
催產素
血清素
大腦充滿了讓人放鬆的荷爾蒙
血管
催
催產素會隨著血液流往全身

話說回來，「催產素」與「血清素」到底是什麼？

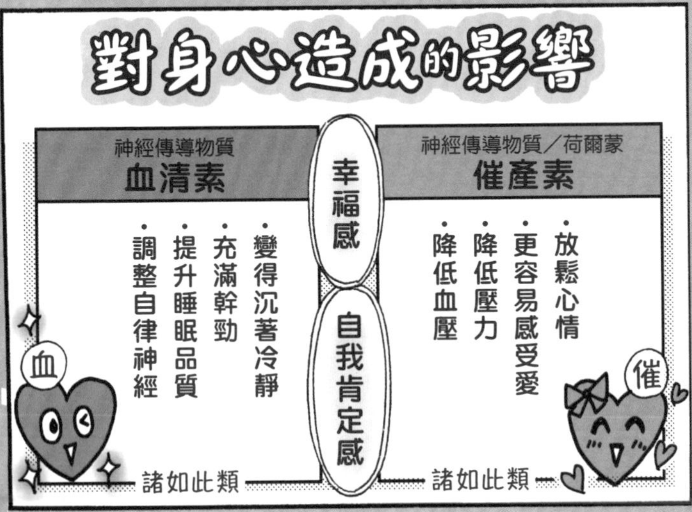

對身心造成的影響
神經傳導物質／荷爾蒙
催產素
・放鬆心情
・更容易感受愛
・降低壓力
・降低血壓
諸如此類
催
幸福感
自我肯定感
神經傳導物質
血清素
・變得沉著冷靜
・充滿幹勁
・提升睡眠品質
・調整自律神經
諸如此類
血

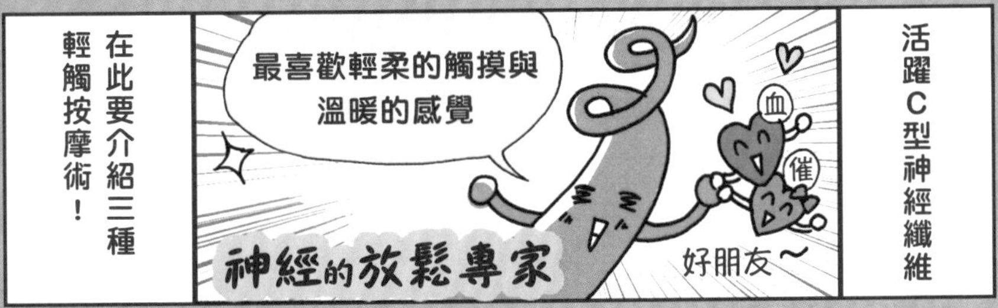

活躍C型神經纖維
最喜歡輕柔的觸摸與溫暖的感覺
神經的放鬆專家
血
催
好朋友～
在此要介紹三種輕觸按摩術！

※「C型神經纖維」可參考第1章的說明喲

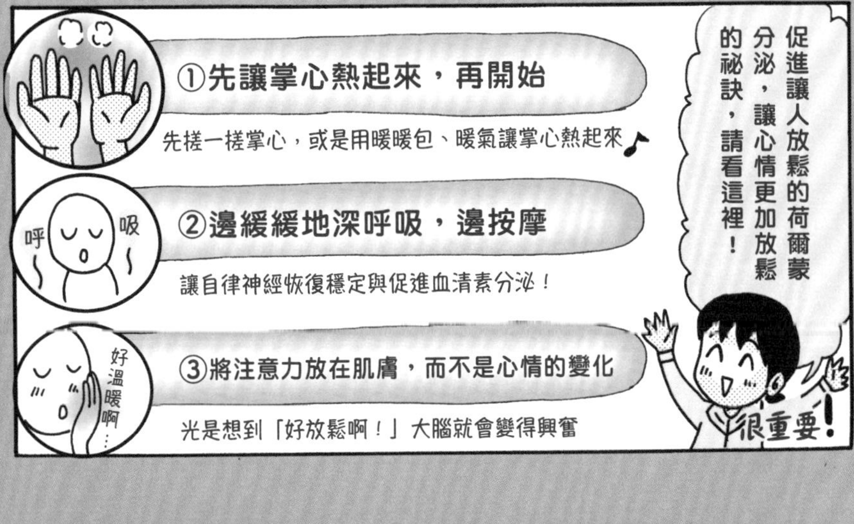

促進讓人放鬆的荷爾蒙分泌，讓心情更加放鬆的祕訣，請看這裡！
①先讓掌心熱起來，再開始
先搓一搓掌心，或是用暖暖包、暖氣讓掌心熱起來♪
②邊緩緩地深呼吸，邊按摩
呼
吸
讓自律神經恢復穩定與促進血清素分泌！
③將注意力放在肌膚，而不是心情的變化
好溫暖啊…
光是想到「好放鬆啊！」大腦就會變得興奮
很重要！

前置作業

讓手變得暖和再開始♡

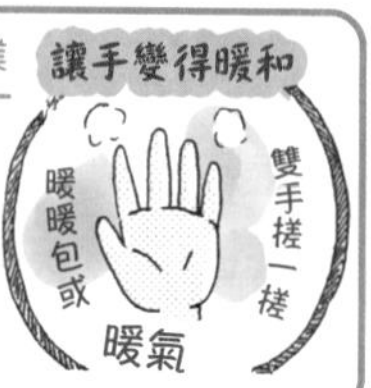
讓手變得暖和
雙手搓一搓
暖暖包或暖氣

PRACTICE

讓心情冷靜

讓手掌貼住臉部放鬆心情的臉部按摩術

01

從眉間往髮際線緩緩地往上摸

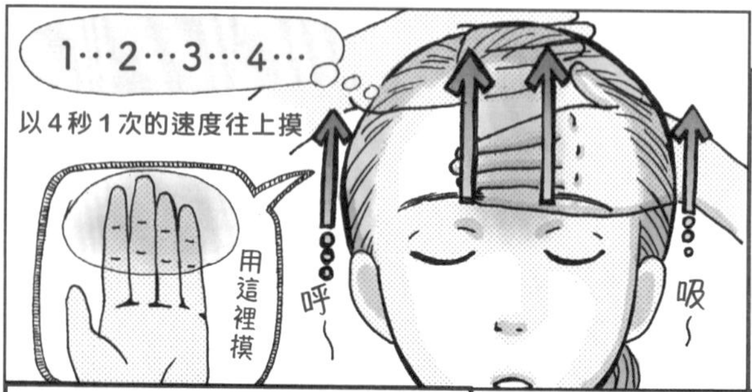
1…2…3…4…
以4秒1次的速度往上摸
用這裡摸
呼～
吸～

利用雙手觸摸。總共 **10** 次

02

輕輕地讓掌心貼著，讓臉部慢慢地熱起來，同時緩緩地深呼吸。

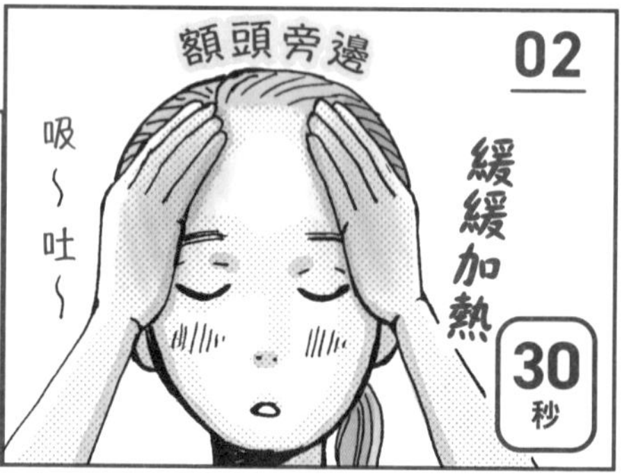
額頭旁邊
吸～吐～
緩緩加熱
30秒

03

輕輕地讓掌心貼著，讓臉部慢慢地熱起來，同時緩緩地深呼吸。

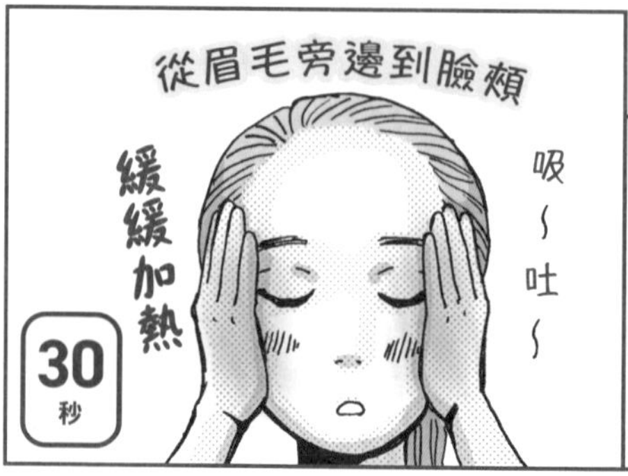
從眉毛旁邊到臉頰
緩緩加熱
30秒
吸～吐～

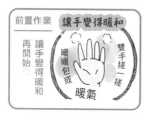

04

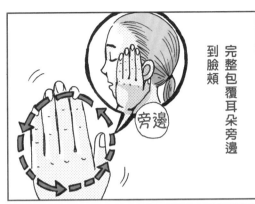

完整包覆耳朵旁邊到臉頰
旁邊

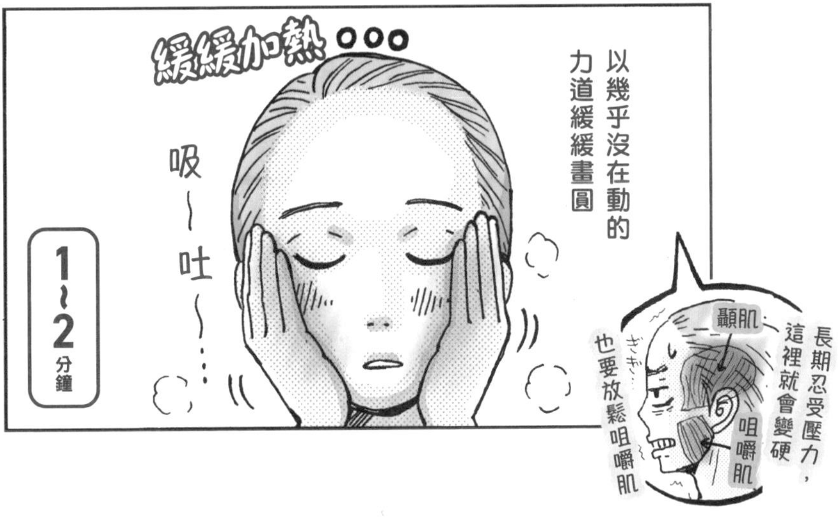

以幾乎沒在動的力道緩緩畫圓
緩緩加熱
吸～吐～…
1～2分鐘
長期忍受壓力，這裡就會變硬
顳肌
咀嚼肌
也要放鬆咀嚼肌

REPORT 崎田快報

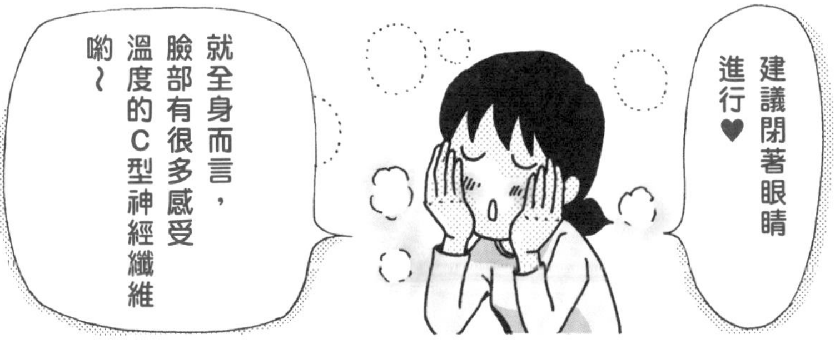

建議閉著眼睛進行♥
就全身而言，臉部有很多感受溫度的C型神經纖維喲～

結束時張開眼睛，真的會變得很清醒、很舒服……

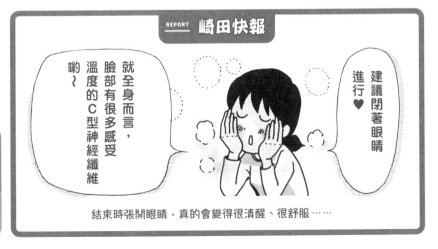

PRACTICE

提升自信 在胸部、大腿緩緩畫圓的按摩術

從哪邊開始都可以♪

前置作業 讓手變得暖和

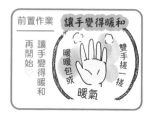

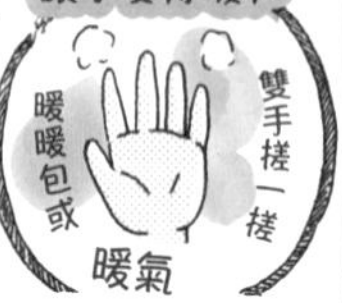
雙手搓一搓
暖暖包或
暖氣

讓手變得暖和再開始♡

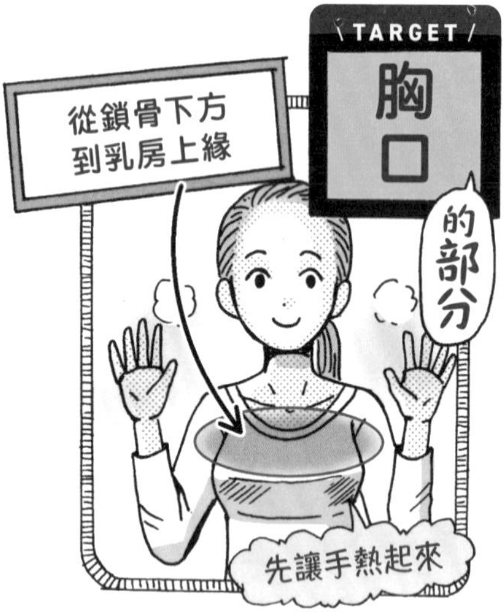
TARGET
胸口
的部分
從鎖骨下方
到乳房上緣
先讓手熱起來

輕輕撫摸胸部上緣
可以放鬆心情喲♡

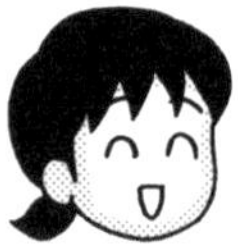

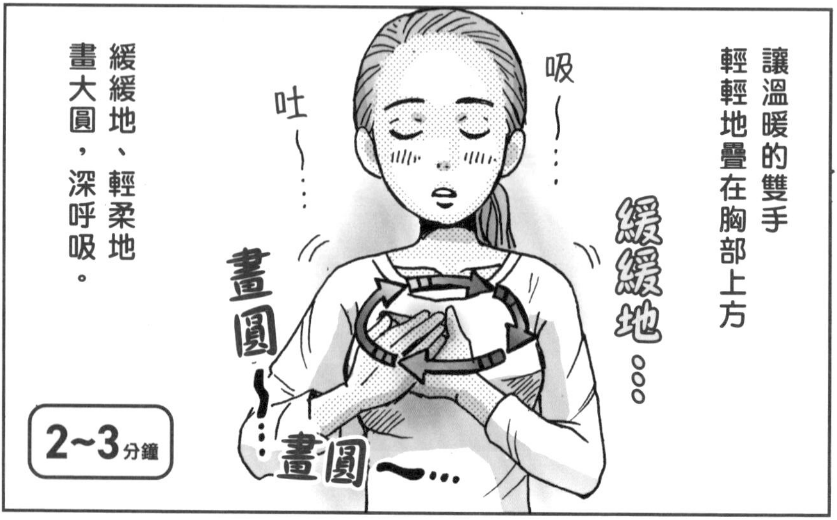
讓溫暖的雙手輕輕地疊在胸部上方
吸～…
吐～…
緩緩地、輕柔地畫大圓，深呼吸。
緩緩地…
畫圓～…
畫圓～…
2~3分鐘

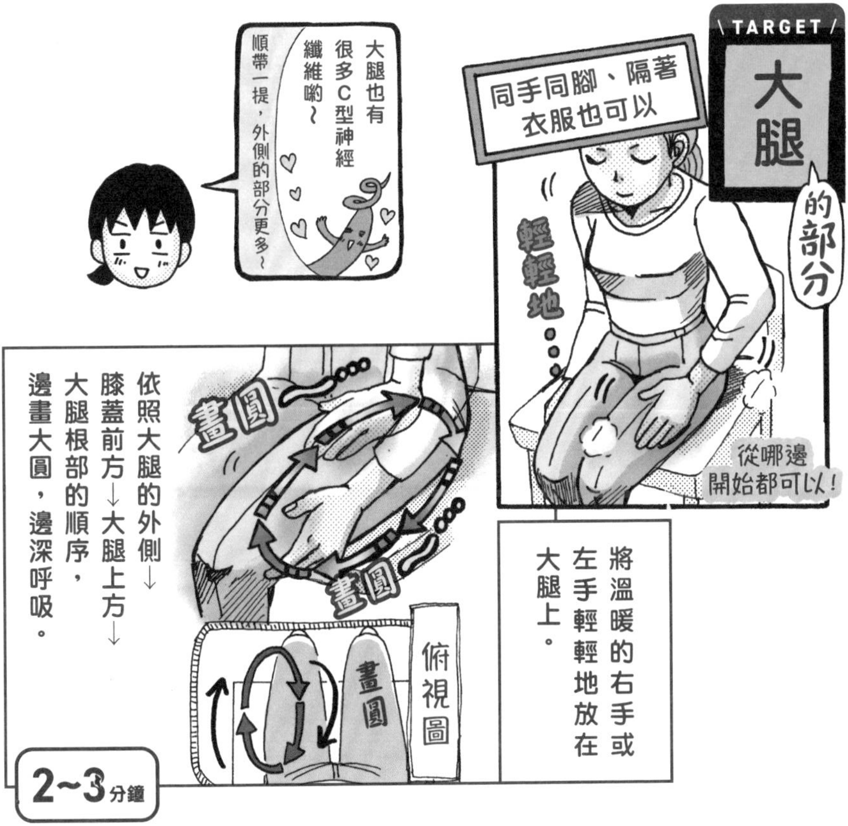
TARGET
大腿的部分
同手同腳、隔著衣服也可以
輕輕地…
從哪邊開始都可以！
將溫暖的右手或左手輕輕地放在大腿上。
俯視圖
畫圓
畫圓~
畫圓~
依照大腿的外側↓膝蓋前方↓大腿上方↓大腿根部的順序，邊畫大圓，邊深呼吸。
2~3分鐘
大腿也有很多C型神經纖維喲~
順帶一提，外側的部分更多~

※從左腿或右腿開始都可以，或是只做單邊。

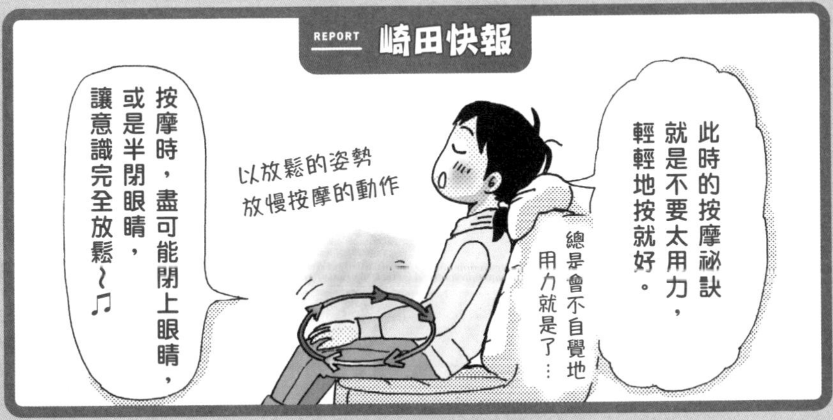
REPORT 崎田快報
此時的按摩祕訣就是不要太用力，輕輕地按就好。
總是會不自覺地用力就是了…
以放鬆的姿勢放慢按摩的動作
按摩時，盡可能閉上眼睛，或是半閉眼睛，讓意識完全放鬆~♪

PRACTICE

究極放鬆！深深沉入夢鄉

暖和的頭皮輕觸按摩術

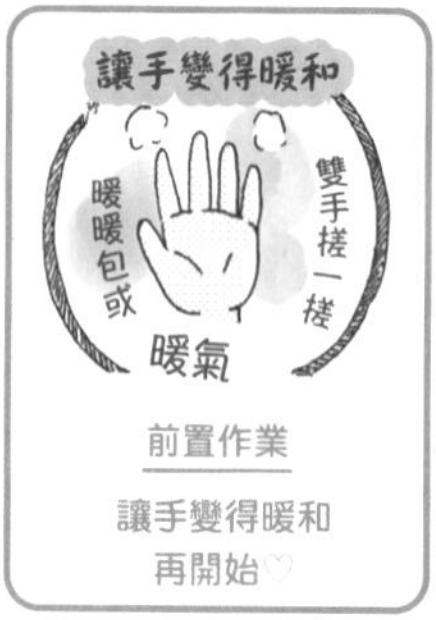
讓手變得暖和
暖暖包或
雙手搓一搓
暖氣
前置作業
讓手變得暖和再開始♡

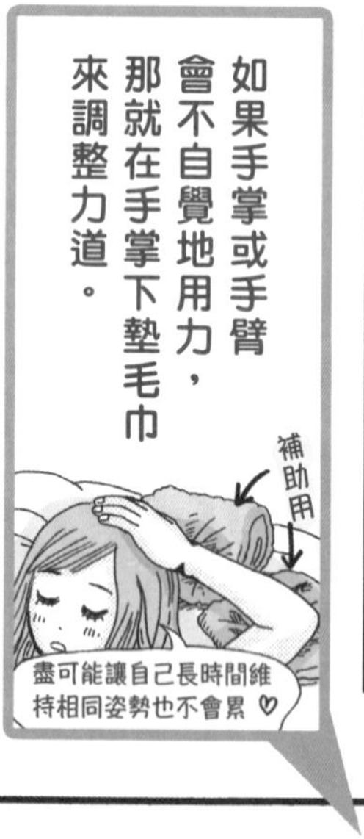
如果手掌或手臂會不自覺地用力，那就在手掌下墊毛巾來調整力道。
補助用
盡可能讓自己長時間維持相同姿勢也不會累♡

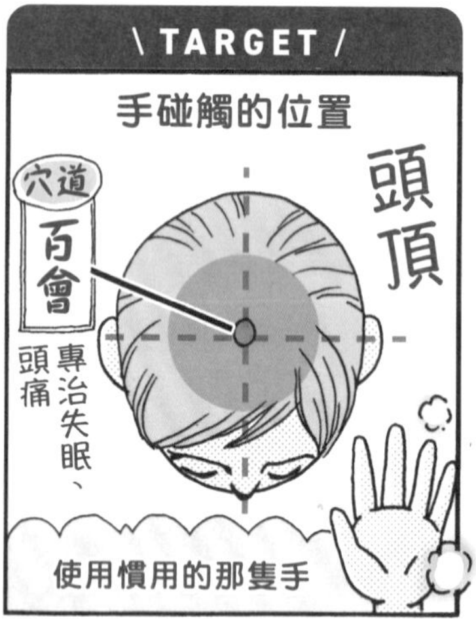
\ TARGET /
手碰觸的位置
頭頂
穴道
百會
專治失眠、頭痛
使用慣用的那隻手

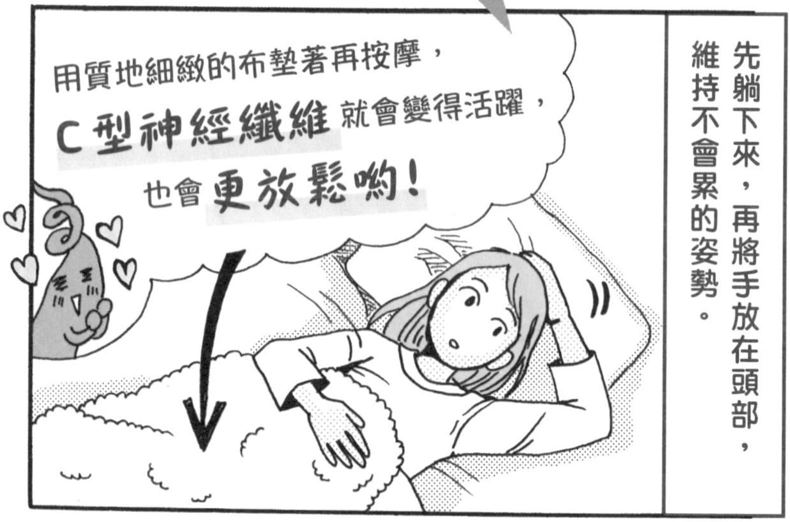
01
先躺下來，再將手放在頭部，維持不會累的姿勢。
用質地細緻的布墊著再按摩，
C型神經纖維就會變得活躍，
也會更放鬆喲！

02

像是輕輕貼在柔軟的毛巾上，將暖和的掌心放在頭頂。
※也可以雙手疊在頭頂！

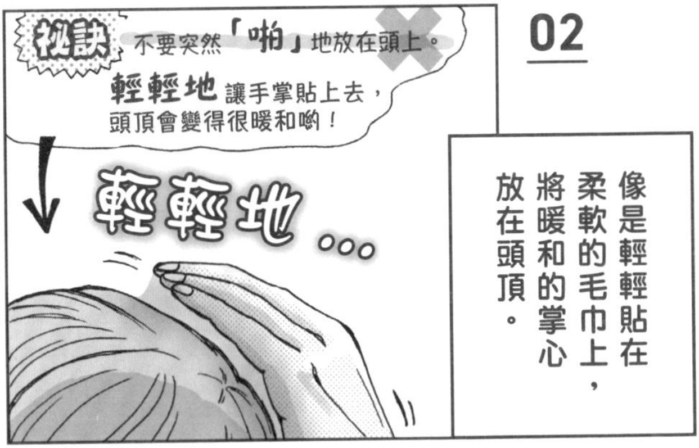

秘訣 不要突然「啪」地放在頭上。
輕輕地讓手掌貼上去，頭頂會變得很暖和喲！
輕輕地…

03

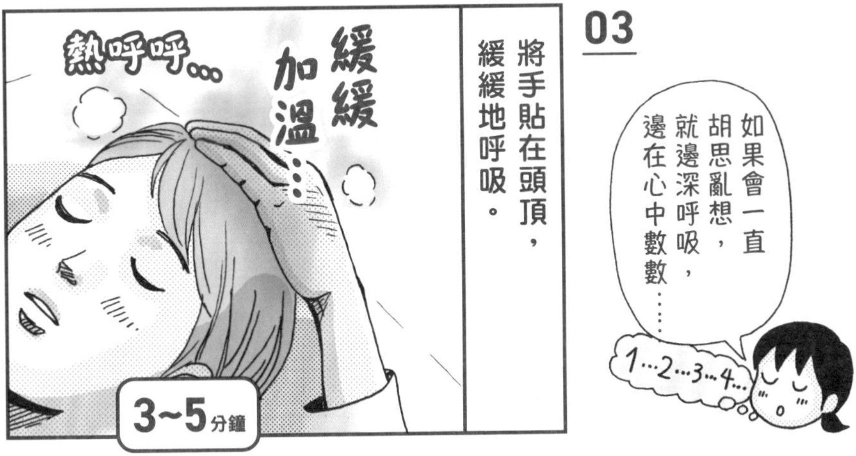

將手貼在頭頂，緩緩地呼吸。
緩緩加溫…
熱呼呼…
3~5分鐘
如果會一直胡思亂想，就邊深呼吸，邊在心中數數……
1…2…3…4…

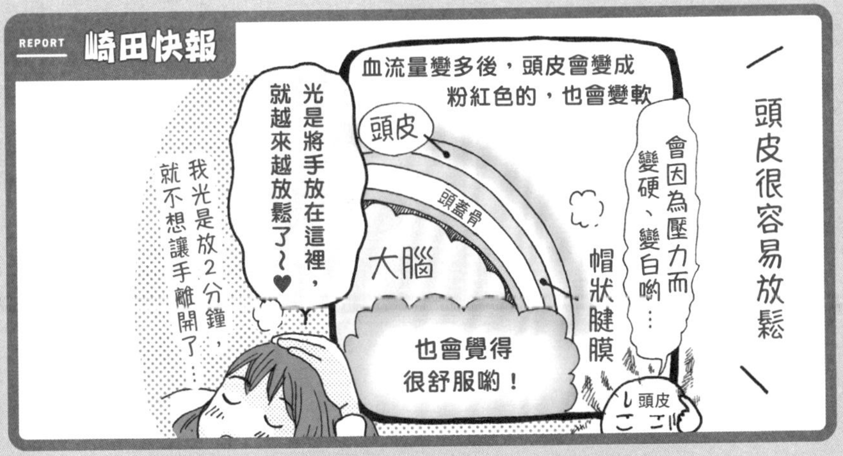

REPORT 崎田快報
頭皮很容易放鬆
血流量變多後，頭皮會變成粉紅色的，也會變軟
會因為壓力而變硬、變白喲……
頭皮
頭蓋骨
大腦
帽狀腱膜
光是將手放在這裡，就越來越放鬆了~♥
我光是放2分鐘，就不想讓手離開了…
也會覺得很舒服喲！
頭皮

REPORT

崎田快報

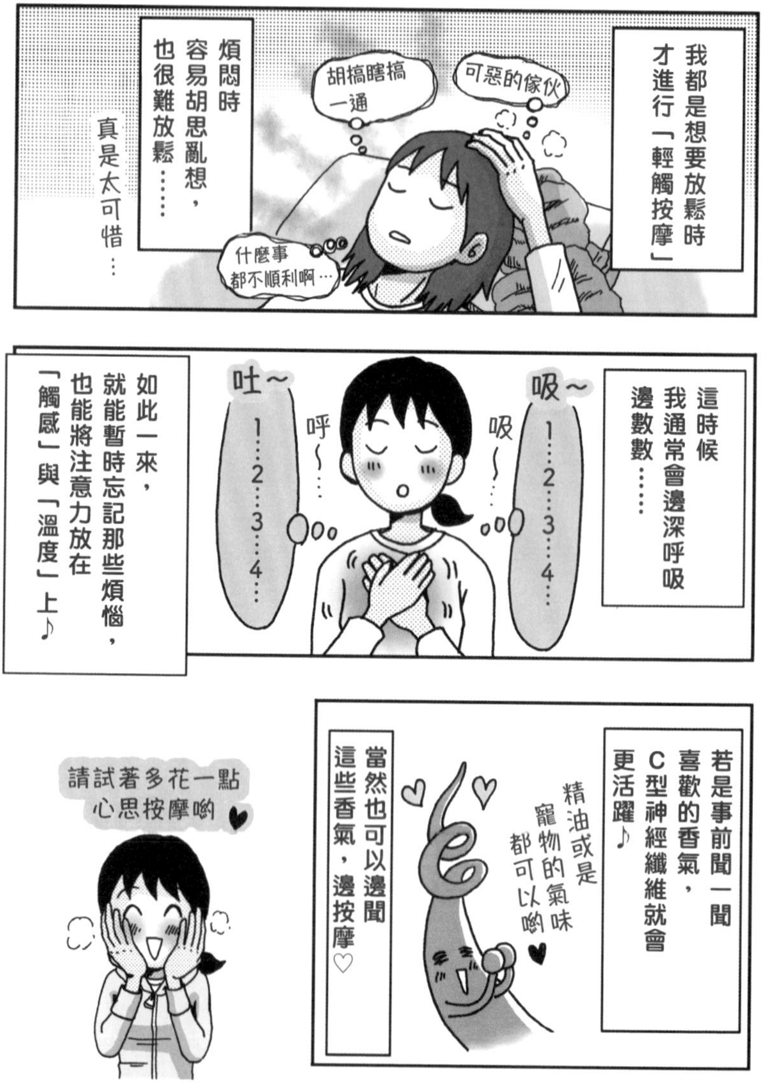

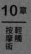

我都是想要放鬆時才進行「輕觸按摩」
可惡的傢伙
胡搞瞎搞一通
什麼事都不順利啊…
煩悶時容易胡思亂想，也很難放鬆……
真是太可惜…
這時候我通常會邊深呼吸邊數數……
吸～
1…2…3…4…
吸～…
呼～…
吐～
1…2…3…4…
如此一來，就能暫時忘記那些煩惱，也能將注意力放在「觸感」與「溫度」上♪
若是事前聞一聞喜歡的香氣，C型神經纖維就會更活躍♪
精油或是寵物的氣味都可以喲♥
當然也可以邊聞這些香氣，邊按摩♡
請試著多花一點心思按摩喲♥

結語

我之所這麼喜歡按摩是因為男女老幼都能接受按摩，這也是按摩最溫柔、最為包容的部分。各位讀者若能從本書發現喜歡的「按摩技巧」，那將是我最開心的事情了。

大家可以自行搭配不同的按摩方式，讓「身體」與「心情」擁有一段美好的放鬆時光。

學會這些按摩技巧之後，就可以試著從手臂、雙手或是腳尖這類相對安全的部位，來替家人或朋友按摩了，對方應該也會很開心才對。

如果擔心自己的身體出狀況，請詳讀每一節中所介紹的「注意事項」。如果按摩時覺得不舒服或是很痛，也請立刻停止。

最後要感謝負責監修的老師、設計師山田益弘、小林亮，以各界的朋友。

由衷感謝購買本書的各位讀者！

崎田ミナ

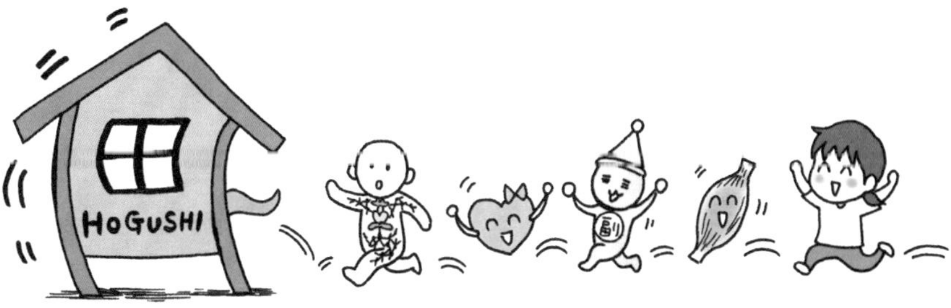

監修者的個人簡介

HOGUSHI MASTERS

在此為大家介紹願意傾囊相授「自己按摩自己」各種技巧的老師！

輕觸保養研究第一把交椅

山口 創

第1章 放鬆手臂
第10章 輕觸按摩

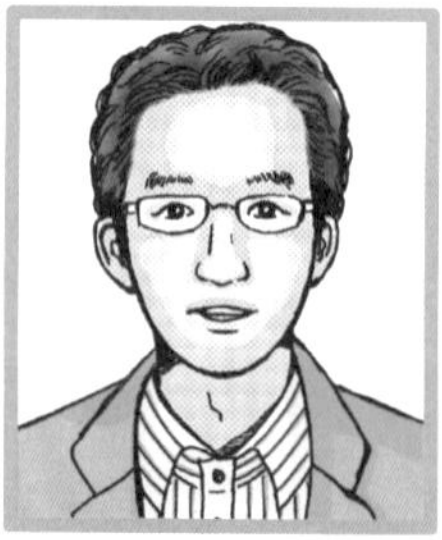

櫻美林大學博雅教育教授。臨床發展心理學士。1967年於靜岡縣出生。早稻田大學大學院人間科學研究科博士課程修畢。專業為臨床心理學、身體心理學以及研究肌膚接觸與催產素的效果。曾著有《手的治癒力》《人從皮膚開始痊癒》（以上皆由草思社出版）、《皮膚知覺的不可思議之處》（講談社Bluebacks出版）《難以察覺的身體治癒力》（SAKURA舍出版）以及其他著作。

讓美麗重現的神之手

村木宏衣

第2章 頭部放鬆
第7章 背部放鬆

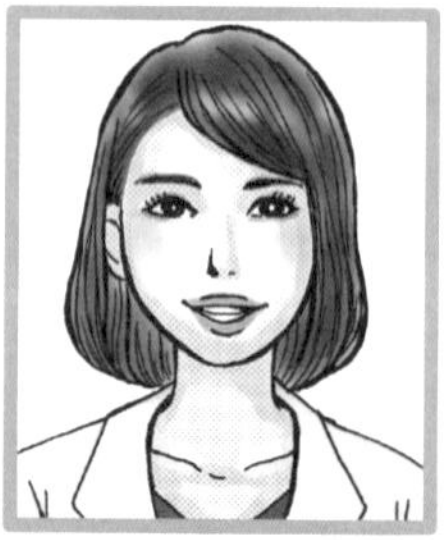

抗老設計師。1969年於東京都出生。於香氛沙龍、復健所、醫美診所服務後，發明「村木式肌膚調理術」，幫助女性擁有一張小臉；以及拉抬皮膚、消除水腫，擁有美麗的身體曲線，讓女性得到美好的姿態、亮麗的肌膚與頭髮，也因此備受媒體注意。除了提供服務外，也從事個人肌膚理調指導與進行相關演講。著有《別繼續老下去，現在就重返青春　肌肉調理、臉部與身體保養大全》（日經BP出版）《10秒鐘拉抬臉部肌膚！創造奇跡的頭部按摩術》（主婦之友社出版）

Instagram @hiroi_muraki　　You Tube アンチエイジングデザイナー 村木宏衣の整筋TV

結合美容與針炙的美容針炙師

光本朱美

第4章 放鬆臉部

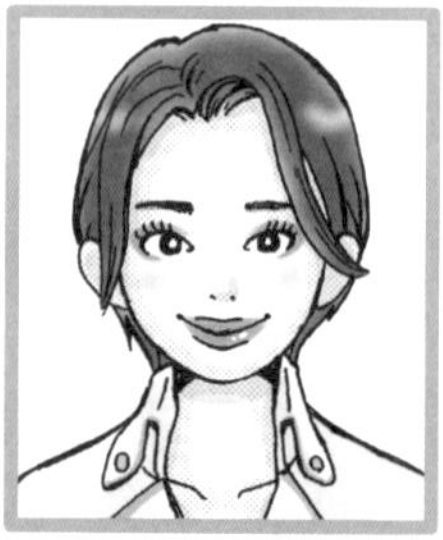

美容針炙沙龍HARISIENNE代表。19歲遠赴法國，取得國際美容師證照CIDESCO、CAP（法國國家證照），之後又取得針炙師國家證照，於2012年在東京表參道創立美容針炙沙龍「HARISIENNE」。透過美容與針炙並行的肌肉調理技術調整臉部狀況，也因此獲得好評。目前在日本設立了7間沙龍，並於國外設立了27處沙龍，進行技術教學。著有《1天5分鐘的奇跡手法！讓臉部拉提的指針》（主婦之友社）。

HARISIENNE https://harisienne.com/

以專業知識為本，開發深層淋巴結疏通術

夜久ルミ子

第5章 深層淋巴結

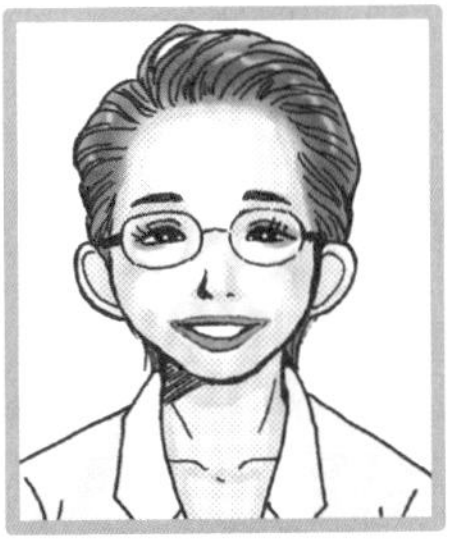

RUBY2顧問、深層淋巴協會理事長、WATCH Revive協會理事。除了取得藥劑師、針灸、按摩指壓師、美容芳療師以及20幾種證照之外，也設立了Therapeutist academy RUBYZ。之後也應用西醫、中醫、腦科學與心理學，開發了兼顧身心健康與美容的排毒療法「深層淋巴結疏通術」。著有《淋巴按摩瘦身操》（楓葉社出版）。

RUBYZ https://rubyz.jp/ **深部淋巴協會** https://deeplymph.jp/

與腸子「對話」的治療師

齊藤草苗

第6章 放鬆腸道

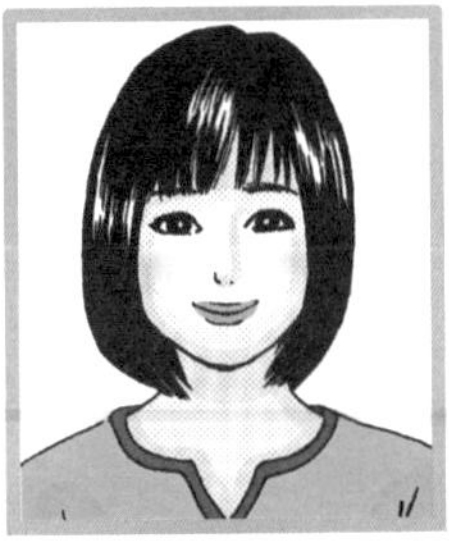

大腸水療法治療師。於大學醫院擔任護理師，之後於2000年負笈美國，學習大腸水療，並取得在美國開業的證照。一邊為了深受便祕之苦與小腹微突的女性進行大腸水療，一邊倡導腸道保健知識。目前在對馬ruri子女性生活診所銀座（東京都中央區）提供大腸水療服務，也舉辦講座與演講。著有《美腸減重》（主婦與生活社）《腸道健康，從腸減重》（日經BP）。

大腸水療診所 http://www.腸内洗浄クリニック.com/ **You Tube** 宿便·便秘解消!腸内洗浄 **Instagram** @saito.sanae

奠基於解剖學的精油治療傳道師

小澤智子

第8章 精油放鬆

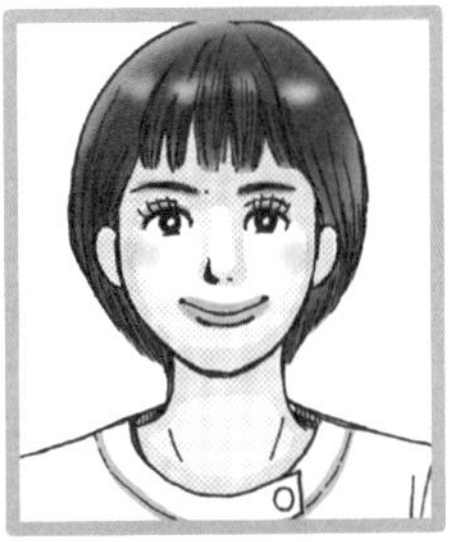

Effective Touch School校長。2007年獨力開發了精油治療術「Effective Touch 技術」。在沙龍提供源自解剖學的輕觸芳療，以及經營培育治療師的學校，是英國IFA認可的芳療師，也是日本心理學會認可的心理治療師。著有《輕觸療法的教科學～透過源自解剖學的輕柔接觸療法，創造不可思議的效果！》（BAB Japan出版）

Effective Touch https://effective-touch.com/ **神樂坂芳療學院、Effective Touch** https://therapure.jp/

根據「身體地圖」調理身心

市野小織

第9章 反射區按摩

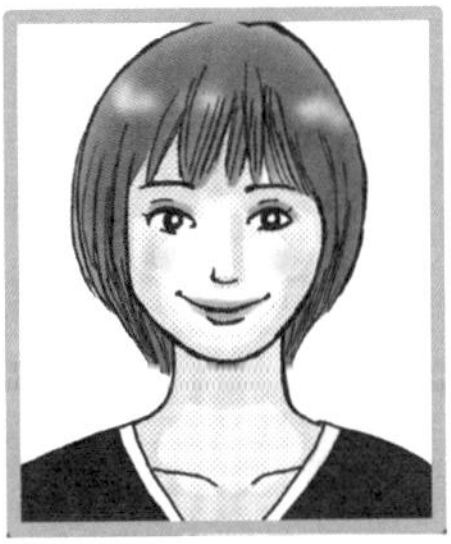

曾擔任護理師，也是英國ITEC認可的反射療法治療師、芳療師。於自衛隊中央醫院服務，之後利用芳療師與反射療法治療師的證照擔任綜合醫療護理師。目前在Confianza seki針灸院提供身體保養的相關治療，也從事「透過雙腳照顧自己」的活動。著有《全身調理地圖》（台灣角川出版）、《腳底分析反射療法　優秀的治療師不用按摩腳底，也能看穿身體！》（BAB Japan），是美國SWIHA認可的「腳趾老師」（toe teacher）。

Confianza seki針灸院 http://confianzas.com/

*我還要感謝醫生兼針灸師野溝明子老師，她教我自我按摩、解剖學和生理學。

崎田ミナ
MINA SAKITA
插畫家、漫畫家。1978年於群馬縣出生，武藏野美術大學短期大學部平面設計科畢業。透過瑜珈克服長年的憂鬱症。
著有《懶人瑜伽：【漫畫解剖・人氣暢銷版】簡單到身體會自動記憶的宅瑜伽，輕鬆拯救自律神經失調》、《再來一點・懶人瑜伽②：【漫畫解剖】全新21式！懶懶做就超有效的宅瑜伽，拯救自律神經失調》、《職場で、家で、学校で、働くあなたの疲れをほぐす すごいストレッチ》（エムディエヌコーポレーション出版）等暢銷書，以及《肩コリ・腰痛・冷え・メタボ・不眠をリセット！くう、ねる、うごく！体メンテ》（マガジンハウス出版）

KATAKORI BEMPI TARUMI MUKUMI
UTSUUTSU WO JIBUNNO TE DE
TOKIHOGUSU! HITORIHOGUSHI
written by Mina Sakita

Originally published in Japan
by Nikkei Business Publications, Inc.
Complex Chinese translation rights arranged
with Nikkei Business Publications, Inc.
through CREEK & RIVER Co., Ltd.

出　　版／楓葉社文化事業有限公司
地　　址／新北市板橋區信義路163巷3號10樓
郵政劃撥／19907596　楓書坊文化出版社
網　　址／www.maplebook.com.tw
電　　話／02-2957-6096
傳　　真／02-2957-6435
著　　者／崎田ミナ
翻　　譯／許郁文
責任編輯／陳鴻銘
內文排版／洪浩剛
港澳經銷／泛華發行代理有限公司
定　　價／360元
出版日期／2023年10月

國家圖書館出版品預行編目資料

一個人放鬆按摩術：用手解決身心疲勞、肌膚鬆弛問題／崎田ミナ作；許郁文譯. -- 初版. -- 新北市：楓葉社文化事業有限公司, 2023.10　面；　公分

ISBN 978-986-370-601-4（平裝）

1. 按摩　2. 健康法

418.9312　　112014544

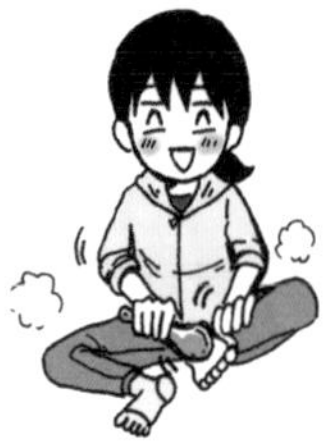

参考文献

『解剖生理をおもしろく学ぶ』
増田敦子（サイオ出版）

『ひと目でわかる体のしくみとはたらき図鑑』
監修：大橋 順、桜井亮太
翻譯：千葉喜久枝（創元社）

『ボディ・ナビゲーション 触ってわかる身体解剖』
Andrew Biel、監修・翻譯：阪本桂造（医道の日本社）

『「低気圧頭痛」は治せる！』
佐藤 純（飛鳥新社）

『改訂版 クリニカルマッサージ ひと目でわかる筋解剖学と触診・治療の基本テクニック』
James H. Clay、David M. Pounds
監修&翻譯：大谷素明（医道の日本社）

『プロが教える 筋肉のしくみ・はたらき パーフェクト事典』
荒川裕志、監修：石井直方（ナツメ社）

『ぜんぶわかる人体解剖図 系統別・部位別にわかりやすくビジュアル解説』
坂井建雄、橋本尚詞（成美堂出版）

『見るみるわかる骨盤ナビ』
監修：竹内京子、岡橋優子（ラウンドフラット）

『スカルプターのための美術解剖学 Anatomy For Sculptors 日本語版』
アルディス・ザリンス、サンディス・コンドラッツ
編輯：加藤 諒（ボーンデジタル）

『図解 YOGA アナトミー：筋骨格編 医師が解説するヨガの機能解剖学』
レイ・ロング、中村尚人
監修・編輯：アンダーザライト ヨガスクール
翻譯：鈴木まゆみ（アンダーザライト ヨガスクール）